临床护理能力提升系列丛书

伤口造口护理精粹案例

总策划　付　卫

主　编　付　卫　李葆华　周玉洁　丁小容

副主编　金　梅　孙巧玲　李　宁　裴　琛

主　审　张　龙

编　委　（按姓名汉语拼音排序）

蔡　萌（北京大学第三医院）　　　　刘　妍（北京大学第三医院）

柴盛楠（北京大学第三医院）　　　　吕　颀（北京大学第三医院）

戴小薇（北京大学第三医院）　　　　马丽丽（北京大学第三医院）

丁小容（北京大学深圳医院）　　　　潘　莉（北京大学深圳医院）

付　卫（北京大学第三医院）　　　　裴　琛（北京大学第三医院）

宫　悦（北京大学第三医院）　　　　孙巧玲（北京大学第三医院）

金　梅（北京大学第三医院）　　　　张　萱（北京大学第三医院）

李葆华（北京大学第三医院）　　　　张　雪（北京大学第三医院）

李　宁（北京大学第三医院）　　　　赵　楠（北京大学第三医院）

李佩涛（北京大学第三医院）　　　　赵小钰（北京大学第三医院）

李小龙（北京大学第三医院）　　　　周玉洁（北京大学第三医院）

刘会青（北京大学第三医院）

北京大学医学出版社

SHANGKOU ZAOKOU HULI JINGCUI ANLI

图书在版编目（CIP）数据

伤口造口护理精粹案例 / 付卫等主编. —北京：
北京大学医学出版社，2022.6
ISBN 978-7-5659-2628-0

Ⅰ. ①伤… Ⅱ. ①付… Ⅲ. ①创伤–造口术–护理–
病案 Ⅳ. ① R473.6

中国版本图书馆 CIP 数据核字（2022）第 061210 号

伤口造口护理精粹案例

主　　编：付　卫　李葆华　周玉洁　丁小容
出版发行：北京大学医学出版社
地　　址：（100191）北京市海淀区学院路38号　北京大学医学部院内
电　　话：发行部 010-82802230；图书邮购 010-82802495
网　　址：http://www.pumpress.com.cn
E-mail：booksale@bjmu.edu.cn
印　　刷：北京信彩瑞禾印刷厂
经　　销：新华书店
责任编辑：赵　欣　　责任校对：靳新强　　责任印制：李　啸
开　　本：850 mm×1168 mm　1/16　　印张：17.75　　字数：540 千字
版　　次：2022 年 6 月第 1 版　2022 年 6 月第 1 次印刷
书　　号：ISBN 978-7-5659-2628-0
定　　价：125.00 元

前　言

现代社会慢性疾病的发生率不断攀升，伴随着生活工作节奏日益加快、人口老龄化问题的凸显，以及老年共病发生率高等因素，疾病管理的复杂性及不良预后风险极大增加；由此引发的急慢性、疑难复杂创面与日俱增，给临床医疗、护理工作者带来巨大挑战。伤口治疗、护理已成为当今广泛关注的热点话题，愈发吸引众多伤口、造口治疗领域医生及专科护士产生浓厚的兴趣。

据报道，我国直肠癌患者70%为中低位直肠癌，其中绝大多数患者需面临接受临时性甚至永久性肠造口手术的困扰。作为专科护理人员，不仅需要具备娴熟的常规造口护理知识与技能，更要有能力识别相关异常表现并及时准确地判断、积极地应对肠造口并发症的发生，促进患者尽快康复，提升患者生活质量。

本书由活跃在伤口、造口护理领域的临床一线资深专科护士参与撰写。主要内容涉及发生频率较高、处理难度较大的伤口、造口案例，以一个个真实鲜活的案例贯穿始终，充分展现了专科护士缜密的临床思维模式，完整呈现了各阶段护理方法及成效，突出体现了案例的个性化特色，做到了专科理论知识与临床实践的紧密结合。

本书的编写得到了众多颇具学术影响力的医疗、护理专家及专科护理同仁的大力支持，在此深表感谢！本书作为系列丛书中的一部，尽管编者们付出了很多艰辛与努力，但仍会存在不尽完美之处，敬请各位读者批评、指正，以求在后续书籍撰写过程中不断改进和完善。

编者

2022 年 2 月

目　录

上 篇
伤口护理

一例足背碾压伤后伤口继发感染患者的护理

一、简要病史

患者女性，13 岁，2018 年 4 月 29 日左足部碾压伤，致足背淤血、红肿、疼痛伴皮肤破损。外院足部 X 线检查示：第 1 跖骨粉碎性骨折。曾给予支具外固定，皮肤破损处聚维酮碘消毒，纱布覆盖。受伤 10 天后，左足背出现肿胀、疼痛加重，并发现皮肤发黑坏死伴少量渗出，继续给予足背破损处聚维酮碘消毒，仍无好转。于 2018 年 5 月 15 日来我院伤口治疗中心就诊（图 1-1）。

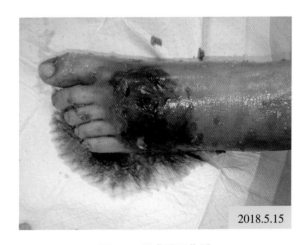

图 1-1　足背碾压伤后

二、护理过程

（一）感染进展期评估及处理（2018.5.15—2018.5.21）

1. 评估

（1）全身评估

一般状况：体温 36.5 ℃，脉搏 80 次 / 分，呼吸 17 次 / 分，血压 115/65 mmHg，身高 162 cm，体重 56 kg，BMI 21.37 kg/m^2。

既往史：体健。

过敏史：无。

心理社会及家庭状况：患者是学生，心理状态及生活习惯良好，对患足预后及功能恢复无过度担忧，能积极配合医护人员治疗，并有良好的医疗保障。

诊断：左足外伤、感染、皮肤坏死，第1跖骨粉碎性骨折。

检查结果（2018年5月10日）：

项目	检验值	参考值
白细胞	$6.5 \times 10^9/L$	$(4 \sim 10) \times 10^9/L$
血红蛋白	125 g/L	$110 \sim 150$ g/L

（2）伤口评估

评估项目	评估内容
伤口类型	脓肿
伤口部位	左足背
伤口大小	5.0 cm × 6.0 cm
伤口床组织类型	100% 黑色组织
伤口特点	5.0 cm × 6.0 cm 脓肿，有大面积坏死组织及濒临坏死组织
伤口渗出液	少量暗红色脓血性液
伤口周围皮肤	肿胀
伤口气味	腥臭味
疼痛数字评定量表（numerical rating scale，NRS）评分	静息时 2 分，操作时 3 分
细菌培养	金黄色葡萄球菌 +

2．伤口处理难点

患者碾压伤后，软组织损伤继发感染。初期表现是蜂窝织炎，但没有及时治疗，感染加重，形成一个类似脓肿的急性伤口，并且发生广泛的皮肤坏死。

由于伤口处于感染进展期，有进展为化脓性腱鞘炎、骨髓炎的风险。同时，患者足背伤口除坏死组织以外，还有部分濒临坏死组织及间生态组织（图1-2）。此期的处理难点是如何保证引流充分的情况下，最大限度地保护间生态组织，避免间生态组织发生坏死，并达到控制感染的目的。

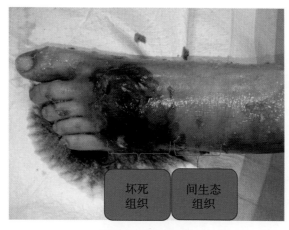

图 1-2　碾压伤后

3．处理措施

（1）全身治疗

遵医嘱口服头孢地尼胶囊（世扶尼）100 mg TID。

（2）局部处理

常规消毒后，将坏死组织切开引流，去除腐肉，配合喷涂多聚长效抗菌膜液材（敷）料，起到长效抑菌作用，给予 Drawtex 创面敷料引流，可以最大限度地降低感染向间生态组织扩散的压力，改善其生存环境，避免感染继续深入。引流时，注意避免损害周围间生态组织。

（3）患者教育

①避免患足行走、负重；抬高患肢，减轻足部肿胀。

②指导患者进食高蛋白、高维生素饮食。

③保持敷料清洁、干燥，每日换药。

④保持规律的作息时间。

4．感染进展期效果评价

经过 1 周的治疗，随着有效引流，伤口感染得到有效控制，播散感染迹象消失。部分间生态组织活力恢复，未再出现新发坏死，伤口进入到坏死稳定期（图 1-3）。

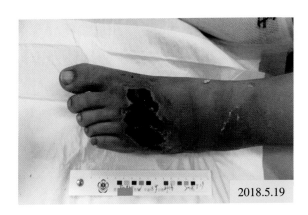

2018.5.19

图 1-3　足碾压伤口后 20 天

（二）坏死稳定期评估及处理（2018.5.22—2018.6.5）

1．评估

（1）全身评估

一般状况：体温 36.8 ℃，脉搏 78 次 / 分，呼吸 17 次 / 分，血压 115/63mmHg。

心理状况：良好。

饮食情况：膳食营养均衡。

（2）伤口评估

评估项目	评估内容
伤口类型	溃疡
伤口部位	左足背
伤口大小	5.3 cm × 6.2 cm × 0.7 cm
伤口床组织类型	50% 黄色组织，50% 红色组织
伤口特点	感染得到控制，伤口床内可见少量肉芽组织，间生态组织活力明显恢复
伤口渗出液	中等量黄色脓性液

续表

评估项目	评估内容
伤口边缘	正常
伤口周围皮肤	轻度红肿
伤口气味	无味
NRS 评分	静息时 1 分，操作时 3 分

2．伤口处理难点

当伤口不再有新发坏死组织，意味着伤口进入坏死稳定期。但此时伤口周围会有大量的间生态组织未恢复活力，与坏死组织分界不清，这时不宜过早进行彻底清创，以免造成间生态组织损伤，可先去除明确坏死组织或影响引流的坏死组织（图 1-4）。由于伤口床上仍有大量的腐肉组织，非常容易再次播散感染，因此，这个阶段局部处理需加强，有效防止伤口再次播散感染是治疗的关键。

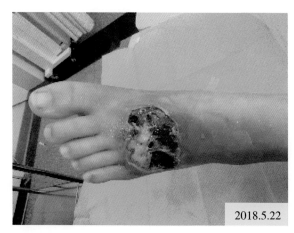

2018.5.22

图 1-4　清除坏死皮肤

3．处理措施

（1）全身治疗

遵医嘱停口服抗菌药物。

（2）局部处理

常规消毒后，采用保守性锐器清创及自溶性清创相结合，清除伤口床上坏死组织（图 1-5）。内层敷料给予亲水纤维银控制局部感染，同时它吸收渗液后凝胶化，可以起到自溶性清创的作用。外层敷料给予纱布棉垫保护。此时，继续等待间生态组织活力进一步恢复。

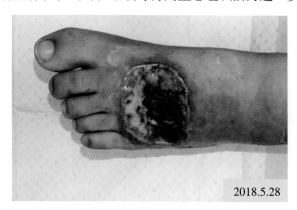

2018.5.28

图 1-5　受伤后 1 个月

当伤口周围组织活力恢复后，局麻下清除腐肉、部分坏死肌腱及炎性肉芽组织后，伤口进入到肉芽生长期（图 1-6）。

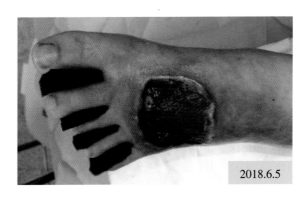

2018.6.5

图 1-6　彻底清创后

4．坏死稳定期效果评价

坏死稳定期的初期通过保守性锐器清创和自溶性清创相结合，清除坏死组织的同时等待间生态组织活力恢复。间生态组织活力恢复后，进行彻底清创，伤口进入肉芽生长期。

（三）肉芽生长期评估及处理（2018.6.6—2018.6.12）

1．评估

（1）全身评估

一般状况：体温 36.7 ℃，脉搏 78 次 / 分，呼吸 16 次 / 分，血压 115/63 mmHg。

（2）伤口评估

评估项目	评估内容
伤口类型	溃疡
伤口部位	左足背
伤口大小	5.2 cm × 5.5 cm
伤口床组织类型	100% 红色组织
伤口特点	伤口处于肉芽生长期，同时伴随着上皮的爬行
伤口渗出液	少量浆性液
伤口边缘	正常
伤口周围皮肤	正常
伤口气味	无味
NRS 评分	0 分
细菌培养	阴性

2．伤口处理难点

伤口进入肉芽生长期，初步建立肉芽屏障，如何尽快闭合伤口，并且减轻瘢痕是此期治疗要点。可选择手术植皮，快速愈合，也可以选择组织上皮化愈合。

患者及家属均希望伤口尽快愈合并减轻瘢痕。由于换药治疗所需要的时间长，其间容易发生肉芽组织老化、感染，会造成伤口愈合时间延长及加重瘢痕，因此考虑为患者植皮。因患者不愿取自身头皮治疗，所以考虑使用组织工程皮。

此时尽管伤口床内为 100% 红色肉芽组织，但是肉芽组织生长不同步。为促使肉芽组织同步生长，且更新鲜、有活力，利于组织工程皮的生长，决定对患者进行一次负压辅助创面封闭技术（vacuum-assisted closure，VAC）治疗，为快速植皮创造条件。

3．处理措施

（1）全身治疗

保持心情舒畅，均衡饮食。

（2）局部处理

消毒后，给予负压辅助创面封闭技术，促进肉芽组织同步生长。足趾趾缝间给予负压海绵隔开保护足趾间皮肤，避免浸渍，同时预防足趾相互挤压造成压力性损伤。创面给予负压海绵覆盖，并贴好贴膜，检查是否漏气。给予患者间歇负压模式，压力范围 –125 ～ 0 mmHg，工作5 分钟，休息 1 分钟。起到刺激肉芽生长的作用。

（3）患者教育

指导患者居家期间观察引流液的性质和量，如有出血及时就诊。保持负压泵处于良好工作状态，并嘱患者保护好贴膜，预防漏气。将引流管妥善固定在伤口周围，防止打折和堵塞。

4．肉芽生长期效果评价

通过为期 1 周的负压封闭治疗，肉芽组织生长基本同步（图 1-7），覆盖组织工程皮（图1-8）。外层覆盖 Poly Mem 泡沫敷料。

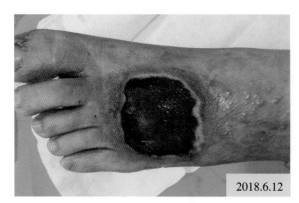

图 1-7　拆除负压后

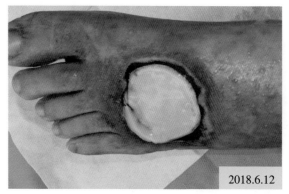

图 1-8　覆盖组织工程皮

（四）上皮爬行期评估及处理（2018.6.13—2018.8.14）

1．评估

（1）全身评估

一般状况：体温 36.2 ℃，脉搏 76 次 / 分，呼吸 16 次 / 分，血压 115/60 mmHg。

（2）伤口评估

评估项目	评估内容
伤口类型	溃疡
伤口部位	左足背
伤口大小	组织工程皮覆盖
伤口特点	组织工程皮覆盖，细胞开始替代
伤口渗出液	少量浆性液
伤口边缘	正常

续表

评估项目	评估内容
伤口周围皮肤	湿疹
伤口气味	无味
NRS 评分	0 分
细菌培养	阴性

2．伤口处理难点

观察组织工程皮与创面贴合是否良好，能否成活。

3．处理措施

（1）全身治疗

同肉芽生长期。

（2）局部处理

给予含银敷料（油纱炎）覆盖在组织工程皮外，预防感染及防止与外层敷料粘连；外层敷料给予纱布棉垫保护。隔 2 天观察伤口情况，避免组织工程皮的环境过湿，造成组织工程皮凋亡。周围皮肤给予艾洛松软膏涂抹，治疗湿疹。

（3）患者教育

随着组织工程皮的成活，贴合稳定。2 周后指导患者开始足趾及足部的功能锻炼。每次换药时，伤口周围湿疹给予艾洛松软膏涂抹。

4．上皮生长期效果评价

8 周细胞替代完成，伤口完全愈合。周围皮肤湿疹得到控制（图 1-9 ～图 1-12）。

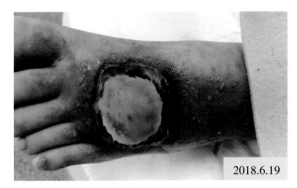

2018.6.19

图 1-9　覆盖组织工程皮 1 周

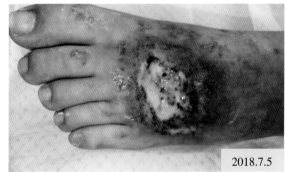

2018.7.5

图 1-10　覆盖组织工程皮 3 周

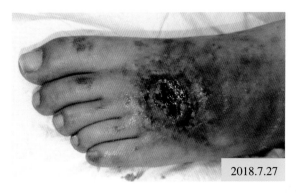

2018.7.27

图 1-11　覆盖组织工程皮 6 周

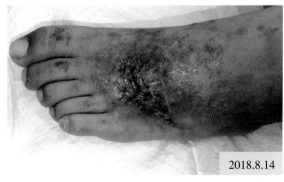

2018.8.14

图 1-12　覆盖组织工程皮 8 周

三、整体效果评价

历时 3 个月，患者伤口完全愈合，足背轻度瘢痕，足趾运动功能良好；周围皮肤湿疹痊愈（图 1-13 ~ 图 1-18）。

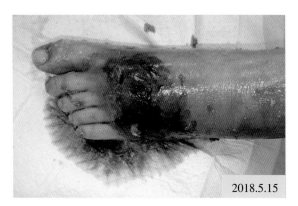

图 1-13　碾压伤后继发感染

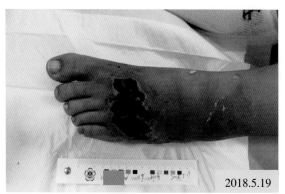

图 1-14　感染控制，坏死组织分界

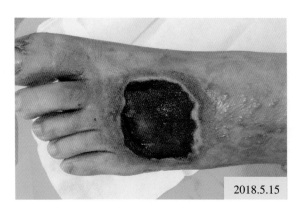

图 1-15　负压治疗后，肉芽组织健康

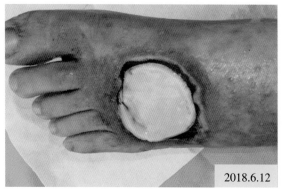

图 1-16　覆盖组织工程皮

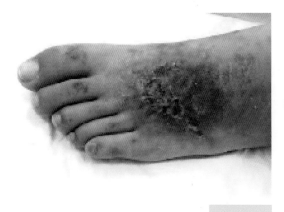

图 1-17　伤口愈合

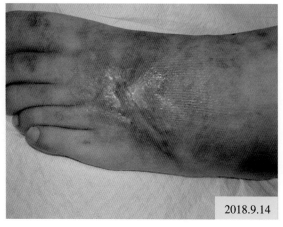

图 1-18　愈合后 1 个月

四、案例讨论

碾压伤后，尤其伴有骨折时，通常其皮肤与皮下组织严重受损。此时，组织活力下降，无论表皮破溃还是皮下组织液化，都很容易继发感染。因此，组织碾压伤后，如果立即启动预防感染措施，则有可能避免严重感染的发生。

当组织损伤界限不清时，对间生态组织不宜过早彻底清创。通过充分引流，控制感染，避免在间生态组织上直接切开，并保留部分覆盖在间生态组织上的未发生感染的坏死组织，可避免间生态组织过早暴露或受环境伤害，起到保护周围间生态组织的作用。因此，彻底清创的最佳时机为间生态组织恢复、坏死组织界限清晰之后。但如果伤口感染得不到控制，应予以充分引流。

五、三级预防

一级预防：当组织受碾压伤后，由于组织严重受损，此时要预防受损组织发生感染，减少组织的破坏。

二级预防：当组织出现感染坏死后，要尽快控制播散感染，及时充分引流，避免感染向更深层次进展。

三级预防：对于正处在生长发育阶段的青少年，要最大限度地减轻足部瘢痕，保护足部功能。

六、知识链接

1. 组织工程皮肤有两种常见形式：一是将真皮成纤维细胞与细胞外基质替代物混合制成人工皮肤；二是单纯使用多孔的细胞外基质替代真皮植入创面，其表面用移植上皮细胞覆盖或待自身上皮覆盖取代病损的皮肤。本案例使用了第一种组织工程皮肤。

2. Shakespeare 指出理想的组织工程皮肤产品需要满足四点：①保护：通过建立防止微生物入侵和蒸汽损失的机械屏障实现；②拖延：在早期伤口清创后提供一些伤口覆盖物，直到通过一系列皮肤移植或应用自体细胞可以实现永久伤口闭合，特别是大面积烧伤；③向伤口床输送皮肤基质成分、细胞因子和生长因子，从而促进和增强宿主伤口愈合反应；④提供新的结构，例如真皮胶原或培养的细胞，其结合到伤口中并在伤口愈合期间或愈合之后持续存在。组织工程为实现构建人工"皮肤"提供了无限可能，但组织工程化皮肤构建涉及种子细胞、生长因子及支架材料等多个要素在体内的转归，仍需进一步探索。

（蔡　萌）

2 一例膝关节外伤后伤口愈合不良患者的护理

一、简要病史

患者女性，42 岁。2020 年 7 月 2 日主因骑自行车过程中不慎摔倒，左膝部率先落地，受惯性作用向前挫伤，造成左膝碾挫伤。受伤后到附近医院行清创缝合，3 天后出现伤口愈合不良、局部肿胀、疼痛加重，外院给予拆除部分缝线。为进一步治疗，患者于 7 月 7 日来到我院伤口中心就诊（图 2-1）。

二、护理过程

（一）感染进展期评估及处理（2020.7.7—2020.7.16）

1. 评估

（1）全身评估

一般状况：体温 37 ℃，脉搏 92 次/分，呼吸 21 次/分，血压 129/81 mmHg，身高 160 cm，体重 64 kg，BMI 25kg/m²。

既往史：否认高血压、冠心病、糖尿病等合并症。

药物、食物过敏史：无。

家族遗传病史：无。

心理社会及家庭状况：工作稳定，已婚，家庭关系和谐，社会交往正常，角色适应良好，家庭及个人经济富足。

（2）伤口评估

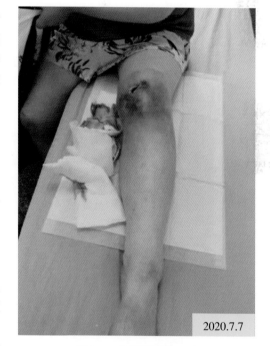

2020.7.7

图 2-1　左膝碾挫伤 5 天

评估项目	评估内容
伤口类型	裂开
伤口位置	左膝部
伤口大小	3 cm × 0.6 cm × 0.5 cm

续表

评估项目	评估内容
伤口床组织类型	75% 黄色组织 25% 红色组织
伤口特点	伤口裂开，潜行较深，碾挫伤后造成周围组织活力差，易发生坏死
伤口渗出液	大量稀薄淡血性渗液
伤口边缘	3 点钟至 9 点钟方向潜行 7 点钟方向最深，为 4 cm
伤口周围皮肤	红肿、瘀斑、皮温高
伤口气味	无味
NRS 评分	静息时 3 分，操作时 5 分

2．伤口处理难点

由于碾挫伤造成伤口周围组织受损（图 2-2），如果不对这些间生态组织加以保护，很容易发生坏死，从而造成更大的伤口。此期的难点为如何最大限度地保护和挽救间生态组织，将损伤降到最小，以及如何做到及时充分引流。

3．处理措施

（1）全身治疗

遵医嘱给予头孢呋辛酯片（达力新）0.5 g BID 口服。

（2）局部处理

常规消毒后，拆除影响引流的伤口缝线，使伤口敞开（图 2-3）。留取坏死组织做细菌培养，采取保守性锐器清创去除部分坏死组织。清创后喷涂多聚长效抗菌膜液材（敷）料，形成一层保护膜，附着、固定在组织表面，具有杀菌能力，且其渗透作用强，可深层杀灭病原微生物，同时起到长效抗菌的作用。伤口潜行方向放置了 Drawtex 创面敷料，可转移液体、充分引

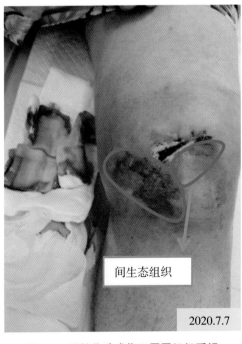

间生态组织

2020.7.7

图 2-2　碾挫伤造成伤口周围组织受损

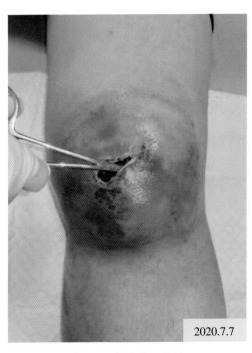

2020.7.7

图 2-3　拆除伤口缝线

流。外层覆盖 PolyMem 泡沫敷料（图 2-4），它含有 F68 表面活性剂，起到清洁伤口、改善组织活力、帮助受损组织修复的作用。嘱患者每日换药。

（3）患者教育

① 伤口位于膝关节处，活动时会牵拉伤口，引起不适，同时反复牵拉造成伤口不易愈合。因此，嘱患者减少膝关节活动，加强肌肉力量，延缓肌肉萎缩。

② 膝关节制动期间指导患者做踝泵运动，预防下肢深静脉血栓：平卧或者坐在床上，下肢伸展，大腿放松，将脚尖缓慢内勾，尽力使脚尖朝向自己至最大限度时保持 3 s 后脚尖绷直下压，至最大限度时保持 3 s，然后放松。此为一组运动，频率依据患者耐受程度可多次进行。

③ 进食低脂、高蛋白、粗纤维饮食，避免运动减少所致的便秘及体重增加。

4. 感染进展期效果评价

经过 9 天积极处理，伤口周围皮肤红肿消退；瘀斑颜色变淡、范围缩小；疼痛减轻；没有出现新发坏死组织（图 2-5）。

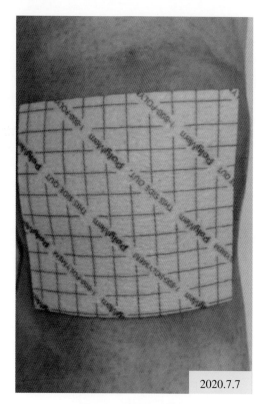

2020.7.7

图 2-4　覆盖功能泡沫

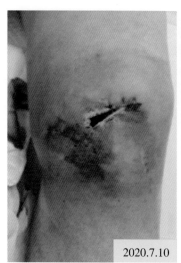
2020.7.10

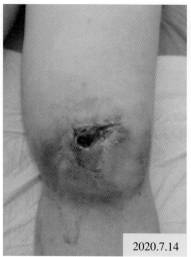
2020.7.14

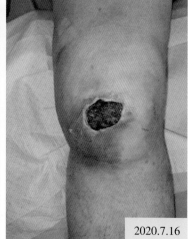
2020.7.16

图 2-5　感染进展期伤口变化

（二）坏死稳定期评估及处理（2020.7.17—2020.7.28）

1. 评估

（1）全身评估

一般状况：体温 36.8 ℃，脉搏 87 次 / 分，呼吸 20 次 / 分，血压 121/78 mmHg。

伤口细菌培养结果：嗜水气单胞菌和阴沟肠杆菌。

（2）伤口评估

评估项目	评估内容
伤口类型	溃疡、潜行
伤口位置	左膝部
伤口大小	3 cm × 4 cm × 0.5 cm
伤口床组织类型	＞ 75% 红色组织 ＜ 25% 黄色组织
伤口特点	部分组织活力恢复，潜行较深，感染易反复
伤口渗出液	中等量脓性渗液
伤口边缘	3 点钟至 9 点钟方向潜行，7 点钟方向深 4 cm
伤口周围皮肤	红肿
伤口气味	无
NRS 评分	静息时 1 分，操作时 3 分

2．伤口处理难点

由于潜行较深，不能直视下看到所有坏死组织。此阶段难点是如何彻底清除潜行内的坏死组织，创造伤口闭合条件。

3．处理措施

（1）全身治疗

同感染进展期。

（2）局部处理

为了彻底清除潜行内坏死组织，配合医生局部麻醉下行清创术，将最深的潜行部位切开，使其充分敞开，彻底清除潜行内及伤口表面的坏死组织，促使伤口进入到肉芽生长期。清创后予负压辅助创面封闭技术（VAC）治疗，消除潜行。

（3）患者教育

指导患者避免长时间站立及行走，减轻下肢肿胀。

4．坏死稳定期效果评价

经过手术彻底清创后，伤口内坏死组织完全清除，伤口床为 100% 红色肉芽组织（图 2-6、图 2-7）。

（三）肉芽生长期评估及处理（2020.7.28—2020.8.4）

1．评估

（1）全身评估

一般状况：体温 36.3 ℃，脉搏 79 次 / 分，呼吸 18 次 / 分，血压 123/79 mmHg。

（2）伤口评估

评估项目	评估内容
伤口类型	溃疡
伤口位置	左膝部
伤口大小	3 cm × 3 cm × 0.3 cm
伤口床组织类型	100% 红色肉芽组织
伤口特点	伤口床无坏死组织
伤口渗出液	少量浆性渗液

评估项目	评估内容
伤口边缘	3 点钟至 9 点钟方向潜行，7 点钟方向深 4 cm
伤口周围皮肤	红肿
伤口气味	无味
NRS 评分	静息时 0 分，负压操作时 1 分

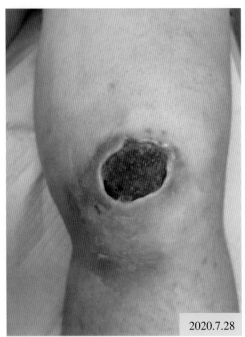

2020.7.28

图 2-6　清创前

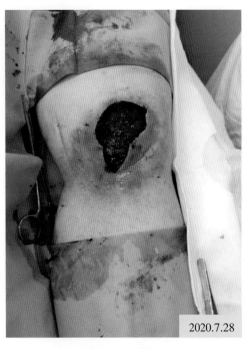

2020.7.28

图 2-7　清创后

2．伤口处理难点

如何促进肉芽组织生长良好，为闭合伤口创造条件。

3．处理措施

（1）全身治疗

遵医嘱停用头孢呋辛酯片（达力新）。

（2）局部处理

常规消毒后，打开潜行部位，清除其中所有坏死组织，清创后缝合此部位，之后给予负压辅助创面封闭技术（VAC）治疗（图 2-8），采用间歇模式（工作 5 分钟，休息 1 分钟），负压值设置为 –125 ～ 0 mmHg。促进组织贴合及肉芽组织生长。

（3）患者教育

指导患者居家观察引流液的颜色、性质、量，如有出血及时就诊。保持负压泵处于良好工作状态，并嘱患者保持贴膜固定良好，预防漏气，将引流管

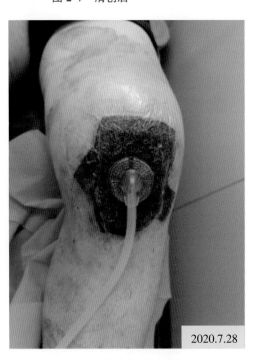

2020.7.28

图 2-8　负压辅助创面封闭技术治疗

妥善固定在伤口周围，保持管路通畅，避免打折和脱落。3天后返院复诊，负压装置冲洗引流。

4. 肉芽生长期效果评价

拆除负压装置后，肉芽组织生长良好，呈鲜红色，颗粒感明显；潜行闭合（图2-9）。

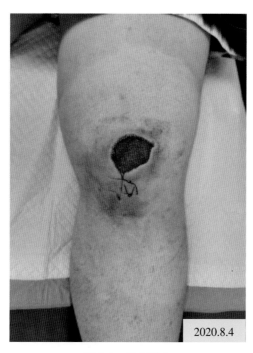

2020.8.4

图2-9　潜行闭合

（四）上皮爬行期评估及处理（2020.8.4—2020.8.26）

1. 评估

（1）全身评估

一般状况：体温36.3 ℃，脉搏76次/分，呼吸18次/分，血压123/79 mmHg。

（2）伤口评估

评估项目	评估内容
伤口类型	溃疡
伤口位置	左膝部
伤口大小	3 cm × 3 cm
伤口床组织类型	100% 红色肉芽组织
伤口渗出液	少量浆性渗液
伤口边缘	整齐
伤口周围皮肤	轻度红肿
伤口气味	无味
NRS 评分	静息时0分，操作时3分

2. 伤口处理难点

如何闭合伤口是此阶段处理难点。由于伤口位于膝关节部位，要考虑伤口愈合后膝关节的活动不受影响。该患者为瘢痕体质，愈合后伤口部位会出现明显瘢痕，瘢痕的挛缩还会影响膝关节的活动。在经济条件允许的情况下可以选择自体皮瓣植皮，既可以填补受损部位皮肤，又可减轻愈合后瘢痕，不会对患者膝关节活动造成影响。

3．处理措施

（1）全身治疗

减轻下肢肿胀，避免久坐久站及长距离行走，坐位时可将患肢抬高，利于下肢静脉回流。

（2）局部处理

常规消毒后，选取腹部全厚皮进行皮瓣移植（图2-10～图2-12），伤口床使用油纱银敷料，能更好地贴合创面，保持伤口床湿润，同时起到抗感染作用；外层应用泡沫敷料固定。

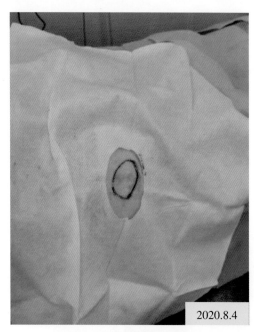

2020.8.4

图 2-10　选取腹部全厚皮

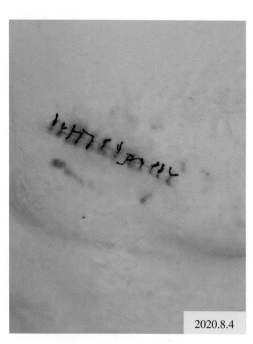

2020.8.4

图 2-11　取皮后对其缝合

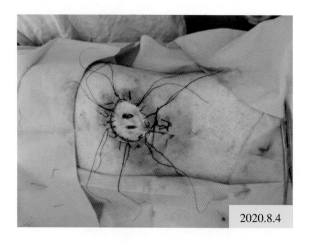

2020.8.4

图 2-12　植皮

（3）患者教育

皮瓣移植术后避免过度活动对伤口造成牵拉，避免下肢肿胀。供皮区与受皮区均应注意周围皮肤的清洁，防止感染。2天后复诊。

4．上皮爬行期效果评价

植皮术后2周，自体皮瓣移植成活，伤口愈合良好（图2-13、图2-14）。

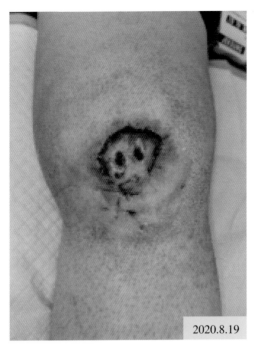

图 2-13　植皮后 2 周　　　　　　　　　　　　图 2-14　愈合

三、整体效果评价

从控制感染，挽救间生态组织，恢复周围组织活力，促进肉芽组织生长，消灭潜行，到最后的自体皮瓣移植，伤口愈合总共历时 7 周（图 2-15）。

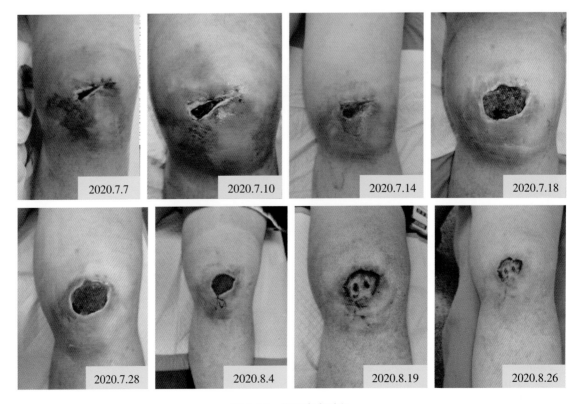

图 2-15　伤口愈合过程

四、案例讨论

皮肤碾挫伤是临床常见病、多发病，缺少特效治疗方法和药物。初次伤口处理时要做好评估及清创，尽可能去除坏死组织，预防和控制感染，保持引流通畅，挽救间生态组织，最大限度地缩小组织损伤范围，根据伤口的具体变化采取相应的治疗策略。

由于坏死组织没有彻底清除，同时存在感染，伤口出现潜行。在治疗过程中，通过外科清创术结合伤口负压辅助创面封闭技术（VAC），使潜行快速与基底组织贴合，达到消除潜行的目的。考虑伤口愈合的同时兼顾最佳功能的恢复。

五、三级预防

日常生活及生产活动中增强安全意识，避免发生外伤。

受碾压伤后，由于组织严重受损，此时要预防感染，减少组织的破坏。一旦出现感染坏死后，要尽快控制播散感染，及时充分引流，避免感染向更深层次进展。

对于中年女性，其是家庭的收入者之一，要快速愈合伤口，最大限度地恢复膝部功能。

六、知识链接

（一）伤口湿性愈合理论的概念

伤口湿性愈合理论是指运用敷料和（或）药物使伤口保持湿润、密闭，给伤口提供一个湿性愈合的环境，以促进伤口的愈合。

（二）湿性愈合理论作用原理

1．湿性环境有利于坏死组织的溶解。

2．湿润密闭的环境有利于细胞的分化和移行。

3．低氧环境促进血管生长。

4．微酸环境促进胶原蛋白的产生和肉芽组织的生长。

5．降低伤口的感染率。

6．避免二次损伤。

（三）嗜水气单胞菌和阴沟肠杆菌

嗜水气单胞菌和阴沟肠杆菌通常来源于未加热消毒的自来水，常见于胃肠道，可引起发热、腹痛和腹泻。阴沟肠杆菌广泛存在于自然界中，在人和动物的粪便、泥土和植物中均可检出，可引起细菌感染性疾病，包括皮肤软组织感染。

（张　萱）

3 一例动静脉瘘透析通路重度感染患者的护理

一、简要病史

患者男性，51 岁，肾衰竭 30 余年，二次肾移植术后肾衰竭 6 年，通过右上肢动静脉瘘以血液透析的方式维持生命。2020 年 1 月，右前臂透析通路静脉狭窄，导致上肢持续严重水肿，继发皮肤坏死，面积逐渐扩大，疼痛严重并伴有发热症状。2020 年 6 月，因伤口溃烂进一步加重，渗出液增多，且疼痛难耐，于伤口治疗中心就诊（图 3-1）。

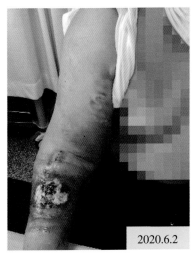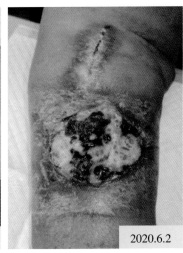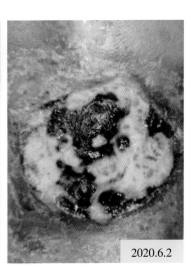

图 3-1　就诊时伤口情况

二、护理过程

（一）感染进展期评估及处理（2020.6.2—2020.7.28）

1. 评估

（1）全身评估

一般状况：体温 38 ℃，脉搏 110 次 / 分，呼吸 17 次 / 分，血压 135/83 mmHg，身高 165 cm，体重 80 kg，BMI 29.38 kg/m^2。

主诉：右上肢水肿破溃，伤口迁延不愈合 6 月余。

现病史：6 个月前，右上肢逐渐出现严重水肿，因是血液透析通路，考虑与静脉压高有关，未进一步检查处理。后水肿逐渐加重，伴有红肿热痛，溃疡形成，且持续不能改善。

既往史：1988 年因甲烷中毒导致肾衰竭。1989 年行第一次肾移植术，1999 年行第二次肾移植术。2014 年始，移植肾功能衰退，开始以血液透析的方式维持生命，继续口服抗排异药物硫唑嘌呤片 2 mg/(kg·d)，醋酸泼尼松片 20 mg/d，环磷酰胺片 50 mg/d。糖尿病 30 年，现口服盐酸二甲双胍片 0.5 g TID，多数时间控制尚可，餐后血糖 6 ～ 10 mmol/L。高血压 30 年，现口服硝苯地平片 20 mg TID，平素血压控制尚可，（120 ～ 140)/（80 ～ 90）mmHg。

过敏史：无。

心理社会及家庭状况：患者未婚，仅有两位年迈的父母。痛苦面容，始终坐立不安、气促，焦虑自评量表（SAS）评分 95 分，拒绝医生、护士触碰创面。

诊断：右上肢蜂窝织炎、右前臂溃疡、右上肢水肿、右上肢动静脉瘘术后、肾衰竭、糖尿病、肾移植术后、高血压、焦虑状态。

检查结果（2020 年 6 月 2 日）：

项目	检验值	参考值
空腹血糖	9.5 mmol/L	3.9 ～ 6.1 mmol/L
糖化血红蛋白	13.0%	4% ～ 6%
白细胞	17.6×10⁹/L	(4 ～ 10)×10⁹/L
前白蛋白	123 mmol/L	200 ～ 400 mmol/L

（2）伤口评估

评估项目	评估内容
伤口类型	溃疡
伤口部位	右上肢
伤口大小	8 cm × 8 cm
伤口床组织类型	25% 黑色组织，75% 黄色组织
伤口特点	伤口床内黑色组织高出皮肤表面，为坏死的血管壁，黄色组织低于皮肤表面，质韧，不易清除
伤口渗出液	大量脓性黏稠渗液
伤口边缘	干燥
伤口周围皮肤	湿疹
伤口气味	腥臭味
NRS 评分	静息时 5 分，操作时 8 分
细菌培养	金黄色葡萄球菌 +++

2．伤口处理难点

溃疡发生在严重感染、蜂窝织炎且有动静脉瘘的重度水肿的右上肢，静脉内有高压高速血流，该静脉恰恰穿过溃疡区域，如清创治疗，患者必须全麻，否则难以耐受。

只有同时采取消除水肿、控制感染、清除溃疡表面脓液及大量坏死组织等措施，才有可能控制感染。但因是透析通路，清创过程中如果发生大出血，疼痛不能耐受，将无法完成伤口卫生等措施，可能造成治疗目标无法实现而功亏一篑。

此期的处理难点是如何保证患者生命安全，患者能耐受、可配合的前提下，如何有效地实施伤口处理，达到控制感染的目的。

3．处理措施

（1）全身治疗

启动全身抗感染治疗，遵医嘱给予盐酸莫西沙星氯化钠注射液（拜复乐）0.4 g QD 静脉输液；同时给予患者心理疏导；抬高患肢，口服马栗种子提取物片（迈之灵）2 片 BID 消肿治疗。加强透析治疗，保障患者生命安全。完善检查，分析水肿原因。监测并控制血糖。

（2）局部处理

移除敷料，用带有表面活性剂的消毒液清洗伤口，尽量避免机械清创等一切疼痛刺激。在患者可耐受的情况下操作，取得其信任。使用表面活性剂持续湿敷伤口，裂解细菌生物膜，缓解疼痛，暂时去除伤口床表面的黏稠分泌物，以达到减少细菌数量的目的，从而有效减轻局部感染。喷涂多聚长效抗菌膜液材（敷）料，起到长效抑菌作用。选择含有银离子的泡沫敷料覆盖伤口，吸附锁定渗液，减

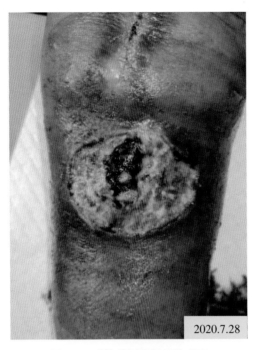

图 3-2　感染进展期局部处理后

少细菌繁殖，并发挥一定自溶性清创作用（图 3-2）。

（3）患者教育

记录每日空腹和三餐后血糖。穿袖口宽松的衣服，将前臂悬吊于功能位；禁止患肢测量血压和输液；嘱患者每日换药。

4．感染进展期效果评价

经过积极处理，播散感染得到有效控制，疼痛减轻，静息时 NRS 评分为 3 分，但仍难以耐受清创。溃疡仍为局部感染状态，右上肢水肿未能消退，造影检查提示右锁骨下静脉重度狭窄，给予球囊扩张成形术后，对症消肿治疗仅能有限改善。溃疡表面未再出现新发坏死，但完全无生机，坏死组织覆盖表面（图 3-3）。

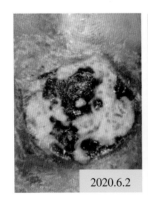
2020.6.2

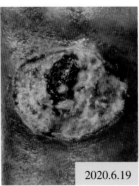
2020.6.19

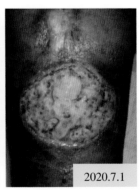
2020.7.1

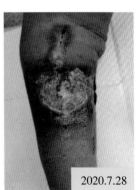
2020.7.28

图 3-3　感染进展期效果

（二）坏死稳定期评估及处理（2020.7.28—2020.8.3）

1．评估

（1）全身评估

一般状况：体温 36.8 ℃，脉搏 100 次 / 分，呼吸 17 次 / 分，血压 135/83 mmHg。

血管情况：右锁骨下静脉行球囊扩张成形术后，水肿未能有效改善，1周后行右锁骨下静脉造影、支架置入术，术后水肿明显减轻。

心理状况：因疼痛减轻，患者就诊时情绪平稳，SAS 评分 75 分。

饮食情况：进食明显好转且规律，血糖控制平稳，空腹血糖 5.0 ～ 7.0 mmol/L。

检查结果（2020 年 7 月 29 日）：

项目	检验值	参考值
空腹血糖	6.0 mmol/L	3.9 ～ 6.1 mmol/L
糖化血红蛋白	7.6%	4% ～ 6%
白细胞	7.8×10^9/L	$(4 ～ 10) \times 10^9$/L
前白蛋白	180 mmol/L	200 ～ 400 mmol/L

（2）伤口评估

评估项目	评估内容
伤口类型	溃疡
伤口部位	右上肢
伤口大小	8 cm × 8 cm
伤口床组织类型	25% 黑色组织，50% 黄色组织，25% 红色组织
伤口特点	播散感染得到控制，伤口床内可见少量肉芽组织，间生态组织活力明显恢复，逐渐达到彻底清创的指征
伤口渗出液	中等量脓性液
伤口边缘	干燥
伤口周围皮肤	色素沉着
伤口气味	无味
NRS 评分	静息时 3 分，操作时 5 分
细菌培养	金黄色葡萄球菌 +

2．伤口处理难点

当伤口由感染进展期步入坏死稳定期，停止静脉抗炎治疗后，非常容易再次播散感染。因此，这个阶段需加强局部处理，有效防止伤口再次播散感染是治疗的关键。

虽然暂时没有新发坏死，但是因组织脆弱，患者全身情况较差，一旦发生高速血流情况下的动静脉瘘感染，可危及患者生命。

选择什么方式、在什么时机和条件下启动清创，为伤口愈合创造条件，是此期的难点。

右上肢是透析通路，如清创后出现大出血，则须优先止血，有可能造成无法规律透析治疗。因此，清创前，必须建立临时透析通路，保障患者安全，保证在出血时，可以采取措施止血，而不影响透析。给予患者临时深静脉置管，维持透析治疗，右上肢动静脉瘘暂时旷置保护。

患者虽然水肿消退，但组织脆弱，生长能力有限，需尽量缩短整体伤口治疗时间，争取通过短时间内强化治疗，促使伤口快速闭合，避免在长期换药过程中的再感染风险。因此，选择手术清创，行负压辅助创面封闭技术（VAC），结合营养支持、抗感染治疗，发挥多种治疗方式的协同效应，是本阶段治疗的关键。

3．处理措施

（1）全身治疗

遵医嘱停止静脉抗菌药物，给予盐酸莫西沙星（拜复乐）0.4 g QD 口服。加强营养支持，继续注意血糖控制。更换透析通路。

（2）局部处理

在局部麻醉下行清创术，去除全部坏死组织后可见暴露在伤口床表面的血管壁和肉芽组织，因感染导致溃疡内的静脉形成血栓，但动静脉瘘震颤仍良好；在充分保护动静脉瘘的前提下，清除血栓、坏死的静脉，彻底清除溃疡内的坏死组织，充分止血（图 3-4）；同期给予负压辅助创面封闭技术（VAC）治疗（图 3-5）。

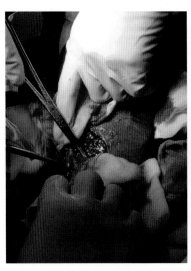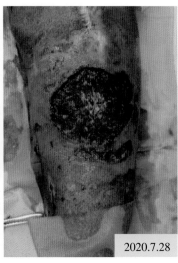

2020.7.28

图 3-4　坏死稳定期清创术

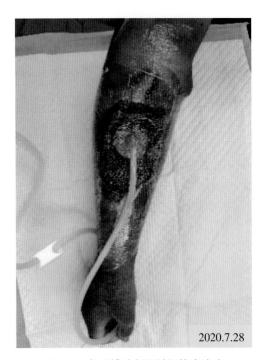

2020.7.28

图 3-5　负压辅助创面封闭技术治疗

（3）患者教育

指导患者居家期间观察引流液的性质和量，如有出血及时就诊。保持负压泵处于良好工作状态，保护好贴膜，避免漏气，将引流管妥善固定在伤口周围，防止打折、堵塞；1 周后复诊。

4．坏死稳定期效果评价

经过手术彻底清创和负压创面治疗技术，未再发生播散感染。1 周后撤除负压装置，伤口床已经被肉芽组织完全覆盖，肉芽组织生机良好（图 3-6）。上肢水肿消退；伤口无疼痛；患者情绪明显乐观，且愿意积极配合治疗。

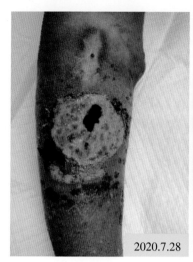
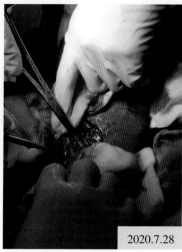
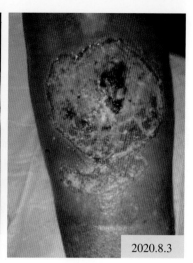

2020.7.28   2020.7.28   2020.8.3

图 3-6　坏死稳定期效果

（三）肉芽生长期和上皮爬行期的评估及处理（2020.8.4—2020.10.6）

1．评估

（1）全身评估

一般状况：体温 36.7 ℃，脉搏 78 次 / 分，呼吸 16 次 / 分，血压 135/83 mmHg。

检查结果（2020 年 8 月 3 日）：

项目	检验值	参考值
空腹血糖	6.5 mmol /L	3.9 ～ 6.1 mmol/L
糖化血红蛋白	7.7%	4% ～ 6%
白细胞	7.8×10^9/L	$(4 \sim 10) \times 10^9$/L
前白蛋白	200 mmol/L	200 ～ 400 mmol/L

（2）伤口评估

评估项目	评估内容
伤口类型	溃疡
伤口部位	右上肢
伤口大小	8 cm × 8 cm
伤口床组织类型	100% 红色组织
伤口特点	伤口处于肉芽生长期同时伴随上皮爬行
伤口渗出液	少量浆性液
伤口边缘	干燥
伤口周围皮肤	色素沉着
伤口气味	无味
NRS 评分	0 分
细菌培养	阴性

2．伤口处理难点

伤口进入肉芽生长期，初步建立肉芽屏障，可以选择手术植皮，快速愈合；也可选择上皮爬行愈合。两种方式，该如何权衡？

由于患者的全身状况差，同时使用免疫抑制剂，一期植皮治疗成功率不高，患者信心不足，且不愿取自己头皮治疗，担心出现的新伤口同样不易愈合，拒绝植皮治疗。

充分沟通后，采取换药治疗方案，观察伤口生长速度、肉芽组织的健康程度，如生长较快，有爬皮愈合而不发生病情反复，则通过积极促进组织生长，促进爬皮愈合。如无改善，则考虑手术清创植皮治疗。

在局部处理中，需注意的是尽管伤口床内为100%红色肉芽组织，但并非健康肉芽组织，该肉芽糟脆易出血，因此要促使肉芽组织更新鲜、更有活力。该患者合并症较多，伤口仍存在再度感染风险，所以须严格落实伤口卫生技术。

3．处理措施

（1）全身治疗

停止口服抗菌药物；继续监测血糖，维持血糖稳定；保持透析治疗；加强营养支持。

（2）局部处理

移除敷料后，清洗伤口，擦去伤口床表面的黏稠分泌物，使肉芽组织充分暴露，用止血钳轻刮表面失活肉芽组织，变慢性伤口为急性伤口，通过轻微创伤，促进肉芽组织生长。

喷涂多聚长效抗菌膜液材（敷）料预防再次感染，发挥壳聚糖助细胞增殖、迁移的能力，配合应用重组人表皮生长因子外用溶液，促进上皮爬行。并选择含有银离子的泡沫敷料覆盖伤口，有效管理渗液。嘱患者隔2日换药。

（3）患者教育

持续监测空腹血糖值并记录；加强营养支持；保持心情舒畅。

4．肉芽生长期和上皮爬行期效果评价

通过为期8周的换药治疗，伤口持续改善，最终愈合（图3-7）。拔除临时透析导管，恢复右上肢透析治疗。

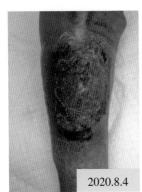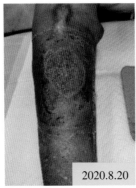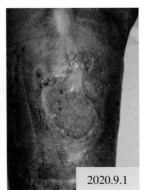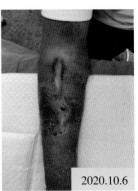

图 3-7　上皮爬行并愈合

三、整体效果评价

历时4月余，右上肢水肿消退，静脉狭窄解除，蜂窝织炎治愈，伤口完全愈合（图3-8），未发生大出血。疼痛消失，血糖控制稳定，营养改善，生活质量得到明显提升。患者从抑郁状态转变为乐观开朗，重新树立生活的信心，患者父母也含泪感激。

由于右上肢的动静脉瘘得到有效保护，取出暂时血液透析导管后，动静脉瘘恢复正常使用。

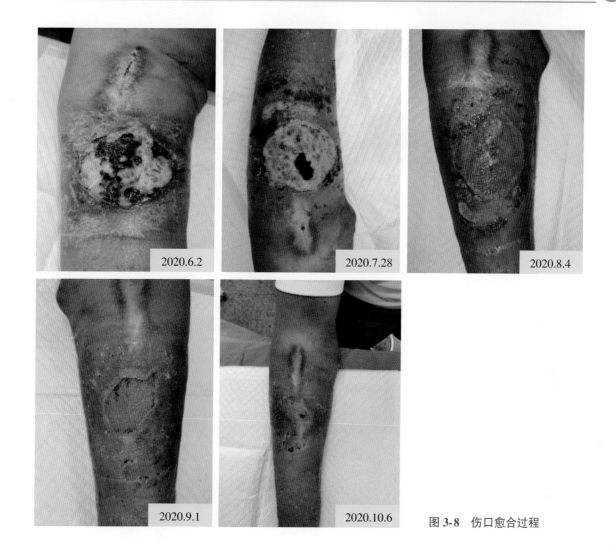

图 3-8 伤口愈合过程

四、案例讨论

本病例存在较多特殊性，但如此复杂的病例，在临床并非罕见。在全身情况差，有多种复杂合并症，且无力改变时，如何能够抓住主要矛盾，打破恶性循环，是考验创面修复工作者的关键。

该患者由于服用免疫抑制剂、肾衰竭、感染、严重右上肢水肿、糖尿病失控，出现右上肢感染性溃疡。如果水肿不消退，很难控制感染，而水肿的原因是右锁骨下静脉狭窄，高速的动脉血流注入，但静脉无法有效回流，而出现了严重水肿。这种情况下，仍因透析需反复穿刺内瘘，最终在穿刺部位发生感染、溃疡。其血糖波动和服用抗排斥药物又进一步加重感染。患者虽然只有51岁，但已久病30余年，全家都笼罩在悲观情绪中，这种焦虑成为配合治疗的绊脚石。

在不同阶段，分析主要矛盾，有针对性地采取措施，伴随疾病进展，不断评估，调整治疗策略，是解决上述疑难复杂问题的关键。

第一，播散感染可以通过应用静脉抗菌药物得到有效控制。为进一步控制局部感染创造条件，尽快使伤口由感染进展期进入到坏死稳定期。

第二，通过完善造影检查，明确右锁骨下静脉狭窄程度并开通血管，消除上肢水肿，为改善局部组织活力创造了有利条件，从根本上消除了病因。

第三，在动静脉瘘侧肢体发生的感染性溃疡，清创前确认有止血条件，是启动清创的前提。临时转移血液透析通路，既保证了患者的生命安全，又为局部止血提供了条件。在有可靠透析通路的前提下，改善全身情况，对于伤口治疗非常重要。

第四，在选择清创方式上，对于全身条件差的患者，既要快速建立肉芽组织屏障，避免反复感染，又须考虑患者的手术耐受能力。必要时，可以配合负压辅助创面封闭技术（VAC）。

第五，在肉芽生长、上皮爬行的最后阶段，综合运用创面湿性愈合技术、伤口卫生技术，为加速肉芽组织生长、上皮爬行发挥最大优势。

五、三级预防

控制原发病是预防动静脉瘘皮肤溃疡的关键，该患者发生动静脉瘘皮肤溃疡与右上肢的静脉狭窄所造成的水肿有关。因此，肾衰竭、动静脉瘘肢体出现水肿症状时，需及时就诊，医务工作者需做好患者及家属教育。

患者合并多种疾病，是难愈合溃疡的高危人群，不能简单采取常规伤口处理。要在整体评估下，选择最适合的全身、局部处理策略，发挥多种治疗措施的协同作用，争取最佳疗效。

在积极治疗创面感染的同时，保护动静脉瘘功能，越快速控制感染、消除水肿、治愈溃疡，右上肢的动静脉瘘就越有可能保留。因此，应严密观察、评估动静脉瘘功能状态，确保远期生活质量。

六、知识链接

间生态组织：最早在烧伤学科中被提出，是指烧伤后，组织活力介于正常组织和坏死组织之间的组织状态，组织受损，但未发生坏死。目前常用于伤口治疗中，伤口治疗得当，间生态组织就会恢复为正常组织；如果伤口处理不当，间生态组织就会发展为坏死组织。

（柴盛楠）

4 一例糖尿病合并痈患者的护理

一、简要病史

患者女性，69 岁，糖尿病 6 年余，血糖长期控制不佳，合并背部痈，在外院行背部脓肿切开引流，术后 10 天每日换药，红肿消退不明显，渗出量大，疼痛加重。于 2019 年 4 月 23 日就诊于我院伤口治疗中心（图 4-1）。通过内分泌、营养科、感染科与我科的多学科协同治疗，在严格控制血糖、营养支持、抗感染治疗的基础上，执行感染伤口分期治疗原则，播散感染得到有效控制后，应用外科手术清创、负压封闭引流技术促进伤口快速愈合。

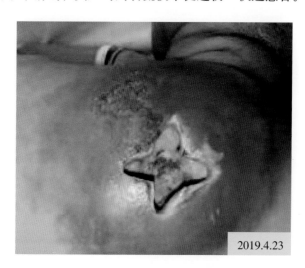

2019.4.23

图 4-1　就诊时伤口情况

二、护理过程

（一）感染进展期评估及处理（2019.4.23—2019.5.7）

1. 评估

（1）全身评估

一般状况：体温 36.5 ℃，脉搏 80 次 / 分，呼吸 17 次 / 分，血压 135/83 mmHg，身高 165 cm，体重 59 kg，BMI 21.6 kg/m²。

既往史：高血压 6 年，口服硝苯地平缓释片 20 mg BID，血压控制在正常范围；糖尿病 6 年，未予重视，血糖控制不佳。目前口服盐酸二甲双胍片（格华止）0.5 g TID、格列美脲（亚莫利）

2 mg QD、阿卡波糖（拜唐苹）100 mg TID。空腹血糖＞ 8.5 mmol/L、餐后血糖＞ 15.5 mmol/L。

过敏史：无。

心理社会及家庭状况：因伤口疼痛不缓解，患者焦虑不安，担心疾病加重。家庭成员均关心、支持患者，鼓励其积极配合治疗。

诊断：痈，2 型糖尿病，高血压。

检查结果（2019 年 4 月 25 日）：

项目	检验值	参考值
空腹血糖	8.8 mmol/L	3.9 ～ 6.1 mmol/L
糖化血红蛋白	12.2%	4% ～ 6%
尿糖	++++	阴性
白细胞	21.85×10^9/L	$(4 \sim 10) \times 10^9$/L
中性粒细胞	84.2%	40% ～ 75%
白蛋白	25 g/L	35 ～ 45 g/L

（2）伤口评估

评估项目	评估内容
伤口类型	空洞
伤口部位	背部
伤口大小	4 cm × 4.5cm × 3cm
伤口床组织类型	＞ 75% 黄色组织、＜ 25% 红色组织
伤口特点	伤口床内脓肿分隔未打开，引流不畅，大量黄色腐肉
伤口渗出液	大量脓性黏稠渗液
伤口边缘	11—12 点钟方向潜行，11 点钟处最深，为 5 cm
伤口周围皮肤	红肿范围 14 cm × 12 cm
伤口气味	腐臭味
NRS 评分	静息时 3 分，换药时 5 分
细菌培养	金黄色葡萄球菌 +++

2. 伤口处理难点

此期患者存在严重感染。打开伤口有大量脓液流出，伤口床上大量黄色坏死组织，说明伤口引流效果不佳。伤口周围红肿明显、质地硬，触痛明显的区域均是间生态组织，如果不进行保护，都将成为坏死组织，伤口会进一步扩大。同时患者血糖控制不平稳，须尽快于内分泌科就诊，调控血糖。此期的处理难点是如何尽快控制感染，同时改善全身状况，局部伤口及时、充分引流。

3. 处理措施

（1）全身治疗

①感染科会诊启动全身抗感染治疗，给予头孢哌酮钠舒巴坦钠（舒普深）2 g BID 静脉输液。

②于内分泌科就诊控制血糖，加用甘精胰岛素 10 U 每晚皮下注射。

③于营养科就诊改善营养状态。

④同时给予患者心理疏导，帮助其树立战胜疾病的信心。

⑤遵医嘱给予氨酚羟考酮片（泰勒宁）5 mg BID 口服止痛。

（2）局部处理

①在患者可耐受的情况下，打开伤口内多个分隔，使引流通畅。

②去除伤口内腐肉（图4-2）。

③伤口内层敷料使用羧甲基纤维素钠银（图4-3），在控制感染的同时，可锁定渗液和细菌，其含有的表面活性剂及金属螯合剂可有效对抗细菌生物膜。外层敷料选择纱布棉垫覆盖。由于感染进展期渗出量大，要求每天换药，保证有足够多的亲水纤维能够锁定渗出液，抑制细菌繁殖，降低组织间水肿。

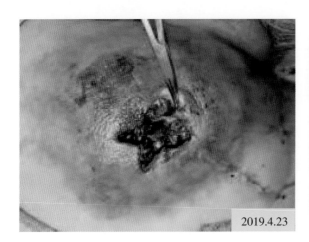

2019.4.23

图 4-2 清创后

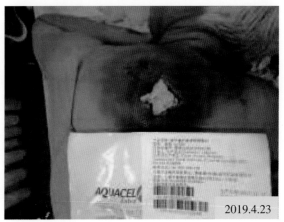

2019.4.23

图 4-3 填塞羧甲基纤维素钠银

（3）患者教育

①鼓励患者建立战胜疾病的信心。

②在控制糖类摄入的同时，适当增加富含蛋白质的食物，如鸡蛋、牛奶、瘦肉、豆制品等。

③记录每日空腹和三餐后血糖。

4．感染进展期效果评价

经过2周抗感染治疗，如图4-4所示，伤口周围红肿范围明显缩小，伤口感染得到有效控制，播散感染迹象消失，未发生新发坏死，伤口进入典型坏死稳定期。

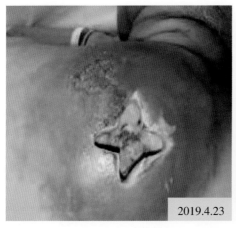

2019.4.23

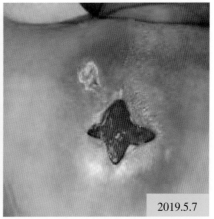

2019.5.7

图 4-4 感染进展期伤口对比

（二）坏死稳定期评估及处理（2019.5.7—2019.5.21）

1．评估

（1）全身评估

心理状况：因疼痛减轻，就诊时情绪平稳，积极配合治疗。

血糖：控制平稳，空腹血糖 6.8 ~ 7.9 mmol/L、餐后血糖 7.5 ~ 9.1 mmol/L。

检查结果（2019 年 5 月 7 日）：

项目	检验值	参考值
空腹血糖	7.2 mmol/L	3.9 ~ 6.1 mmol/L
糖化血红蛋白	8.7%	4% ~ 6%
白细胞	7.13×10^9/L	$(4 \sim 10) \times 10^9$/L
中性粒细胞百分数	61.6%	40% ~ 75%
白蛋白	35.6 g/L	35 ~ 45 g/L

（2）伤口评估

评估项目	评估内容
伤口类型	空洞伴潜行
伤口部位	背部
伤口大小	3.5 cm × 4 cm × 1 cm
伤口床组织类型	＞ 75% 红色组织，＜ 25% 黄色组织
伤口特点	播散感染得到控制，伤口周围红肿范围明显缩小，伤口床可见红色肉芽组织
伤口渗出液	中等量脓液
伤口边缘	内卷，伤口周围 360° 潜行，11 点钟处最深，为 3 cm
伤口周围皮肤	红肿范围 7 cm × 6 cm
伤口气味	无味
NRS 评分	静息时 1 分，换药时 2 分

2．伤口处理难点

患者伤口内尚有一个空腔，伤口边缘为 360° 潜行。此期处理难点是如何消灭潜行，填补组织缺损；能否在患者全身状况好转，血糖平稳的情况下，一次性通过手术清创去除所有坏死组织，使伤口从坏死稳定期进入肉芽生长期。

因此，促进间生态组织活力恢复，适时选择手术清创，结合营养支持、抗感染治疗，发挥多种治疗方式的协同效应，是本阶段治疗的关键。

3．处理措施

（1）全身治疗

①遵医嘱停用头孢哌酮钠舒巴坦钠（舒普深）静脉输液，给予口服头孢地尼 0.1 g TID 1 周抗感染治疗。

②继续加强营养支持。

③严格控制血糖。

（2）局部处理

伤口局部采用保守性锐器清创和羧甲基纤维素钠银敷料（图 4-5）自溶性清创相结合的换药

方法，外层敷料使用无菌纱布及棉垫，每3天换药一次。

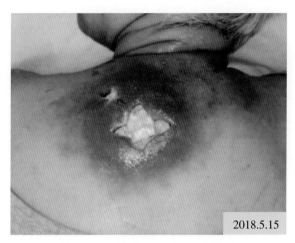

2018.5.15

图4-5 局部使用羧甲基纤维素钠银

（3）患者教育

①患者焦虑明显减轻，血糖稳定，此时与患者进行有效沟通，让患者了解伤口治疗的过程、时间和手段，取得患者配合。

②严格控制血糖，记录每日空腹和三餐后血糖。

4．坏死稳定期效果评价

经过2周换药，如图4-6所示，伤口周围红肿消退，间生态组织活力恢复，伤口床肉芽组织与坏死组织分界，达到彻底清创闭合伤口的指征。

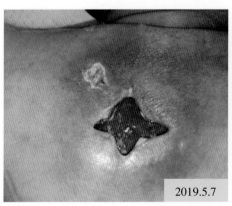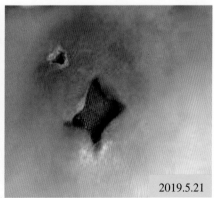

2019.5.7   2019.5.21

图4-6 坏死稳定期伤口对比

（三）肉芽生长期及上皮爬行期的评估及处理（2019.5.21—2019.5.31）

1．评估

（1）全身评估

心理状况：患者就诊时情绪平稳，积极配合治疗。

血糖：控制平稳，空腹血糖5.5～7.5 mmol/L、餐后血糖7.0～8.5 mmol/L。

（2）伤口评估

评估项目	评估内容
伤口类型	空洞伴潜行
伤口部位	背部
伤口大小	2.5 cm × 3 cm × 0.5 cm
伤口床组织类型	100% 红色组织
伤口特点	间生态组织活力恢复，空腔较大
伤口渗出液	少量浆性液
伤口边缘	内卷，伤口周围 360° 潜行，11 点钟处最深，为 1 cm
伤口周围皮肤	色素沉着
伤口气味	无味
NRS 评分	静息时 0 分，换药时 1 分

2．伤口处理难点

此期伤口基底 100% 红色肉芽组织，周围组织活力恢复，伤口进入了典型的肉芽生长期，是填补缺损、闭合伤口的关键时期。但是伤口四周都是潜行，伤口内尚有一个空腔。虽然可以用促生长方案，让肉芽组织慢慢填充，但这样会经历很长的换药时间，对于糖尿病、抵抗力低下的老人，容易继发感染。而且患者和家属长期往返医院，会耽误很多宝贵时间。此期的关键是采取适宜的治疗方案闭合潜行，加速伤口愈合。

3．处理措施

（1）全身治疗

①术后遵医嘱口服头孢地尼 0.1 g TID 抗感染治疗。

②继续加强营养支持。

③严格控制血糖。

（2）局部处理

在局部麻醉下行清创术，打开伤口内所有潜行，去除所有无活力及不健康的组织。彻底清创后可见伤口床上鲜红的肉芽组织，组织活力好，直接缝合伤口（图 4-7）。伤口闭合后，在伤口外使用负压辅助创面封闭技术（VAC）治疗（图 4-8），使伤口保持局部稳定，伤口床与表面皮瓣紧密贴合，给伤口创造缝合后直接愈合的机会。工作模式采用持续模式，负压值是 –125 mmHg。

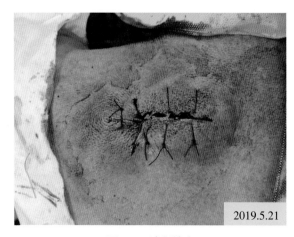

图 4-7　清创缝合

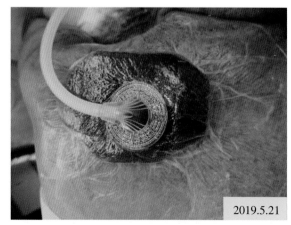

图 4-8　伤口外：VAC 治疗

（3）患者教育

①严格控制血糖，记录每日空腹和三餐后血糖。

②避免手提重物及背部牵拉活动。

③教会患者居家观察引流液的性质和量，如有出血及时就诊。保持负压泵处于良好工作状态，并嘱患者保护好贴膜，预防漏气，将引流管妥善固定在伤口周围，防止打折和堵塞。1周后复诊。

4. 肉芽生长期和上皮爬行期效果评价

经过手术彻底清创和负压辅助创面封闭技术（VAC）治疗，1周后撤去负压装置，伤口周围无红肿，伤口闭合良好，术后10天拆线，伤口愈合（图4-9）。

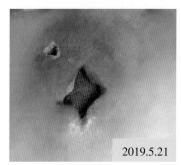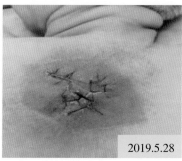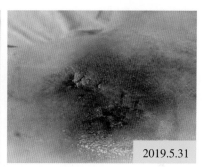

2019.5.21　　　　2019.5.28　　　　2019.5.31

图4-9　清创后闭合伤口的效果

三、整体效果评价

伤口从感染进展期实施充分引流、控制感染、控制血糖，在坏死稳定期促进间生态组织活力恢复，肉芽生长期彻底清创，缝合伤口后使用负压辅助创面封闭技术（VAC），历时5周时间，伤口顺利愈合（图4-10）。

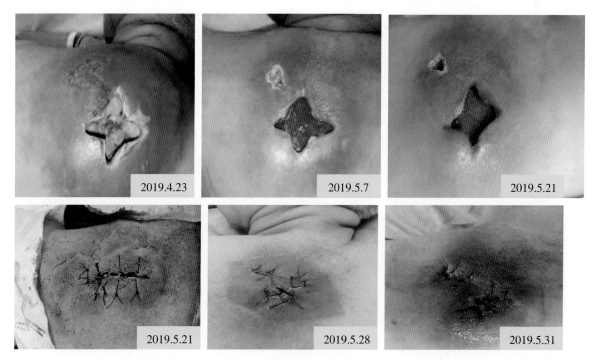

2019.4.23　　　　2019.5.7　　　　2019.5.21

2019.5.21　　　　2019.5.28　　　　2019.5.31

图4-10　伤口愈合全过程

四、案例讨论

患者长期糖尿病，血糖未予控制，导致起病急、感染重，病情进行性恶化，周围组织红肿明显。虽然早期行切开引流，但是感染没有局限的趋势，仍然有大量的感染组织在被破坏，周围皮肤质地硬，触痛严重，说明感染未得到有效控制，伤口没有达到充分引流的效果。

在感染进展期，为了更好地控制感染，首先要打开伤口内多个分隔，使引流通畅。其次，要去除伤口内明确的坏死组织，即腐肉，因腐肉内存在着大量细菌，而抗菌药物无法到达、作用于局部，因此必须去除。再次，对于活力尚不明确、分界不清的组织（称之为间生态组织），要为其创造条件，争取不被感染破坏，存活下来。这就必须降低间生态组织周边的压力，减少细菌负荷，改善患者全身状况。因此，除局部处理外，还需积极控制血糖，静脉抗感染治疗，改善营养，同时关注患者疼痛问题。

当伤口周围红肿消退，渗出少，伤口基底大部分为红色组织时，即进入典型的坏死稳定期，是手术清创、填补缺损、闭合伤口的关键时期。伤口四周都存在潜行，伤口内尚有一个空腔。虽然可以采取促生长方案，使肉芽组织慢慢填充，但会经历很长的换药时间，对于糖尿病、抵抗力低下的老人，也容易再次继发感染。对于这样空腔伴潜行的伤口，治疗的关键在于关闭潜行。采取手术清创关闭潜行后负压辅助创面封闭技术（VAC）治疗，既可以使伤口局部稳定，又能保证引流通畅，缩短了治疗时间，大大加速了伤口愈合速度。

五、三级预防

控制原发病是预防痈的关键，需要患者及家属重视血糖的监测和控制，发现问题及时干预，医务工作者需做好患者及家属教育。

对于合并有糖尿病、营养不良的患者，在严重感染时，是难愈合伤口的高危人群，需要充分重视，明确病因，不能简单采取常规伤口处理方法，需要全面评估，选择最适合全身和局部处理的策略，发挥多种治疗措施的协同作用，争取最佳疗效。

糖尿病患者伤口治疗过程中由于血糖的波动会引起伤口感染复燃，在严格控制血糖的同时，严密观察伤口变化，及时发现并识别感染的发生，早发现早治疗，防止感染扩大而引起组织破坏。

六、知识链接

1．感染进展期：播散感染急性发作，伤口及周围皮肤红肿热痛，不断发生新发坏死，可伴有脓性分泌物及全身发热、寒战。

2．坏死稳定期：感染局限初步控制，周围组织不再发生新发坏死，间生态组织活力逐渐恢复，肉芽组织新生，开始与健康组织分界，充血、水肿均减轻，但感染易复发。

3．肉芽生长期：伤口内坏死组织全部去除，肉芽组织生长填充组织缺损，并形成抗感染屏障，伤口逐渐缩小。

4．上皮爬行期：伤口边缘上皮组织沿肉芽组织长入，呈缓坡状，直到创面完全被上皮覆盖，伤口愈合。

（刘　妍）

一例痛风合并足部重度感染患者的护理

一、简要病史

患者男性，28 岁，2019 年 9 月无明显诱因出现左足破溃，未经正规治疗，伤口红肿，足部肿胀明显（图 5-1），于 2019 年 10 月 23 日以痛风结石引起的足溃疡重度感染就诊于我院伤口治疗中心。

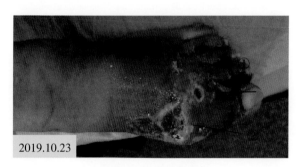

2019.10.23

图 5-1　左足正面观

二、护理过程

（一）感染进展期评估及处理（2019.10.23—2019.12.20）

1. 评估

（1）全身评估

一般状况：体温 36.7 ℃，脉搏 80 次 / 分，呼吸 18 次 / 分，血压 132/80 mmHg，身高 172 cm，体重 98 kg，BMI 33 kg/m^2。

既往史：高尿酸血症 1 年，未予控制，否认糖尿病。

过敏史：无。

心理社会及家庭状况：患者情绪紧张，对患足治疗缺乏信心，担心痊愈后会影响功能。对高尿酸血症所致危害及治疗等相关知识完全不了解且不重视；经济状况一般。

查体：足底感觉、皮温同健侧，足背动脉搏动有力。

检查结果（2019 年 10 月 23 日）：

项目	检验值	参考值
尿酸	649 μmol/L	155 ~ 357 μmol/L
白细胞	12.53×10^9/L	$(3.5 ~ 9.5) \times 10^9$/L
中性粒细胞百分数	76.1%	40% ~ 75%
超敏 C 反应蛋白	68.44 mg/L	≤ 3 mg/L
血红蛋白	131 g/L	115 ~ 150 g/L

诊断：高尿酸血症，痛风，足部感染。

（2）伤口评估

评估项目	评估内容
伤口类型	溃疡
伤口部位	足背、左足跖趾关节
伤口大小	① 0.5 cm × 1 cm　② 5 cm × 3 cm　两伤口相通
伤口特点	播散感染，骨质破坏，炎性肉芽组织，肉眼可见散在白色泥沙样物质
伤口床组织类型	> 75% 红色组织，< 25% 黄色组织
伤口渗出液	大量黄色黏稠渗出液
伤口边缘	整齐
伤口周围皮肤	红肿，足部肿胀明显
伤口气味	腐臭
NRS 评分	静息时 2 分，操作时 5 分
细菌培养	铜绿假单胞菌

2．伤口处理难点

患者是痛风石引起的全足红肿，目前处于播散感染阶段，仍然有大量的感染组织在破坏，X线检查显示有骨质的破坏（图 5-2）。细菌培养为铜绿假单胞菌，该菌抵抗力强，对多种抗菌药物易产生耐药性。目前病情进行性加重，如不及时控制感染，有截肢的风险。处理难点是在痛风未能控制的情况下，如何快速控制骨髓炎。

3．处理措施

（1）全身治疗

①完善相关化验检查，如血常规、血生化指标、营养指标、尿液检查等。

②排除因高尿酸血症引起的并发症，查体后发现患者身体其他关节处无疼痛及痛风结节形成，检验结果显示肝肾指标正常。

③启动感染疾病科、风湿免疫科及疼痛科多学科会诊。给予全身抗感染治疗，头孢哌酮钠舒巴坦钠（舒普深）2 g + 0.5% 甲硝唑氯化钠注射液 100 ml BID 静脉输液抗感染治疗。口服非布司他（风定宁）40 mg QD 控制尿酸。疼痛时可口服双氯芬酸钠肠溶片（扶他林）75 mg QD 止痛。

（2）局部处理

0.5% 聚维酮碘溶液彻底清洗消毒伤口，探查发现两个伤口是相通的，内有散在白色泥沙样物质；采用保守性锐器清创，清除伤口床内坏死组织及腐肉。打开通道，促使渗出液有效引流。伤口内层敷料使用亲水纤维银，剪成条状，置入通道内，吸收伤口渗液和细菌，形成可以与伤口表面紧密贴合的柔软凝胶，保持湿润的环境，有利于从伤口上清除无活性的组织，起到自溶性清创的作用。外层敷料选择无菌纱布及棉垫包扎。由于感染进展期脓性分泌物多，要求每天换药。

（3）患者教育

为患者详细讲解高尿酸血症及痛风的知识与危害，促使其重视对全身及局部伤口的治疗，提高依从性，取得患者配合。注意体温及全身变化，预防感染加重。饮食方面勿食用高嘌呤食物，如啤酒、动物内脏、海鲜及豆类等。规律作息，注意休息，避免患肢负重。保持敷料清洁干燥，按时换药。

经过3周换药，伤口周围红肿已消退，渗出液明显减少，感染得到初步控制（图5-3）。此时患者认为感染已被控制，未经同意自行在家换药，并停用静脉抗菌药治疗。20天后感染加重（图5-4），再次返回医院继续治疗。

4．再次评估

（1）全身评估

检查结果（2019年12月5日）：

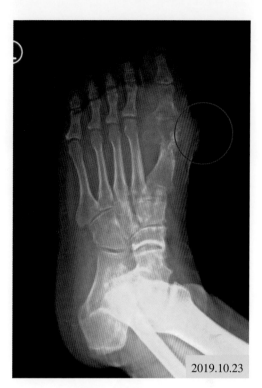

2019.10.23

图5-2　左足X线片

项目	检验值	正常值
尿酸	713 μmol/L	155～357 μmol/L
白细胞	15.13×10^9/L	$(3.5～9.5) \times 10^9$/L
中性粒细胞百分数	81.1%	40%～75%
血红蛋白	122 g/L	115～150 g/L

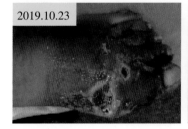
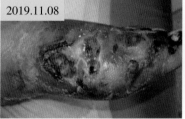
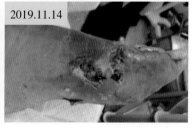

图5-3　感染进展期效果对比

（2）伤口评估

评估项目	评估内容
伤口类型	溃疡
伤口部位	足背、左足跖趾关节
伤口大小	① 0.5 cm × 0.5 cm　② 0.5 cm × 1 cm，两伤口相通
伤口特点	播散感染，炎性肉芽组织，肉眼可见白色泥沙样物质

续表

评估项目	评估内容
伤口床组织类型型	25% 红色组织，75% 黄色组织
伤口渗出液	中等量黄色黏稠渗出液
伤口边缘	整齐
伤口周围皮肤	红肿，足部肿胀明显
伤口气味	无味
NRS 评分	静息时 2 分，操作时 5 分
细菌培养	铜绿假单胞菌

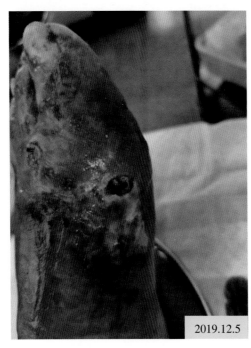

2019.12.5

图 5-4 感染再次加重

（3）处理措施

①全身治疗

继续全身抗感染治疗，给予头孢哌酮钠舒巴坦钠（舒普深）2 g + 0.5% 甲硝唑氯化钠注射液 100 ml BID 静脉输液。

②局部处理

由于伤口较小，引流不畅，局部采用保守性锐器清创，清除坏死组织，通畅引流并使用亲水纤维银条状填塞伤口锁定渗液，控制感染。因骨质仍有破坏，不能彻底清除坏死组织，于 2019 年 12 月 10 日局麻下行清创术，术中见第 1 跖趾及近节趾骨溶骨性破坏，周围有大量坏死组织及痛风石沉积。清除死骨及坏死组织后冲洗创面，填塞条状亲水纤维银抗感染，并用无菌纱布及棉垫包扎。

（4）患者教育

明确告知换药的重要性，治疗不能间断，鼓励患者积极配合治疗。

5．感染进展期效果评价

经过 15 天的清创及换药治疗，伤口周围红肿已消退，渗出液减少，感染得到明显控制（图 5-5）。两个相通的伤口逐步形成两个独立伤口，没有新发感染，然而坏死组织并没有完全清除，组织活力尚未恢复（图 5-6）。

（二）坏死稳定期评估及处理（2019.12.20—2019.12.28）

1．评估

（1）全身评估

心理社会及家庭状况：随着伤口慢慢好转，患者情绪逐渐稳定，能够完全配合治疗。

查体：足底感觉、皮温同健侧，足背动脉搏动有力。

（2）伤口评估

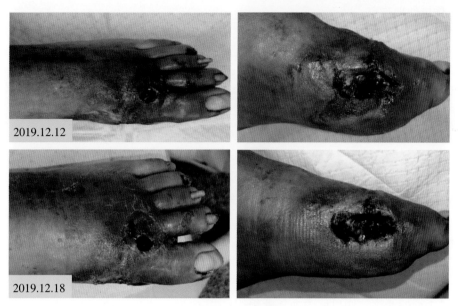

图 5-5 手术清创后

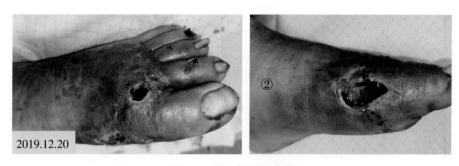

图 5-6 进入坏死稳定期

评估项目	评估内容
伤口类型	溃疡
伤口部位	足背、左足跖趾关节
伤口大小	① 1.2 cm × 1 cm × 1 cm ② 3.5 cm × 2 cm × 2 cm
伤口特点	播散感染被控制，周围组织活力恢复中，伤口床表面为炎性肉芽组织，仍有少量坏死组织
伤口床组织类型	> 75% 红色组织，< 25% 黄色组织
伤口渗出液	中等量黄色黏稠渗出液
伤口边缘	整齐
伤口周围皮肤	色素沉着
伤口气味	无味
NRS 评分	静息时 0 分，操作时 3 分
细菌培养	无细菌生长

2．伤口处理难点

伤口周围红肿已开始消退，组织活力逐渐恢复，但渗出液仍为黏稠状，伤口床表面为炎性肉芽组织，此时需密切观察全身情况，如体温、疼痛表现等，局部需要继续控制感染，每次换药均采取保守性锐器清创，清除腐肉，避免感染反复，为间生态组织恢复创造良好环境。

3．处理措施

（1）全身治疗

继续全身抗感染治疗，给予头孢哌酮钠舒巴坦钠（舒普深）2 g + 0.5% 甲硝唑氯化钠注射液 100 ml BID 静脉输液。

（2）局部处理

0.5% 聚维酮碘、0.9% 氯化钠消毒、清洁伤口，继续使用条状亲水纤维银填塞起到抗感染目的，并用无菌纱布及棉垫包扎。

（3）患者教育

嘱患者继续积极配合治疗，遵循饮食、服药要求，伤口按时换药。

4．坏死稳定期效果评价

经过 1 周的治疗，伤口床表面坏死组织已基本清除，仍为炎性肉芽组织，伤口周围无肿胀，组织活力已恢复（图 5-7）。

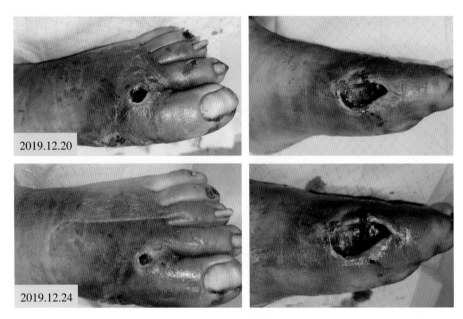

图 5-7　坏死稳定期伤口对比

（三）肉芽生长期和上皮爬行期评估及处理（2019.12.28—2020.2.26）

1．评估

（1）全身评估

一般状况：体温 36.2 ℃，脉搏 70 次 / 分，呼吸 16 次 / 分，血压 120/76 mmHg。

心理状况：患者病情稳定，情绪平稳，能积极配合治疗。

检查结果（2020 年 1 月 14 日）：

项目	检验值	正常值
尿酸	510 μmol/L	155 ～ 357 μmol/L
白细胞	13.76× 10⁹/L	(3.5 ～ 9.5) × 10⁹/L
中性粒细胞百分数	78.6%	40% ～ 75%
细菌培养	无细菌生长	

（2）伤口评估

评估项目	评估内容
伤口类型	溃疡、窦道
伤口部位	足背、左足跖趾关节
伤口大小	① 0.5 cm × 0.5 cm ② 2.5 cm × 1.8 cm × 1 cm
伤口特点	周围组织活力恢复，伤口床无坏死组织
伤口床组织类型	100% 红色组织
伤口渗出液	中等量黄色稀薄渗出液
伤口边缘	整齐
伤口周围皮肤	色素沉着
伤口气味	无味
NRS 评分	静息时 0 分，操作时 2 分

2．伤口处理难点

伤口周围红肿已经消退，渗出液减少，伤口基底 100% 红色组织，进入肉芽生长期（图 5-8）。另外，足背处伤口逐渐闭合，而跖趾关节处伤口外口缩小，5 点钟方向形成 2 cm 窦道（图 5-9），如何消灭窦道、继续防止感染复发、快速愈合，是该阶段面临的重要问题。

3．处理措施

（1）全身治疗

遵医嘱停止抗菌药物静脉输液，给予口服头孢克洛胶囊（希刻劳）0.25 g TID 抗感染治疗。

（2）局部处理

使用 0.5% 聚维酮碘消毒伤口，探查窦道内有无坏死组织，使用条状亲水纤维银敷料放入窦道深方，锁定渗液，保持湿性愈合环境，控制感染。外用无菌棉垫覆盖。

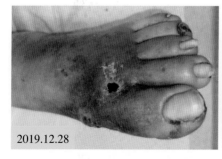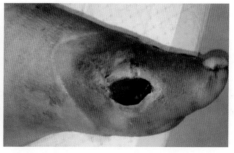

2019.12.28

图 5-8　肉芽生长期

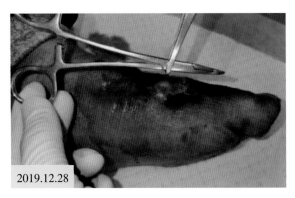

图 5-9 肉芽生长期外口收缩，形成窦道

（3）患者教育

①定期复查血尿酸及肝肾功能等指标，就诊于风湿免疫科规律治疗。

②保持伤口清洁，如有疼痛、红肿及时就诊。

4．肉芽生长期和上皮爬行期效果评价

患者足背伤口于 2020 年 2 月 1 日闭合，跖趾关节处伤口于 2 月 26 日闭合（图 5-10）。

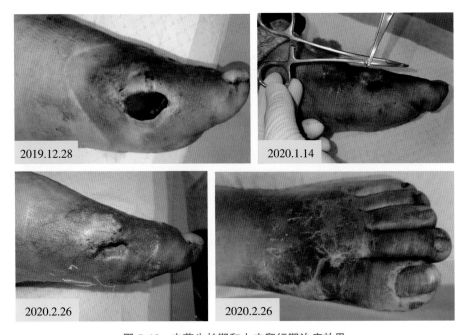

图 5-10 肉芽生长期和上皮爬行期治疗效果

三、整体效果评价

历时 4 个月，伤口经历两次感染进展期，手术彻底清创，去除坏死组织及腐肉，清理伤口内异物，充分清洗创面，加之静脉输入抗菌药物控制感染、积极治疗原发病等有效措施，伤口闭合良好，足部功能正常（图 5-11）。

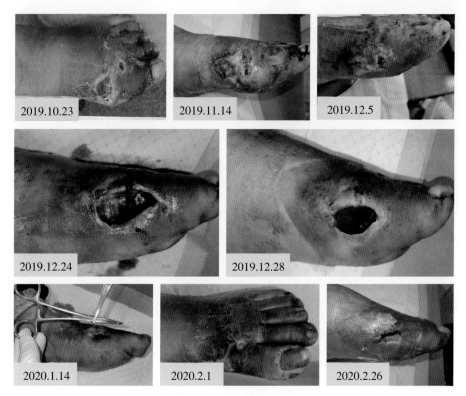

图 5-11　伤口愈合过程

四、案例讨论

本病例是痛风石引起的重度足部感染，感染累及全足，并侵犯关节，细菌培养为铜绿假单胞菌，该菌抵抗力强，对多种抗菌药物易产生耐药性。加之患者对疾病重视程度不足，感染反复发作，增加了治疗难度，使治疗周期延长。因此，治疗过程中一方面要积极控制感染，使用静脉抗菌药物，另一方面要与患者进行有效沟通，促使其加强对疾病的重视，同步配合进行原发病治疗。

换药过程中，使用伤口卫生技术反复进行清创处理，去除坏死组织及异物，保持引流通畅，使用亲水纤维银抗菌敷料有效减小细菌负荷。

五、三级预防

高尿酸血症与饮食习惯、作息等因素有很大的关系，勿食高嘌呤食物，多饮水；保证充足的睡眠、规律的生活；适当运动；寒冷季节注意保暖等，预防疾病发生。

长期嘌呤代谢异常未得到控制，尿酸盐结晶不断沉积可导致痛风性关节炎的形成，而足部（尤其是第 1 跖趾及踝关节）是人体低垂部位，局部皮肤较薄、血液循环不佳，尿酸盐结晶易于蓄积，因此是痛风石形成并导致急性痛风性关节炎和病理性骨折的好发部位。治疗过程中不仅需要医护人员的努力，更依赖于患者长期坚持规范的自我管理以及对治疗的配合。

剧烈运动产生乳酸，限制尿酸代谢途径，易使血尿酸波动，导致痛风复发，因此伤口痊愈后，患者须循序渐进，逐步加大运动量。高尿酸血症除可导致痛风，还与泌尿、内分泌代谢、心脑血管等系统的疾病发生和发展密切相关。因此，高尿酸血症及痛风一经确诊，应立即对患者进行宣教及生活方式干预。患者需要综合和长期的全程管理，按照血尿酸水平及临床症状、体征，决定药物治疗时机，并制订相应的治疗目标。

六、知识链接

1．高尿酸血症（hyperuricemia，HUA）：是指人体由于嘌呤代谢紊乱所造成的血中尿酸的生成增多和（或）排泄减少的一种病症。尿酸在细胞外液的浓度取决于尿酸的生成速度和排泄速度的平衡关系。尿酸生成增多或排泄减少或虽排泄不减但生成超过排泄，均可使尿酸累积而出现高尿酸血症。2019 年版中国痛风指南中把 HUA 定义为：无论男女性别，非同日 2 次血尿酸水平超过 420 μmol/L。

2．痛风（gout）：是一种单钠尿酸盐（monosodium urate，MSU）沉积所致的晶体性关节炎，与嘌呤代谢障碍所致的高尿酸血症直接相关。

3．足部痛风石破溃：是痛风性关节炎的常见并发症，临床表现包括患处肿胀疼痛、局部破溃、伤口渗出黄白色豆渣样分泌物，甚至夹杂死骨、脓血，部分患者因伤口较深形成多个窦道、瘘管或并发感染，伤口短期难以愈合，严重者导致行走障碍，甚至面临截趾或截肢的风险。

（马丽丽）

6 一例背部痈患者的护理

一、简要病史

患者男性，46 岁，自诉左侧背部突然出现一个包块、红肿、疼痛 1 周，伴发热 2 日，体温最高 39 ℃，肿块自行破溃 2 日，于 2020 年 10 月 26 日来我院伤口治疗中心就诊（图 6-1）。

二、护理过程

（一）感染进展期评估及处理（2020.10.26—2020.11.2）

1. 评估

（1）全身评估

一般状况：体温 38.2 ℃，脉搏 88 次 / 分，呼吸 16 次 / 分，血压 120/75 mmHg，身高 170 cm，体重 70 kg，BMI 24.22 kg/m²。

既往史：否认糖尿病、高血压等病史。

过敏史：无。

心理社会及家庭状况：患者因疼痛明显、发热，情绪焦急，希望尽快治愈。

诊断：背部痈，软组织感染。

检查结果（2020 年 10 月 27 日）：

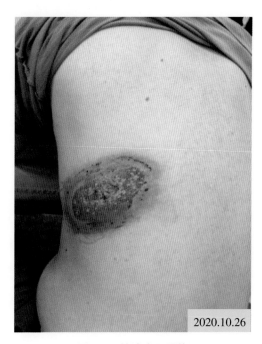

2020.10.26

图 6-1　就诊当日照片

项目	检验值	参考值
空腹血糖	6.8 mmol/L	3.9 ~ 6.1 mmol/L
糖化血红蛋白	5.9%	4.0% ~ 6.0%
白细胞	13.17 × 10⁹/L	(3.5 ~ 9.5) × 10⁹/L
白蛋白	42.8 g/L	40 ~ 50 g/L

（2）伤口评估

评估项目	评估内容
伤口类型	脓肿
伤口部位	左背部
伤口大小	8 cm × 15 cm
伤口特点	红、肿、热、痛，可见多个感染毛囊，顶端破溃
伤口渗出液	少量脓性稀薄渗液
伤口周围皮肤	红肿
伤口气味	无味
NRS 评分	静息时 3 分，操作时 5 分
细菌培养	金黄色葡萄球菌 +++

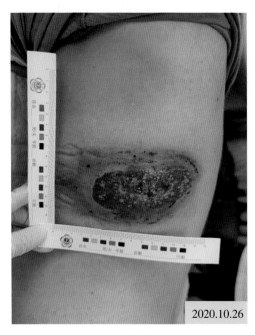

2020.10.26

图 6-2　感染播散

2．伤口处理难点

因脓液在皮下组织蔓延，使感染扩散（图 6-2），所以，当前首要措施是引流脓液、减小压力、控制炎症。感染毛囊并不相通，如不能全部切开，会延误病情，难以控制。处理难点和重点就是彻底切开引流所有病灶。

3．处理措施

（1）全身治疗

①控制感染：给予头孢曲松钠（罗氏芬）2 g QD 静脉输注。

②止痛：嘱患者必要时可口服止痛药氨酚羟考酮片（泰勒宁）5 mg 缓解疼痛。

（2）局部处理

在患者可耐受的情况下采取横向切开，切开的范围要保证引流通畅，切口的大小根据红肿范围大小，深度达到累及感染的最深处，将有脓隔的地方都充分打开。

对于敷料的选择，喷多聚长效抗菌膜液材（敷）料，起到长效抑菌作用。内层填充羧甲基纤维素钠银，在抗感染的同时吸收、锁定渗液；吸收渗液后可起到自溶性清创的作用。外层敷料选用无菌棉垫覆盖（图 6-3）。

（3）患者教育

①有效沟通，让患者了解伤口治疗的过程，告知随着感染的控制，疼痛将会逐渐减轻，减轻患者的心理负担，同时提高患者的依从性。

②由于渗液多，告知患者每日换药。

③清淡饮食，避免辛辣刺激食物。

4．感染进展期效果评价

红肿范围明显缩小，感染已基本控制（图 6-4）。

（二）坏死稳定期评估及处理（2020.11.2—2020.11.17）

1．评估

（1）全身评估

一般状况：体温 36.2 ℃，脉搏 72 次 / 分，呼吸 16 次 / 分，血压 120/70 mmHg。

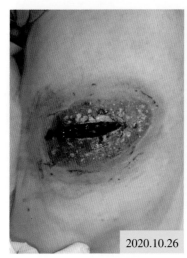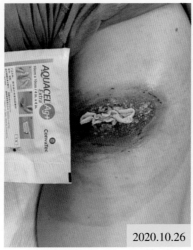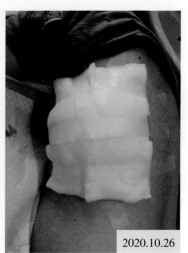

图 6-3 处理过程

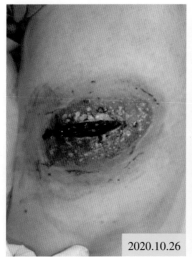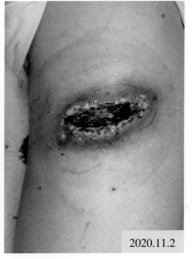

图 6-4 感染逐渐控制

血糖：再次复查空腹血糖 5.4 mmol/L，就诊于内分泌科，排除糖尿病。

心理状况：患者疼痛已减轻，不再焦虑，愿意配合治疗。

（2）伤口评估

评估项目	评估内容
伤口类型	溃疡
伤口位置	左背部
伤口大小	3.0 cm × 8.7 cm × 1.5 cm
伤口床组织类型	＜ 50% 红色组织 ＞ 50% 黄色组织
伤口渗出液	大量黄色黏稠脓性液
伤口边缘	3 点钟方向潜行 0.5 cm
伤口周围皮肤	红肿范围缩小
伤口气味	无味
NRS 评分	静息时 1 分，操作时 2 分

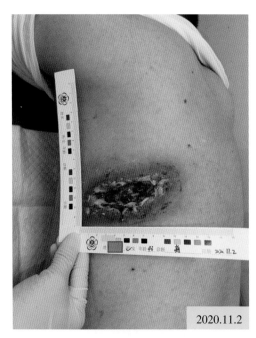

图 6-5　感染控制

2．伤口处理难点

伤口进入坏死稳定期，该阶段处理的难点是如何促进伤口周围间生态组织活力恢复（图 6-5）。

3．处理措施

（1）全身治疗

口服头孢地尼胶囊（世扶尼）0.1 g TID 抗感染治疗。

（2）局部处理

在患者可耐受的情况下，采取保守性锐器清创，清除松动、明确的坏死组织；确保引流通畅的同时，对于不明确、分界不清的组织，使用含银敷料进行自溶性清创。伤口周围涂抹如意金黄散药膏，起到抗炎、消肿的作用，让红肿迅速缩小。外层覆盖无菌棉垫（图 6-6）。

（3）患者教育

①嘱患者继续监测血糖。

②由于渗出量减少，隔日换药。

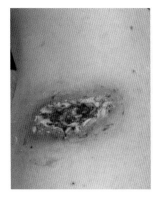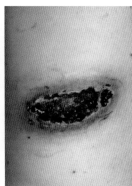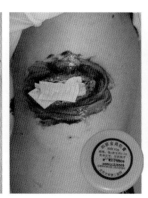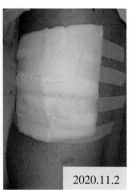

图 6-6　处理步骤

4．坏死稳定期效果评价

伤口大小和红肿范围明显缩小，2020 年 11 月 16 日红肿消退，伤口床为 100% 的红色肉芽组织（图 6-7）。

（三）肉芽生长期及上皮爬行期评估及处理（2020.11.17—2020.12.4）

1．评估

（1）全身评估

一般状况：体温 36.5 ℃，脉搏 72 次 / 分，呼吸 16 次 / 分，血压 116/73mmHg。

（2）伤口评估

评估项目	评估内容
伤口类型	溃疡
伤口位置	左背部
伤口大小	2.5 cm × 7 cm

续表

评估项目	评估内容
伤口床组织类型	100% 红色组织
伤口渗出液	少量稀薄浆性液
伤口边缘	潜行闭合
伤口周围皮肤	正常
伤口气味	无味
NRS 评分	静息时 0 分，操作时 0 分

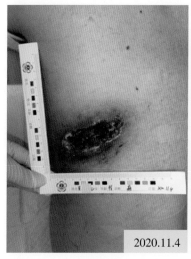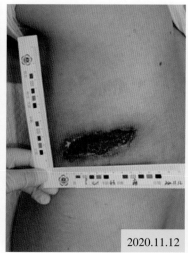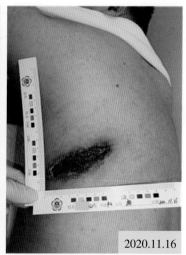

2020.11.4　　2020.11.12　　2020.11.16

图 6-7　逐渐清除坏死组织

2．伤口处理难点

此时伤口床感染得到控制，坏死组织清除，周围组织活力恢复，伤口两侧的组织间隙小（图 6-8）。此期的治疗难点是何时采用何种手段闭合伤口。

伤口位于背部，组织相对疏松，手术彻底清创后直接缝合伤口是可行的。

3．处理措施

（1）局部处理

2020 年 11 月 17 日，局部麻醉（局麻）下行清创缝合手术（图 6-9），伤口缝合后选择无菌伤口敷料覆盖。

（2）患者教育

告知患者术后隔日换药，3 周拆线。拆线 3 天后可沐浴，适当锻炼身体，增强抵抗力。

4．肉芽生长期及上皮爬行期效果评价

术后伤口皮缘对合良好（图 6-10），无渗出，伤口周围无感染迹象，拆线后伤口完全愈合（图 6-11）。

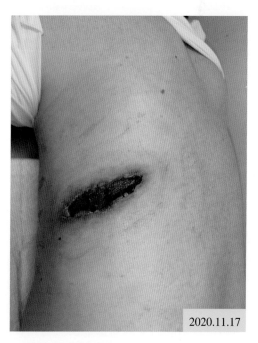

2020.11.17

图 6-8　红肿消退，间生态组织活力恢复

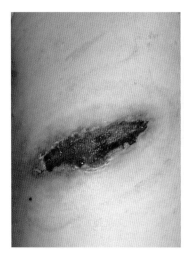 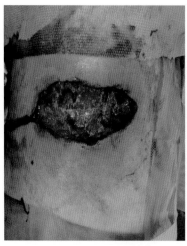 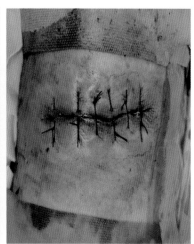

图 6-9 手术过程

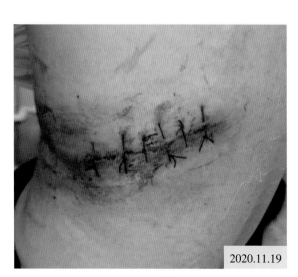

2020.11.19

图 6-10 皮缘对合良好

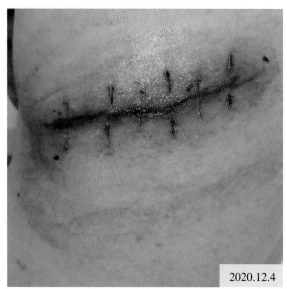

2020.12.4

图 6-11 伤口愈合

三、整体效果评价

从 2020 年 10 月 26 日第一次伤口处理，到 12 月 4 日伤口痊愈（图 6-12），共 40 天，患者和家属非常满意。

四、案例讨论

伤口专科护理的核心是伤口床的准备，重点是在感染进展期、坏死稳定期进行有效的处理。本例患者在全身抗感染治疗同时，局部伤口处理使用了银离子敷料，在伤口周围应用如意金黄散软膏，快速地完成了伤口床的准备。同时，切开引流，切开方式不同于传统做法，采取了横向切口，切开的范围要保证引流通畅，切口的大小根据红肿范围大小，深度达到累及感染的最深处，将有脓隔的区域都充分打开。

当满足了所有闭合伤口条件时，通过手术方式将伤口直接闭合，缩短了治疗时间，极大地

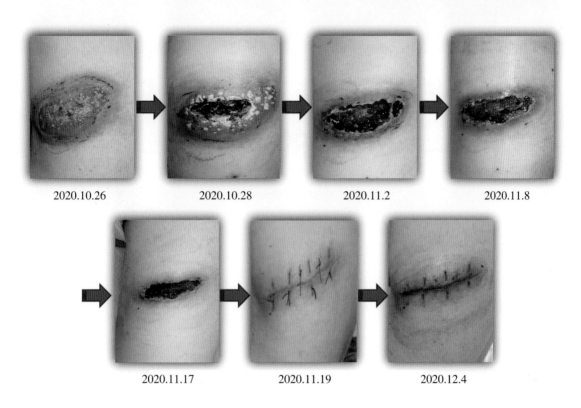

2020.10.26   2020.10.28   2020.11.2   2020.11.8

2020.11.17   2020.11.19   2020.12.4

图 6-12　伤口变化过程

减轻了患者痛苦，使患者得以早日康复。

五、三级预防

平时应养成良好的生活习惯，保持皮肤清洁、干燥。如皮肤出现破损、疖肿、毛囊炎，应避免用力搔抓，积极对症治疗。

患病后应预防其他病菌进入病灶形成混合感染。受到原有糖尿病、免疫力低下等情况影响，痈很难自行愈合，延误治疗会引起严重的全身反应。应全面评估，结合患者耐受力，制定适宜的全身和伤口治疗计划，控制感染，引流减压，清除坏死组织，避免病情恶化。

痊愈后，可使用多种方法预防和减轻手术瘢痕，避免摩擦、牵拉刺激伤口并注意防晒。

六、知识链接

1．痈：是由金黄色葡萄球菌感染导致多个相邻毛囊及其周围组织同时发生的急性细菌性化脓性炎症。由于多个毛囊同时发生感染，病变累及深层皮下结缔组织，使其表面皮肤血运障碍甚至坏死，全身反应较重。

2．闭合伤口的基本条件：感染伤口应保持引流通畅，使感染尽快得到控制；感染控制后清除伤口床上坏死组织；保持伤口床湿度适宜；保持局部稳定；消灭死腔；促进周围间生态组织活力恢复，可提高伤口闭合的成功率。

（刘会青）

7 一例糖尿病足重度感染患者的护理

一、简要病史

患者男性，57 岁，自诉 2020 年 1 月发现左足底出现一个"疙瘩"，之后慢慢变黑；2 个月后，形成一个溃疡，逐渐扩大。2020 年 7 月 2 日出现左足第 2 趾发黑、流脓，左足全足红肿（图 7-1、图 7-2），于 7 月 4 日前来就诊。患者自诉既往体健，至少 3 年没有检查过身体；近 3 年体重明显下降，减轻 15 ～ 20 kg。

由于患者在不知道自己患有糖尿病的情况下，血糖完全失控，造成左足第 2 趾坏疽及全足感染。就诊后，通过局部及时、充分引流，立即启动全面检查及治疗后，改善了全身状况，尽快控制了感染。其间截除了影响引流的第 2 趾，清除大量坏死肌腱。在周围组织活力恢复及去除坏死组织后给予两期负压辅助创面封闭技术（VAC）治疗，促进肉芽组织生长。最终足底及足背两处溃疡面以爬皮结束。

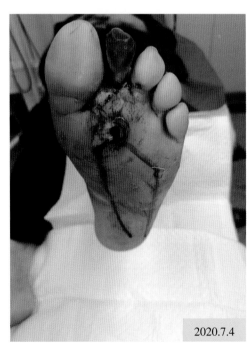

图 7-1　足底创面

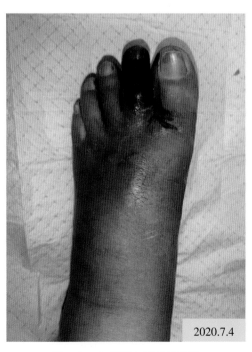

图 7-2　左足第 2 趾湿性坏疽

二、护理过程

（一）感染进展期评估及处理（2020.7.4—2020.7.19）

1. 评估

（1）全身评估

一般状况：体温 38 ℃，脉搏 90 次 / 分，呼吸 17 次 / 分，血压 130/83 mmHg。身高 165 cm，体重 65 kg，BMI 23.8 kg/m²。

主诉：左足第 2 趾发黑流脓伴腐臭 2 天。

既往史：否认高血压、糖尿病等病史。

过敏史：无。

心理社会及家庭状况：患者已婚，与前妻育有一女，少有联系。再婚后未生育子女。自由职业，未缴纳社会保险。SAS 评分 95 分。

诊断：左足感染、左足第 2 趾湿性坏疽。

查体：左足背红肿及小腿肿胀明显，且左足皮温高，指压试验阴性。双足足背动脉、胫后动脉、腘动脉及股动脉均可触及。Buerger 试验阴性。通过查体，可以判断患者双足部血供良好。左足存在播散性感染。

X 线：2020 年 7 月 4 日左足退行性病变，左足第 2 趾周围软组织肿胀。7 月 9 日左足第 2 近节趾骨及舟骨骨质密度不均。

细菌培养：肺炎克雷伯菌阳性

检查结果（2020 年 7 月 9 日）：

项目	检验值	参考值
空腹血糖	10.5 mmol/L	3.9 ～ 6.1 mmol/L
糖化血红蛋白	10.1%	4% ～ 6%
白细胞	13.62×10⁹/L	(4 ～ 10) × 10⁹/L
前白蛋白	56 mmol/L	200 ～ 400 mmol/L
谷丙转氨酶（alanine transaminase，ALT）	53 U/L	9 ～ 50 U/L

（2）伤口评估

评估项目	评估内容
伤口类型	坏疽、溃疡
伤口部位	左足第 2 趾、足底
伤口大小	第 2 足趾坏疽 足底 1.0 cm×1.0 cm×2.0 cm
伤口特点	由于血糖失控，造成足部严重感染及第 2 足趾坏疽。 足部肿胀严重，足底波动感明显
伤口渗出液	大量暗红色脓性黏稠渗液
伤口边缘	足底伤口边缘脱水、胼胝
伤口周围皮肤	红肿 足底肿胀波动感明显

续表

评估项目	评估内容
伤口气味	腐臭味
NRS 评分	静息时 0 分，操作时 2 分
细菌培养	肺炎克雷伯菌 +

2．伤口处理难点

坏疽的肢端发生严重感染，同时累及近心端的前半足，周围有大量红肿的组织，这些受损但未发生坏死的红肿组织称为间生态组织。根据 2019 年糖尿病足防治国际指南中糖尿病感染分级系统（International Working Group on the Diabetic Foot，IWGDF）分级为 4（O）级，处于重度感染并累及骨质。要尽快控制感染，减少间生态组织的损伤。局部伤口要及时充分引流，使用抗菌敷料；全身应用抗菌药物。明确患者患有糖尿病并且血糖失控的情况下，尽快于内分泌科就诊，调控血糖。

此期的处理难点是如何尽快控制感染，挽救间生态组织。同时改善全身状况，局部伤口及时、充分引流。

3．处理措施

（1）全身治疗

启动全身抗感染治疗，在细菌培养结果未回报之前，经验性使用左氧氟沙星氯化钠注射液（可乐必妥）0.5 g QD 静脉输入。完善全身检查，确诊糖尿病后，指导患者监测血糖，就诊于内分泌科控制血糖。指导患者低脂、低糖类饮食，进食优质蛋白。细菌培养结果回报后遵医嘱改用头孢他啶（复达欣）1 g BID 静脉输入。

（2）局部处理

首诊时，患者化验检查未完善以及病因未明确前，足底溃疡处至第 2 足趾背侧行贯穿引流，使用脂质水胶体硫酸银抗菌，同时起到支撑、充分引流的作用，要求患者每日复诊。因新冠疫情，直到 5 天后患者才来复诊。此时足部红肿加重，波及全足。因此，局麻下截除第 2 趾（图7-3），并且向足底方向切开 15 cm（图 7-4），清除感染坏死的部分肌腱组织。给予羧甲基纤维素钠银控制局部感染，羧甲基纤维素钠银在控制感染的同时，可锁定渗液和细菌，含有的表面活性剂及金属螯合剂可有效对抗细菌生物膜。

3 天后，感染仍在进展。足背红肿加重，足背皮肤出现水疱，提示深层组织感染坏死，感染沿着肌腱向足背及小腿蔓延，蹋囊关节出现坏死，创面 1.0 cm×2.0 cm，周围红肿（图 7-5～图7-7）。由于患者血糖还没有得到有效控制，在糖尿病足控制感染过程中，伤口容易出现感染的反复及加重。所以，在糖尿病足的治疗过程中，要尽快有效地控制血糖，同时要严密观察伤口变化。

因此，在局麻下行足背部皮肤切开引流，清除感染坏死的肌腱，并在前踝部位做两个小切口，贯穿引流（图 7-8、图 7-9），继续使用羧甲基纤维素钠银控制局部感染。经过 1 周的治疗，足部感染得到控制。

（3）患者教育

记录每日空腹和三餐后血糖。注意减压，避免左侧足部行走及负重。嘱患者每日换药。

4．感染进展期效果评价

经过积极处理，播散感染有效控制，未再向小腿蔓延。溃疡表面未再出现新发坏死，但完全无生机，坏死组织覆盖表面（图 7-10、图 7-11）。

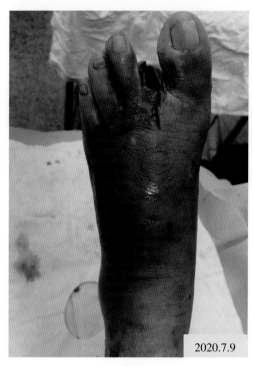

图 7-3　截除第 2 趾

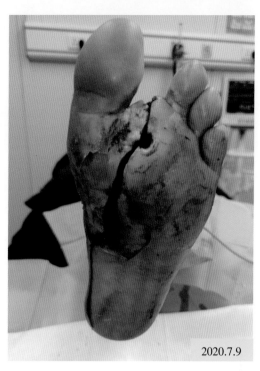

图 7-4　足底切开

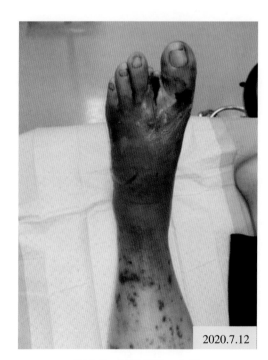

图 7-5　足背红肿、水疱

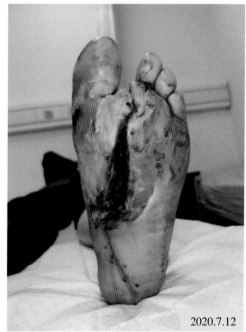

图 7-6　足底创面

（二）坏死稳定期评估及处理（2020.7.19—2020.8.17）

1. 评估

（1）全身评估

一般状况：体温 36.8 ℃，脉搏 88 次 / 分，呼吸 17 次 / 分，血压 135/80 mmHg。

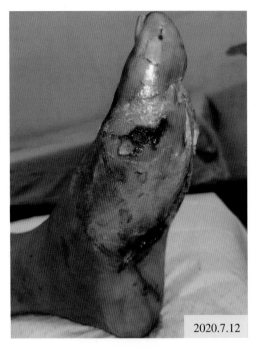

2020.7.12

图 7-7　跚囊关节坏死

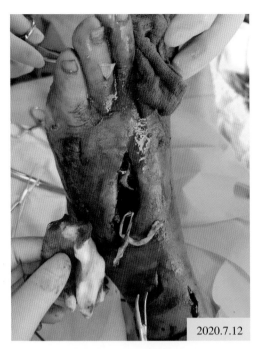

2020.7.12

图 7-8　足背、踝关节皮肤切开

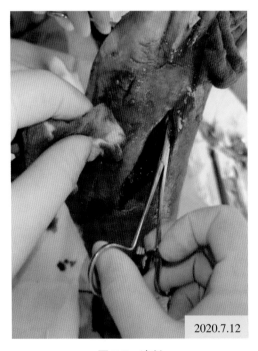

2020.7.12

图 7-9　清创

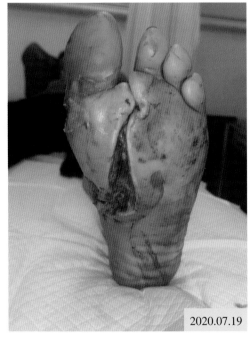

2020.07.19

图 7-10　足底创面

心理状况：因感染得到控制，未再发生坏死。患者就诊时情绪平稳，面露愁容，SAS 评分 75 分。

饮食情况：血糖控制平稳，空腹血糖控制在 5.0 ~ 7.0 mmol/L，餐后 2 h 血糖控制在 10.0 ~ 11.0 mmol/L。

检查结果（2020 年 8 月 11 日）：

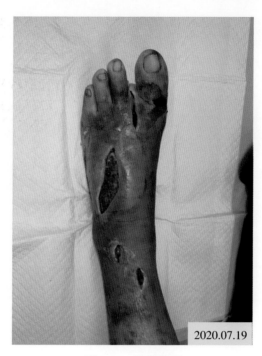

图 7-11　足背创面

项目	检验值	参考值
空腹血糖	5.4 mmol/L	3.9 ~ 6.1 mmol/L
糖化血红蛋白	6.6%	4% ~ 6%
白细胞	4.09×10^9/L	(4 ~ 10) $\times 10^9$/L
前白蛋白	160 mmol/L	200 ~ 400 mmol/L
ALT	373 U/L	9 ~ 50 U/L

（2）伤口评估

评估项目	评估内容
伤口类型	溃疡
伤口部位	左足底（图 7-12）、左足背（图 7-13）
伤口大小	足底 15.0 cm × 5.0 cm × 2.5 cm 足背 8.0 cm × 3.0 cm 踇囊关节：1.5 cm × 2.5 cm
伤口床组织类型	足底：25% 黄色组织，75% 红色组织 足背：25% 黄色组织，75% 红色组织 踇囊关节：＞ 75% 黄色组织，＜ 25% 红色组织
伤口特点	播散感染得到控制，伤口床内可见少量肉芽组织，间生态组织活力明显恢复，与坏死组织开始分界
伤口渗出液	大量黄色脓性液
伤口边缘	正常
伤口周围皮肤	肿胀
伤口气味	无味
NRS 评分	静息时 0 分，操作时 2 分

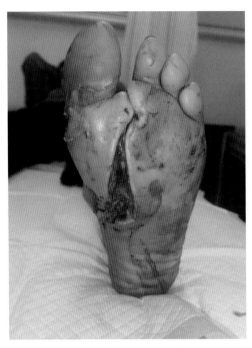

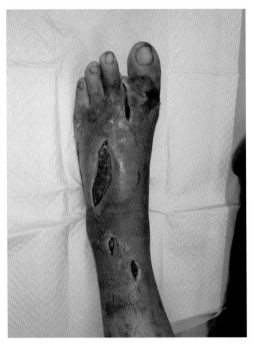

图 7-12 足底创面 　　　　　　　　　　　图 7-13 足背创面

2．伤口处理难点

当伤口由感染进展期步入坏死稳定期，停止静脉抗感染治疗后，非常容易出现再次播散感染。因此，该阶段需加强局部处理，有效防止伤口再次播散感染是治疗的关键。同时，密切关注患者全身状况的变化。

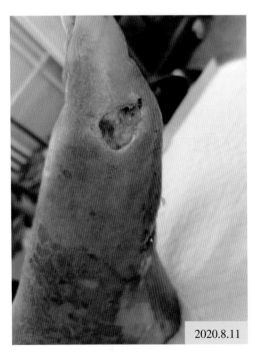

2020.8.11

图 7-14 蹈囊关节创面

3．处理措施

（1）全身治疗

此时发现患者肝功能出现明显异常，考虑和应用静脉抗菌药物有关。遵医嘱改口服头孢地尼胶囊（世扶尼）100 mg TID，并给予口服多烯磷脂酰胆碱胶囊（易善复）456 mg TID 保肝治疗。同时加强营养支持，给予口服阿卡波糖（拜唐苹）50 mg TID 控制血糖。

（2）局部处理

伤口床上有厚厚的一层黄色组织，含有大量细菌，针对这种情况，每次换药时，运用机械清创，最大限度地清除坏死组织。清创后的肉芽组织颜色发暗，是局部感染的征象。继续给予羧甲基纤维素钠银控制感染。8 月 11 日，由于患者全身状况好转，局部伤口稳定，在局部麻醉下行蹈囊关节处的清创，直接闭合蹈囊关节处伤口（图 7-14 ~ 图 7-16）。

（3）患者教育

指导患者避免左足行走及负重，减轻左足压力。持续监测血糖。

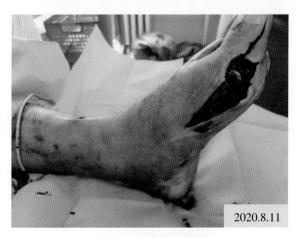

图 7-15　蹈囊关节清创

4. 坏死稳定期效果评价

经过机械清创，伤口未再发生播散感染，肉芽屏障形成，伤口进入到肉芽生长期（图 7-17、图 7-18）。

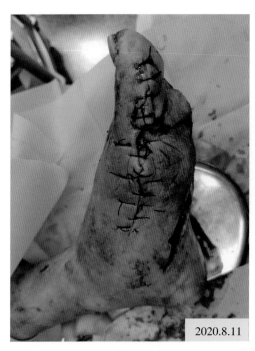

图 7-16　蹈囊关节伤口缝合

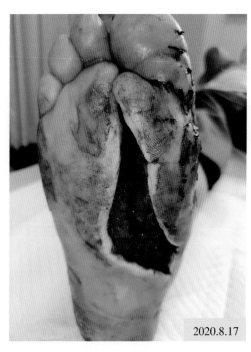

图 7-17　足底创面

（三）肉芽生长期评估及处理（2020.8.17—2020.9.15）

1. 评估

（1）全身评估

一般状况：体温 36.7 ℃，脉搏 78 次 / 分，呼吸 16 次 / 分，血压 134/83 mmHg。

心理状况：SAS 评分 55 分。

检查结果：患者近期空腹血糖控制在 5.0 ～ 7.0 mmol/L，餐后 2 h 血糖控制在 9.0 ～ 10.0 mmol/L。

检查结果（2020 年 8 月 17 日）：

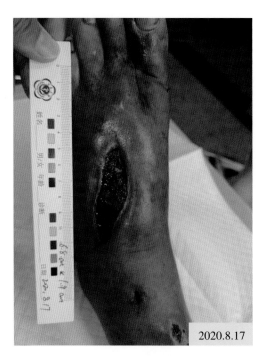

图 7-18　足背创面

项目	检验值	参考值
前白蛋白	79 mmol/L	200 ～ 400 mmol/L
ALT	333 U/L	9 ～ 50 U/L

（2）伤口评估

评估项目	评估内容
伤口类型	溃疡
伤口部位	左足底（图 7-19）、左足背（图 7-20）
伤口大小	足底 13.0 cm×5.0 cm×2.5 cm 足背 6.8 cm×1.9 cm 踇囊关节缝合术后（图 7-21）
伤口床组织类型	100% 红色组织
伤口特点	伤口处于肉芽生长期，同时伴随着上皮的爬行
伤口渗出液	中量浆性液
伤口边缘	正常
伤口周围皮肤	肿胀
伤口气味	无味
NRS 评分	0 分
细菌培养	铜绿假单胞菌

2．伤口处理难点

肉芽生长期的治疗策略是促进肉芽生长，预防感染。促进肉芽生长的手段包括使用具有相

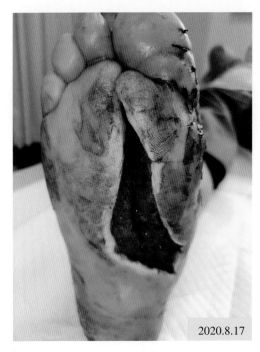

图 7-19 足底创面 2020.8.17

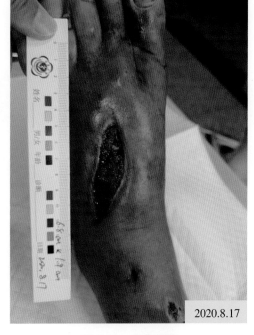

图 7-20 足背创面 2020.8.17

应功能的敷料、药物和负压治疗等。对于本病例而言，每次换药时，伤口床都有一层厚厚的黄色组织，说明患者组织的抗感染能力差，与长期不控制血糖有关。如果使用没有抗菌功能的敷料，只考虑促进肉芽生长，会使伤口床的感染反复，再次造成组织的破坏。负压治疗则需要等待患者足背部肿胀完全消退，排除深方有坏死组织的可能。综合以上考量，需要继续观察伤口变化，促进肉芽组织生长，填补部分组织缺损，待伤口床充分准备完毕，给予负压治疗后，闭合部分伤口。

3. 处理措施

（1）全身治疗

遵医嘱停口服抗菌药物。保肝治疗1周后再次复查肝功能，肝功能仍明显异常，向患者追问病史，得知患有乙型肝炎，且对妻子也隐瞒了病情。于是要求患者尽快到专科医院就诊，发现乙肝病毒的复制为 2.3×10^6 IU/ml，此时对肝有进行性损害。专科医院医生当即为患者开住院单，希望尽快住院。但是目前

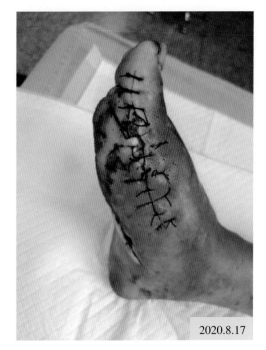

图 7-21 姆囊关节缝合后 2020.8.17

足部伤口仍需继续处理，需要用最快的速度使伤口治愈。专科医院医嘱暂时给予口服抗病毒药物和保肝药物治疗。

（2）局部处理

8月17日伤口逐渐缩小，撤除足背及足踝的贯穿引流，使小切口先行愈合。9月1日，经保肝及抗病毒治疗，患者肝功能基本恢复正常，ALT 32 U/L。伤口明显缩小，足背肿胀消退（图7-22、图7-23）。此时，患者全身状况明显改善。如果闭合第1趾和第3趾中间缺如的第2趾部分，将有效缩短伤口愈合周期。因此，给予负压辅助创面封闭技术（VAC）治疗（图7-24），间

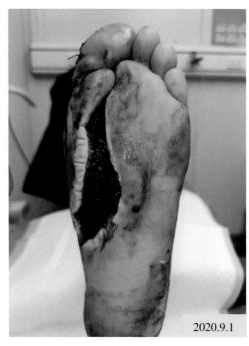

2020.9.1

图 7-22 足底创面

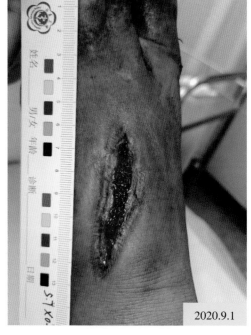

2020.9.1

图 7-23 足背创面

歇模式，压力在 -125 ~ 0 mmHg，工作 5 分钟，休息 1 分钟，促进肉芽组织生长，为提高闭合伤口成功率创造条件。

　　1 周后，撤除负压，伤口床为 100% 鲜红色肉芽组织（图 7-25、图 7-26）。直接缝合缺如的第 2 趾部分（图 7-27），并且给予第二次负压辅助创面封闭技术治疗（图 7-28），保证缝合部位组织贴合稳定。

　　两次负压后，组织对合良好，只剩下足底及足背两处皮肤缺损（图 7-29、图 7-30）。其余伤口均已闭合。伤口进入上皮爬行期。

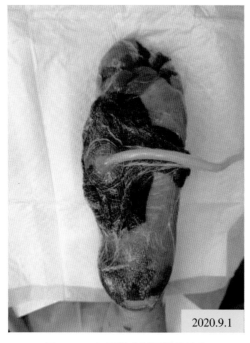

2020.9.1

图 7-24　负压辅助创面封闭技术

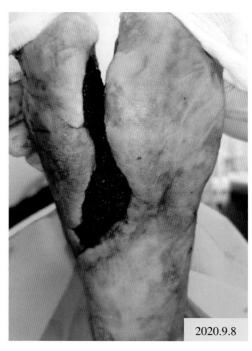

2020.9.8

图 7-25　足底创面

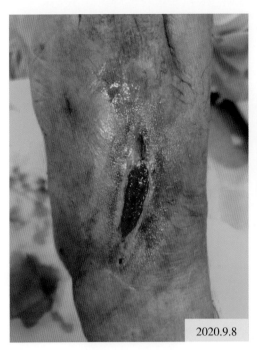

图 7-26　足背创面

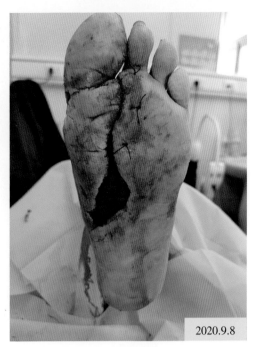

图 7-27　缝合缺如部分

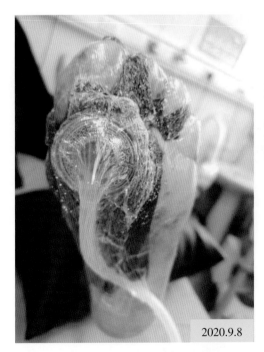

图 7-28　负压辅助创面封闭技术

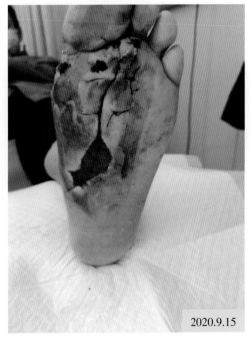

图 7-29　足底创面

（3）患者教育

持续监测空腹血糖值并记录，避免左足行走负重。

4．肉芽生长期效果评价

肉芽组织生长良好，缝合部位组织对合良好（图 7-31、图 7-32）。

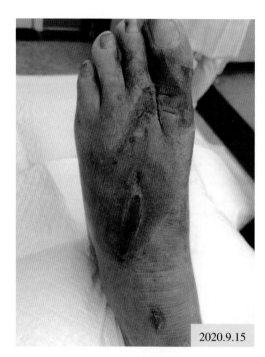

2020.9.15

图 7-30 足背创面

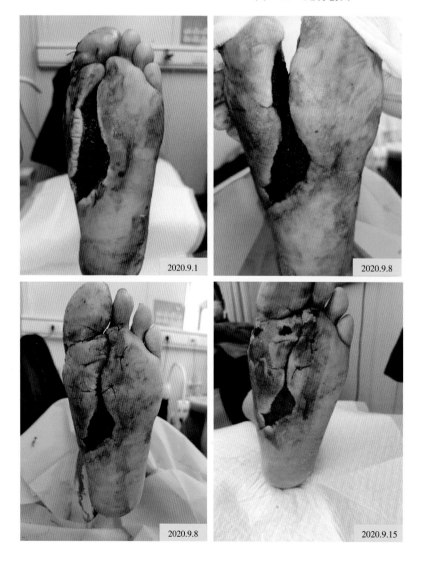

2020.9.1

2020.9.8

2020.9.8

2020.9.15

图 7-31 足底伤口变化

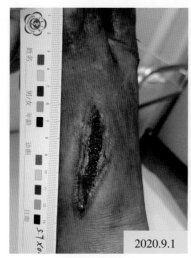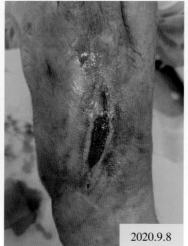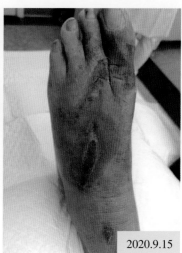

2020.9.1　　　　　　　2020.9.8　　　　　　　2020.9.15

图 7-32　足背伤口变化

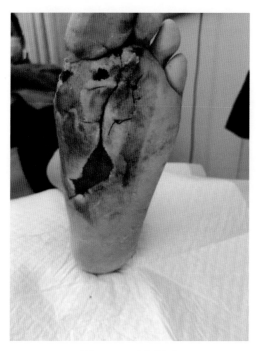

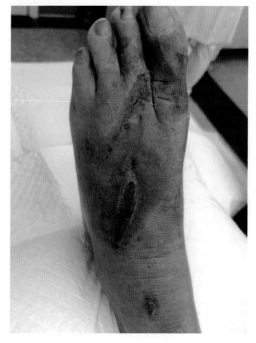

图 7-33　足底创面　　　　　　　　　　图 7-34　足背创面

（四）上皮爬行期评估及处理（2020.9.15—2020.10.23）

1. 评估

（1）全身评估

一般状况：体温 36.8 ℃，脉搏 86 次 / 分，呼吸 17 次 / 分，血压 130/80 mmHg。

心理状况：心态平和，表情自然、放松，SAS 评分 45 分。

饮食情况：血糖控制平稳，患者近期空腹血糖控制在 5.0 ～ 6.0 mmol/L，餐后 2 h 血糖控制在 8.0 ～ 10.0 mmol/L。

检查结果（2020 年 9 月 15 日）：

项目	检验值	参考值
空腹血糖	5.1 mmol/L	3.9 ~ 6.1 mmol/L
ALT	32 U/L	9 ~ 50 U/L

（2）伤口评估

评估项目	评估内容
伤口类型	溃疡
伤口部位	左足底（图 7-33）、左足背（图 7-34）
伤口大小	足底 6.5 cm×2.0 cm×0.5 cm 足背 3.0 cm×0.9 cm 踇囊关节愈合
伤口床组织类型	足底：100% 红色组织 足背：100% 红色组织
伤口特点	上皮细胞爬行，不良的肉芽组织状态及伤口湿度易影响上皮爬行
伤口渗出液	中量浆性液
伤口边缘	正常
伤口周围皮肤	正常
伤口气味	无味
NRS 评分	静息时 0 分，操作时 2 分

2．伤口处理难点

进入上皮爬行期，不良的肉芽组织状态及伤口湿度会影响上皮爬行。此期的处理难点是促进上皮爬行的同时，须正确观察肉芽组织的变化，及时改善不良组织状态，加速上皮爬行。

3．处理措施

（1）全身治疗

继续保肝及抗病毒治疗。

（2）局部处理

由于患者伤口抗感染能力差，给予含银离子敷料促进爬皮的同时预防感染。足底渗出较多，给予羧甲基纤维素钠银，吸收渗液保湿；足背渗出较少，给予脂质水胶体硫酸银。对于出现的水肿肉芽组织，及时清除。

（3）患者教育

持续监测空腹血糖值并记录；保持心情舒畅。

4．上皮爬行期效果评价

足背及足底伤口均愈合（图 7-35）。

三、整体效果评价

历时 3 个半月，将重度感染患者的糖尿病足治愈。虽然受到疫情影响和乙肝治疗的干扰，但极限保肢成功，患者非常满意。

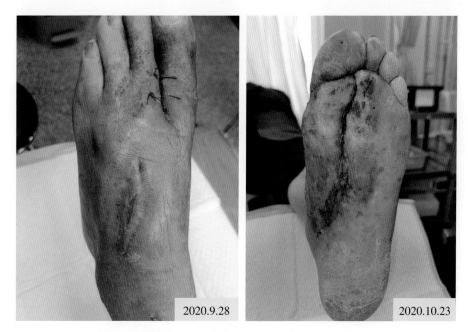

图 7-35　上皮爬行期效果评价

1. 足底效果评价（图 7-36～图 7-41）

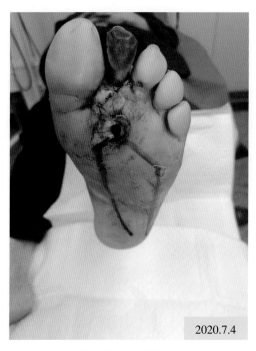

图 7-36　足底溃疡

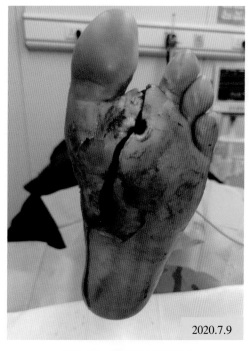

图 7-37　截趾后足底切开

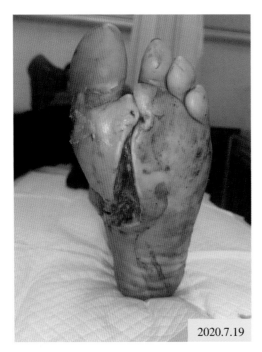

2020.7.19

图 7-38 感染得到控制

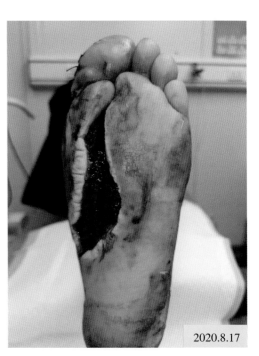

2020.8.17

图 7-39 感染控制后 1 月

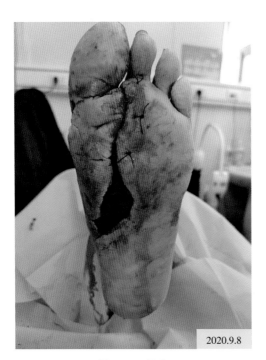

2020.9.8

图 7-40 缝合

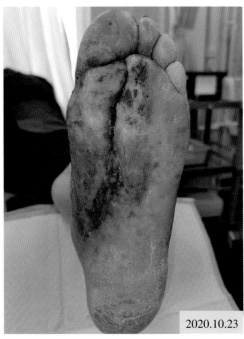

2020.10.23

图 7-41 愈合

2. 足背效果评价（图 7-42 ～图 7-47）

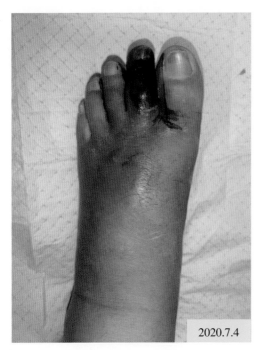

图 7-42　第 2 趾坏疽

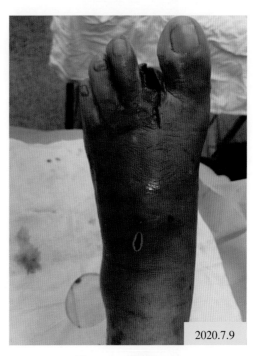

图 7-43　截除第 2 趾

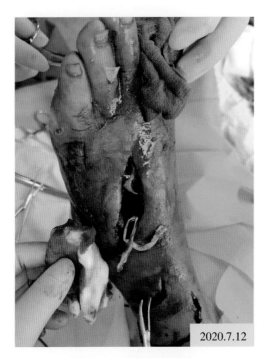

图 7-44　清除坏死肌腱

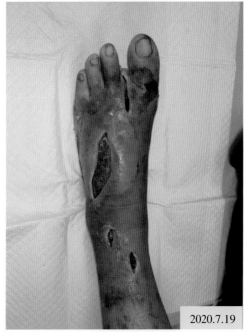

图 7-45　感染得到控制

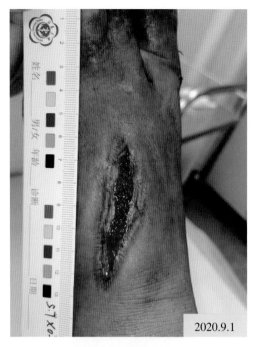

图 7-46　促进上皮爬行

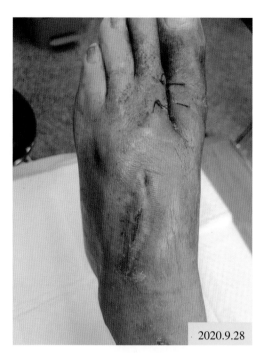

图 7-47　愈合

3. 姆囊关节效果评价（图 7-48 ～图 7-51）

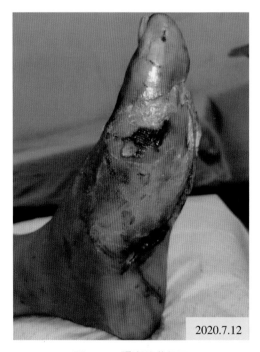

图 7-48　姆囊关节坏死

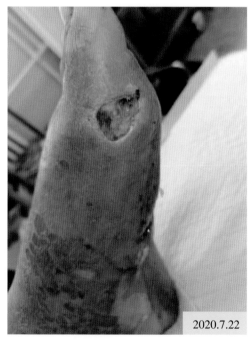

图 7-49　清创

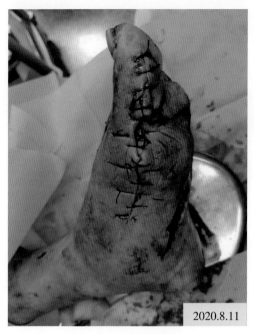

图 7-50　缝合蹞囊关节

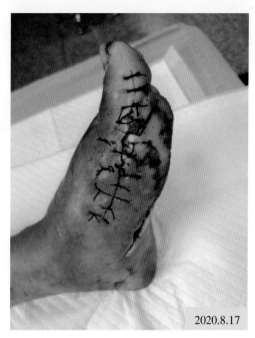

图 7-51　蹞囊关节缝合后 1 周

四、案例讨论

首先，感染伤口不同期别处理策略不同，要有效识别，分期处理。

其次，闭合伤口的时候，要达到较高的伤口闭合成功率，伤口床准备是至关重要的，要做到控制感染，清除坏死组织，使周围组织活力恢复、组织间隙缩小和组织稳定贴合。

最后，要最大限度地保持患者足部功能状态。

五、三级预防

控制血糖是预防糖尿病足的关键，该患者发生足部坏疽与长期血糖控制不佳有关。因此，要定期监测血糖，血糖控制在正常范围内。出现足部破溃，需及时就诊，医务工作者需做好患者及家属教育。针对低危患者，通过严格控制血糖、药物疗法、运动和饮食疗法、健康教育、控制吸烟饮酒等方法，达到预防糖尿病足的目的。

针对正在发生足溃疡的中危患者，加强伤口处理，避免足部损伤加重。不能简单采取常规伤口处理，就期待获得良好疗效。要在整体评估下，选择最适合的全身、局部处理策略，发挥多种治疗措施的协同作用，争取最佳疗效。

对于中、高危患者，严格控制代谢，科学运动足部，促进伤口愈合，避免足部负荷，对坏死组织进行清创，合理使用扩血管药物等，防止足溃疡发展，降低截肢率、死亡率。在积极治疗原发病及伤口感染溃疡等并发症的同时，需考虑患者未来的生活质量。

六、知识链接

伤口床准备的"TIME"原则：该准则四个字母各自代表不同的伤口病理变化。T 代表组织（tissue），评估组织是否存有坏死或无活力的组织，这些因素都是影响伤口停滞不愈的原因，必须进行清创，才能促使伤口进入增生期。I 代表感染或炎症（in fection or inflammation），评估伤口感染或炎症状态，伤口有感染现象发生，会让伤口持续在炎症期停滞不愈。需尽快减小伤口的微生物负载，才能促使伤口进入增生期。M 代表湿润平衡（moisture balance），评估伤口湿润环境。伤口太干燥会影响角质细胞上皮化，伤口有浸渍现象，表示渗出液量过多。E 代表伤口边缘（edge of wound），评估伤口边缘情况，若无上皮细胞移行现象或伤口边缘有潜行窦道形成，表示伤口内的细胞可能提早衰老，逐渐丧失了增生的能力，或对生长因子的刺激没有反应。

（蔡　萌）

8 一例Wagner 4级糖尿病足患者的护理

一、简要病史

患者女性，47岁。2021年2月因左足第5趾坏疽，就诊于当地医院，行清创截趾术，术后伤口不愈合5个月（图8-1）。于2021年7月11日就诊于我院伤口治疗中心。分析患者病因是：糖尿病合并下肢动脉闭塞导致的下肢缺血坏疽，通过多学科协作，于7月20日由介入血管外科完成左下肢血管扩张术。下肢血运建立后，严格执行感染伤口分期治疗原则，通过手术清创、负压辅助创面封闭技术及再生医学技术，促进伤口愈合，最终患者肢体得到最大程度的保全。

二、护理过程

（一）感染进展期评估及处理（2021.7.11—2021.7.29）

1. 评估

（1）全身评估

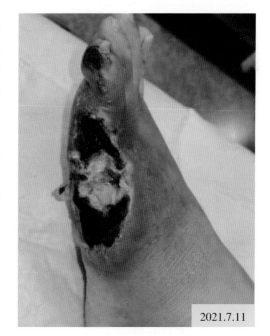

2021.7.11

图 8-1　就诊时伤口情况

一般状况：体温36.3 ℃，脉搏76次/分，呼吸18次/分，血压130/80 mmHg。身高158 cm，体重63 kg，BMI 25.2 kg/m²。

既往史：2000年诊断糖尿病，未予重视，未采取治疗措施，直至2018年出现糖尿病视网膜病变后，视力明显下降，才开始到内分泌科就诊，使用药物控制血糖。目前口服盐酸二甲双胍片0.5 g TID、格列美脲（亚莫利）2 mg QD、阿卡波糖（拜唐苹）100 mg TID、甘精胰岛素18 ~ 20 U QN皮下注射，血糖控制不佳，空腹血糖＞7.8 mmol/L、餐后血糖＞11.1 mmol/L。

过敏史：无。

心理社会及家庭状况：患者焦虑，担心被截肢。家庭成员均关心、支持患者，鼓励其积极配合治疗。

检查结果（2021年7月25日）：

项目	检验值	参考值
空腹血糖	8.3 mmol/L	3.9 ～ 6.1 mmol/L
糖化血红蛋白	8.5%	4% ～ 6%
白细胞	10.26×10^9/L	$(4 \sim 10) \times 10^9$/L
中性粒细胞	84.2%	40% ～ 75%
白蛋白	39 g/L	35 ～ 45 g/L
血红蛋白	109 g/L	130 ～ 175 g/L
前白蛋白	176 mg/L	200 ～ 400 mg/L

诊断：糖尿病足，伤口愈合不良，感染

（2）伤口评估

评估项目	评估内容
伤口类型	溃疡
伤口部位	左足外侧
伤口大小	5 cm×3 cm
伤口床组织类型	75% 黑色组织，25% 黄色组织
伤口特点	足趾末梢坏死伴骨质暴露； 伤口周围皮肤红肿，局部感染
伤口渗出液	少量脓性黏稠渗液
伤口边缘	干燥
伤口周围皮肤	红肿＞2 cm，表皮脱落
伤口气味	无味
NRS 评分	静息时 2 分，操作时 3 分
细菌培养	大肠埃希菌、产酸克雷伯菌

查体：患者双侧足底感觉减退、麻木、足部皮温下降；双足背动脉均未触及，只可扪及双侧股动脉，双足 Buerger 阳性。

2．伤口处理难点

目前伤口处于感染进展期，主要处理策略是及时充分引流，在患者疼痛可以耐受的情况下，去除影响引流的坏死组织，即黑痂和腐肉，确保伤口局部引流通畅。因下肢动脉闭塞，导致肢体末梢缺血及局部组织感染，造成肉芽屏障脆弱，过度清创会扩大组织坏死范围并导致感染加重，所以对于分界不清的坏死组织暂不清除。

3．处理措施

（1）全身治疗

①介入血管外科会诊后行"左下肢血管扩张术"，重建下肢血液供应。

②给予患者心理疏导，帮其树立战胜疾病的信心。

③内分泌科就诊继续严格控制血糖。

④给予头孢他啶 2 g TID 静脉输液，控制感染。

（2）局部处理

留取伤口内坏死组织送细菌培养。

加强伤口卫生技术，在患者疼痛可耐受的情况下，机械清创，去除分界清楚的坏死组织及腐肉，保持引流通畅，尽快控制感染。不做彻底清创，防止感染扩大及出现新发坏死。喷涂多聚长效抗菌膜液材（敷）料，起到长效抑菌的作用，内层敷料应用羧甲基纤维素钠银抗感染吸附渗液，外层敷料选择纱布棉垫覆盖。隔日换药。

（3）患者教育

改善营养，控制糖类摄入的同时，适当增加富含蛋白质的食物，如鸡蛋、牛奶、瘦肉、豆制品等，记录每日空腹和三餐后血糖。

4. 感染进展期效果评价

经过2周的治疗，随着引流通畅，伤口感染得到了有效控制，播散感染迹象消失。未再出现新发坏死，伤口进入了典型的坏死稳定期（图8-2）。

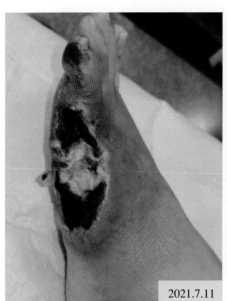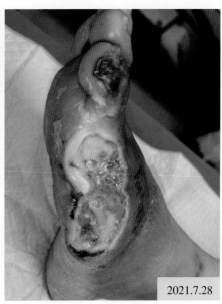

2021.7.11　　2021.7.28

图 8-2　感染进展期伤口对比

（二）坏死稳定期评估及处理（2021.7.29—2021.8.17）

1. 评估

（1）全身评估

心理状况：因下肢血管已开通，患者就诊时情绪平稳，愿主动表达自身感受，积极配合治疗。

血糖：空腹血糖 5.2 ~ 6.8 mmol/L、餐后血糖 6.5 ~ 8.5 mmol/L。

（2）伤口评估

评估项目	评估内容
伤口类型	溃疡
伤口部位	左足外侧
伤口大小	5 cm × 2.5 cm
伤口床组织类型	50% 红色组织，50% 黄色组织
伤口特点	播散感染得到控制，伤口床内可见红色肉芽组织，间生态组织活力明显恢复
伤口渗出液	少量脓性液

续表

评估项目	评估内容
伤口边缘	干燥
伤口周围皮肤	色素沉着
伤口气味	无味
NRS 评分	静息时 0 分、操作时 2 分

2．伤口处理难点

伤口周围红肿已经消退，渗出为少量脓性液，伤口基底有红色肉芽组织生发，说明伤口周围组织活力正在恢复中，但是暴露的骨质及第 4 趾的坏疽影响组织活力进一步恢复。如果只靠换药清创，也可以愈合，但会经历较长时间。长期往返医院会给患者和家属造成不便。

对于下肢动脉闭塞血管开通术后的患者，伤口内有坏死组织存在，成为细菌滋生的场所。血运重建早期带来的水分等营养物质，通常未能有效滋养组织，却滋养了细菌，有感染加重的风险。

此期的治疗难点，是如何尽快恢复间生态组织活力，并在活力恢复后正确判断，立即彻底清除坏死组织，以结束坏死稳定期。

3．处理措施

（1）全身治疗

①口服西洛他唑 100 mg TID 扩张血管，胰激肽原酶肠溶片（怡开）240 U TID 改善微循环。

②继续加强营养支持。

③继续监测、控制血糖。

（2）局部处理

经过伤口床准备后，在局部麻醉下行清创截趾负压辅助创面封闭技术（VAC），选择间歇模式（工作 5 分钟，休息 1 分钟），负压值为 –125 ~ 0 mmHg。通过外科手术一次性去除所有坏死组织及不健康的肉芽组织，应用负压辅助创面封闭技术促进肉芽生长，等待周围组织活力恢复，为 1 周后下一步闭合伤口做准备。

（3）患者教育

患肢制动并教会患者居家期间观察负压引流液的性质和量，如有出血及时就诊。保持负压泵处在良好工作状态，并嘱患者保护好贴膜，预防漏气，将引流管妥善地固定在伤口周围，防止打折和堵塞。1 周后复诊。

4．坏死稳定期效果评价

经过手术彻底清创和负压辅助创面封闭技术，1 周后撤除负压引流装置，伤口周围无红肿，伤口床为 100% 红色健康肉芽组织（图 8-3）。

（三）肉芽生长及上皮爬行期评估及处理（2021.8.17—2021.10.4）

1．评估

（1）全身评估

心理状况：患者就诊时情绪平稳，积极配合治疗。

血糖：空腹血糖 5.6 ~ 7.5 mmol/L、餐后血糖 7.2 ~ 8.5 mmol/L。

（2）伤口评估

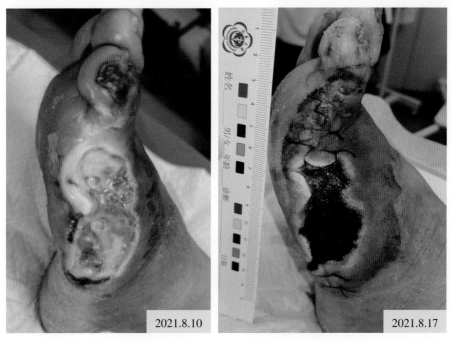

图 8-3 坏死稳定期清创前后伤口对比

评估项目	评估内容
伤口类型	溃疡
伤口部位	左足外侧
伤口大小	4.5 cm × 2.5 cm
伤口床组织类型	100% 红色组织
伤口特点	伤口床内可见红色健康肉芽组织
伤口渗出液	少量浆性液
伤口边缘	浸渍
伤口周围皮肤	色素沉着
伤口气味	无味
NRS 评分	静息时 0 分，操作时 2 分

2．处理难点

现阶段患者血糖稳定，伤口进入肉芽生长期，具备了闭合伤口的条件。可以选择植皮（患者拒绝）或换药促进组织生长。对于糖尿病患者合并神经和血管的双重病变，患者自我修复愈合能力非常差。单纯采取换药的方式，伤口在愈合过程中容易出现肉芽组织老化，反复感染。因此对于此类患者可考虑应用再生医学技术结合换药技术，让伤口顺利愈合。

3．处理措施

（1）全身治疗

①继续口服西洛他唑 100 mg TID 扩张血管，胰激肽原酶肠溶片（怡开）240 U TID 改善微循环。

②加强营养支持。

③监测、控制血糖。

（2）局部处理

局部麻醉下行彻底清创，后使用富血小板血浆（platelet-rich plasma，PRP）技术，它是浓缩血小板血浆，在其中加入凝血酶后可变成胶状物，填充在伤口床上；局部使用银离子泡沫敷料覆盖，保持凝胶稳定，防止感染。PRP 技术不仅能释放大量生长因子和细胞因子，发挥重要的生物学修复功能，还参与了血小板凝固及纤维蛋白产生的止血和免疫应答进程。可以促使伤口内的细胞增殖和迁移，防止伤口慢性化，获得最快的愈合机会。

（3）患者教育

避免足部负重，3 日后复诊。

4. 肉芽生长期及上皮爬行期效果评价

通过清创后使用 PRP 技术，伤口于 7 周后愈合（图 8-4）。

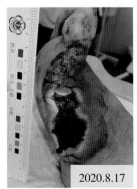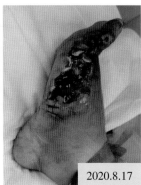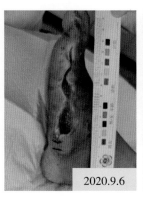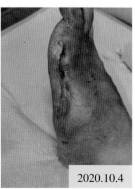

图 8-4　肉芽生长期及上皮爬行期效果

三、整体效果评价

伤口治疗历时 10 周的时间，首先找到了伤口不愈合的病因，即下肢动脉闭塞导致的下肢缺血性坏疽。及时开通下肢血管，重建下肢血运为伤口治疗创造了有利条件。通过多学科协作，介入血管外科及时并成功地为患者实施了左下肢血管扩张术。

伤口从感染进展期通过实施充分引流、控制感染、积极控制血糖等有效措施，顺利进入坏死稳定期，在间生态组织活力恢复后为患者实施手术彻底清创，使伤口迅速进入肉芽生长期，此期应用再生医学技术促进伤口最终愈合（图 8-5）。

四、案例讨论

患者伤口治疗 5 个月没有愈合的原因是：没有解除下肢缺血的病因。当遇到以肢端末梢坏死为主要表现的情况，首先要警惕是由于缺血诱发的，此时需进行动脉评估，如发现动脉不能触及、皮肤温度下降、肤色苍白、指压试验阳性、Buerger 征阳性，则说明是缺血诱发的疾病。只有解除病因，伤口才能治愈。

糖尿病足患者的下肢动脉病变主要累及膝下动脉，为多节段弥漫性病变，当发生下肢溃疡和坏疽时，病情常常已经非常严重，重症下肢缺血的发病率和截肢率均较高。当发生感染时会危及生命。膝下动脉血供的重建对糖尿病重症肢体缺血具有非常关键的治疗作用。

伤口早期周围红肿，处于感染进展期，感染进展期并存下肢缺血伤口处理的关键，是控制感染做好充分引流。对于下肢缺血患者，在血管未开通前，因末梢缺血及肉芽屏障尚未建立，不宜清创，此时仅去除影响引流的部分坏死组织，即部分黑痂和腐肉，局部应用抗感染敷料覆盖。

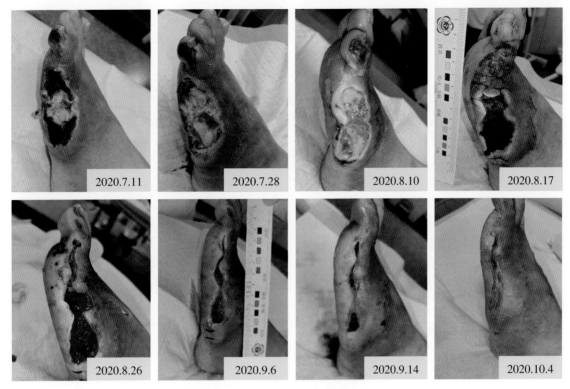

图 8-5　伤口愈合全过程

当患者病因解除、血糖稳定、感染得到有效控制、周围组织活力恢复时，是闭合伤口的关键时期。由于患者同时合并血管和神经双重病变，伤口自行愈合能力很差，通过医护配合，使用负压辅助创面封闭技术（VAC）及富血小板血浆技术，促进伤口愈合，防止伤口慢性化，使患者获得最快的愈合机会，肢体得到最大限度的保全。

五、三级预防

患者同时患有糖尿病和下肢动脉闭塞症，血糖控制不佳会加重下肢动脉闭塞的发展进程，需要患者及家属重视血糖的监测和控制，发现问题及时干预，医务工作者需做好患者及家属教育。

当糖尿病合并血管和神经病变时，如患者是难愈合伤口的高危人群，需要充分重视，明确并解除病因，不能简单采取常规伤口处理方法，需要在整体评估下，选择最适合全身和局部的处理策略，发挥多学科协同作用，争取最佳疗效。

因患者同时患有糖尿病及下肢动脉闭塞，伤口治疗过程中感染极易复燃，还可发生末梢新发的缺血坏死，在积极治疗伤口的同时要严格控制血糖，严密观察末梢血运情况。

六、知识链接

（一）负压伤口治疗技术（negative pressure wound therapy，NPWT）常见问题的观察和护理

1. 漏气：使用具有漏气报警功能的负压泵能够在第一时间发现漏气。如果负压泵没有漏气报警功能，常可听闻嘶嘶的漏气声音，特别微小的漏气不易发觉，经过一段时间后，通过贴膜可以看到漏气附近泡沫敷料干结。漏气好发于皮肤褶皱处，如腋窝、腹股沟、会阴部、手、足等形状不规则处。可用一小片透明贴膜"打补丁"封堵漏气处，皮肤褶皱处可采用医用橡皮泥进行封堵，仍然难以处理者可以考虑全部更换贴膜或敷料，重新进行封闭。平时要注意保护患

处，防止贴膜被碰破。

2．阻塞：使用具有阻塞报警功能的负压泵能够在第一时间发现阻塞。如果负压泵没有阻塞报警功能，常表现为伤口处本应塌陷的泡沫敷料出现膨起，时间长了就会出现积液，甚至浸渍周围贴膜，渗液流出。处理原则：如果阻塞部位位于吸盘、引流管或引流罐，只需更换相应的部件，如果阻塞部位是泡沫敷料本身，则需部分或全部更换泡沫敷料。

3．感染：如果在治疗过程中发现伤口周围红肿热痛，泡沫敷料内脱落组织多、引流出的液体黏稠并有全身感染表现（发热、白细胞增多），应考虑到创面感染加重的可能，需要进行创面局部、口服或静脉应用抗菌药物以及增加更换敷料的频率，甚至暂停 NPWT 治疗，改用其他抗感染效果更好的伤口处理方案，待感染减轻后可继续 NPWT 治疗。

4．停止生长：伤口经过 NPWT 一段时间后肉芽组织生长有停滞的迹象，需要分析找出原因，有针对性地治疗。常见原因是深部坏死组织未被发现，有时需要再次进行清创，给创面造成新的刺激以启动新的修复过程。

（二）下肢缺血的评估

对于伤口来说，血供的判断非常重要。如果肢体没有血供，伤口不会愈合，有些伤口甚至就是因为缺血才诱发的。所以对于一个下肢出现伤口的患者，必须要检查患者的动脉情况，以此判断是否存在缺血，是否影响伤口的愈合。

常用的检查方法包括观察皮肤颜色、皮肤温度、动脉搏动、Buerger 征、指压试验、ABI 检查、彩超 /CTA/MRA/DSA 影像检查等。

临床查体仍然是常用、最直观、最快速的检查方法，可以尽快了解伤口血供情况。检查顺序及方法如下：

1．动脉触诊：足背动脉、胫后动脉、股动脉、腘动脉、桡动脉、肱动脉、颈动脉。如果前一个动脉触诊未扪及搏动，就继续检查下一个动脉。直到扪及动脉搏动，并记录有搏动和无搏动的位置。下肢伤口患者，检查下肢动脉均无搏动时，也要检查上肢，从而评价患者全身动脉状态。

2．皮温检查：检查者用第 2、3 指的中节背侧感受细微温度变化，这是皮肤对温度最敏感的位置。如果受检者的温度很低，非常容易区分，使用手掌检查即可。检查方法：先用手掌握住脚掌，初步判断温度是否异常。然后向上滑行，评估有无温度显著变化的位置，如不好判断，使用第 2、3 指的中节背侧感受。

3．颜色

（1）肤色：正常为润红色；异常有苍白、发绀、坏疽等。

（2）Buerger 试验：仰卧位，双下肢抬高 60° 以上，持续 1 ~ 3 min，查看脚趾及脚掌的颜色是否显著变白。如 1 min 内，足底皮肤颜色苍白，甚至出现疼痛，代表 Buerger 试验阳性，提示下肢缺血。3 min 以上皮肤仍不变白，提示 Buerger 试验阴性。介于其间，记录可疑阳性。

（3）指压试验：患者仰卧位，检查者按压患者足趾趾腹，使足趾由红润变白，立即松手观察，如 2 s 内恢复肤色为正常，2 s 以上缓慢恢复说明灌注不足。压之不褪色（发绀、坏疽、持续苍白等），代表严重缺血、坏死。此试验易受炎症、禁食禁水、休克、环境温度等因素的影响。

（刘　妍）

9 一例院际协作治疗Wagner 4 级糖尿病足患者的护理

一、简要病史

患者男性，60岁，曾因右足外伤致足底窦道6月余，外院住院治疗1个月后伤口好转，回家后病情反复。现右前足感染，局部红肿、疼痛，足底窦道，于2021年7月5日来我院伤口治疗中心就诊（图9-1、图9-2）。

本病例通过院际协作方式联合治疗，最终伤口痊愈，成功保肢。治疗过程中，我院伤口治疗中心承担患足创面的外科治疗；当地医院内科主要负责基础病治疗，住院期间通过照片传递指导换药。

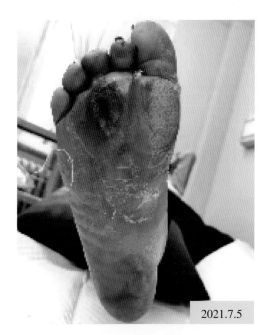

图9-1 足底正面

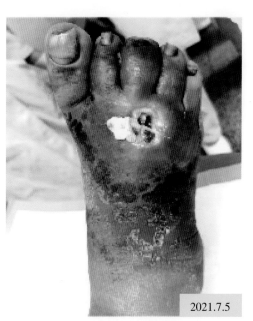

图9-2 足背正面

二、护理过程

（一）感染进展期评估及处理（2021.7.5—2021.7.14）

1. 评估

（1）全身评估

一般状况：体温 37 ℃，脉搏 92 次 / 分，呼吸 17 次 / 分，血压 148/83 mmHg。身高 170 cm，体重 75 kg，BMI 22.49 kg/m^2。

既往史：糖尿病 10 余年，于 2021 年 6 月以"糖尿病酮症酸中毒，高血压，低钠低氯血症，低蛋白血症，肾功能不全，轻度贫血"住院治疗。平日口服阿卡波糖（拜唐苹）50 mg TID 控制血糖，厄贝沙坦（安博维）150 mg QD 控制血压，其他合并症未规律服药控制。

过敏史：无。

心理社会及家庭状况：患者轻度认知障碍，反应迟钝，可正确回答问题。未婚，无子女。平日独居，住院期间侄女照顾。

检查结果（2021 年 7 月 5 日）：

项目	检验值	参考值
血红蛋白	94 g/L	130 ～ 175 g/L
血钠	113 mmol/L	135 ～ 145 mmol/L
总蛋白	59.8 g/L	60 ～ 80 g/L
白蛋白	28.4 g/L	35 ～ 55 g/L
葡萄糖	10.6 mmol/L	3.9 ～ 6.1 mmol/L
C 反应蛋白	68.99 mg/L	≤ 10 mg/L
肌酐	114 μmol/L	53 ～ 104 μmol/L
血氯	89 μmol/L	96 ～ 106 μmol/L

（2）伤口评估

评估项目	评估内容
伤口类型	窦道、骨髓炎
伤口部位	右足背、右足底
伤口大小	以第 3 趾为中心累及整个前半足
伤口床组织类型	足背：75% 黄色组织，25% 红色组织 足底：75% 黑色组织，25% 黄色组织
伤口特点	感染坏死组织界限不清
伤口渗出液	中量脓性黏稠渗液
伤口边缘	浸渍
伤口周围皮肤	红肿
伤口气味	腐臭味
NRS 评分	静息时 0 分，操作时 2 分
细菌培养	无细菌生长

超声诊断：双下肢动脉粥样硬化。

X线：第2～4趾骨质破坏（图9-3）。

查体：双下肢足背动脉搏动可触及，Buerger征阴性，足底感觉减退、麻木。

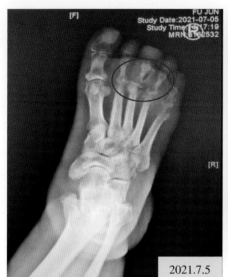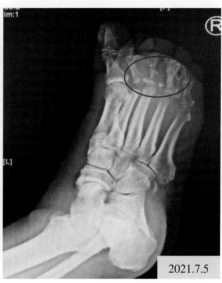

图9-3　X线片

2．伤口处理难点

患者认知障碍，独居，无子女，现照顾者为侄女，故在治疗过程中配合度差。现右前足感染，多发骨质破坏及全身低蛋白血症、贫血、低钠低氯、肾功能不全。足部伤口感染如不及时有效治疗，将发展为全足湿性坏疽、肾衰竭，感染中毒性休克，甚至死亡。本阶段治疗难点是尽快控制足部感染，联合内科治疗，尽快改善全身状况，控制血糖，同时伤口治疗中心对局部伤口进行处理，保证足部伤口及时充分引流，才有可能保肢。

3．处理措施

（1）院际协作

告知患者及家属病情的严重性，患者及家属希望保肢并配合治疗。评估患者常驻地与我院有院际协作关系，经与当地医院沟通后决定执行跨院区联合诊疗。该院内科医生主要负责监测并实施患者糖尿病、高血压、低钠低氯血症、低蛋白血症、肾功能不全、贫血的治疗；我院伤口治疗中心承担患者足部伤口治疗。

（2）全身治疗

患者当日手术后即在当地办理住院，全面启动内科治疗。应用注射用美罗培南（美平）1 g + 0.9%氯化钠100 ml BID静脉输液。监测血糖变化及体温情况，人血白蛋白10 g静脉输液QD8，营养支持、纠正电解质紊乱。进行饮食管理，根据患者病情充分评估，结合糖尿病、肾功能不全、高血压等因素，制定个性化的饮食护理方案。平衡膳食，坚持少食多餐，定时定量，低盐、低脂、低胆固醇饮食，补充蛋白质和各种维生素、矿物质的摄入，禁食含糖量高的食物，不食生冷、辛辣刺激食物；循序渐进，忌暴饮暴食；同时摄入一定量的糖类，防止低血钾和低血糖，纠正电解质紊乱。

（3）局部处理

首先，在患者生命体征能耐受的前提下，完成伤口彻底切开引流。根据伤口评估及X线片，明确第2、3、4跖趾关节化脓性关节炎及第3跖骨头骨髓炎，周围肌腱破坏，形成化脓性腱鞘炎。在踝周阻滞麻醉下，截除破坏严重的第3趾（图9-4），足背及足底大切口引流，去除坏死肌腱

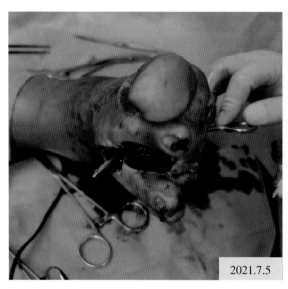

2021.7.5

图 9-4　去除第 3 跖骨

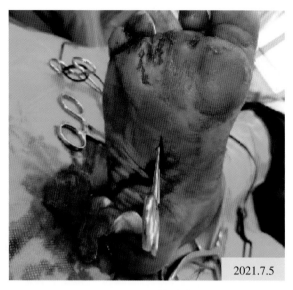

2021.7.5

图 9-5　开髓引流

及周围腐肉，并去除第 3 跖骨软骨帽，开髓引流（图 9-5）。截趾清创后喷涂多聚长效抗菌膜液材（敷）料，起到长效抑菌作用。内层敷料应用亲水纤维银吸收渗液抗感染，外层敷料应用无菌纱布、棉垫覆盖保护。清创引流术后，通过网络传递照片监控伤口变化，指导换药，每隔 2 日换药一次，并评价换药效果。

（4）患者教育

患者虽有轻度认知障碍，但可沟通并正常回答问题，也可意识到疾病的严重性，住院期间每 2 h 巡视病房一次，满足患者生活需要，并在巡视期间加强与患者及家属的沟通交流，告知糖尿病并发症的危害，让患者感受到医护人员的支持与关爱。提高其依从性，从而配合内科治疗，监测每日空腹和三餐后血糖。嘱患者右足如出现红肿热痛等不适，及时通知医生。

4．感染进展期效果评价

患者内科住院治疗血糖控制良好（图 9-6）。

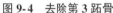

— 空腹 — 早餐后 — 午餐后 — 晚餐后

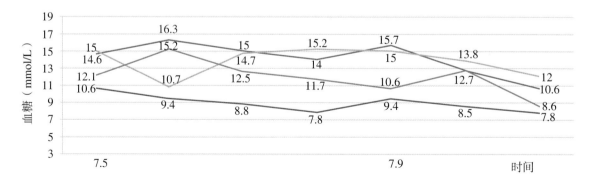

图 9-6　7.5—7.11 血糖变化

内科住院期间，通过网络传递照片指导换药。患者足部伤口红肿消退，伤口床脓性分泌物减少，感染得到控制（图 9-7）。

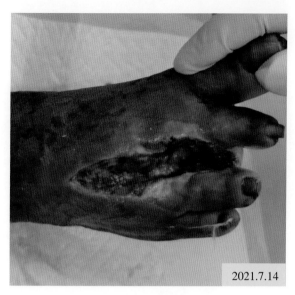

2021.7.14

图 9-7　足部感染得到控制

（二）坏死稳定期评估及处理（2020.7.14—2020.7.27）

1．评估

（1）全身评估

一般状况：体温 36.8 ℃，脉搏 94 次 / 分，呼吸 17 次 / 分，血压 135/83 mmHg。

检查结果（2021 年 7 月 14 日）：

项目	检验值	参考值
血红蛋白	102 g/L	130 ～ 175 g/L
血钠	135 mmol/L	135 ～ 145 mmol/L
总蛋白	59.8 g/L	60 ～ 80 g/L
白蛋白	30.1 g/L	35 ～ 55 g/L
葡萄糖	6.8 mmol/L	3.9 ～ 6.1 mmol/L
C 反应蛋白	12.99 mg/L	≤ 10 mg/L
肌酐	118 μmol/L	53 ～ 104 μmol/L
血氯	94 μmol/L	96 ～ 106 μmol/L

（2）伤口评估

评估项目	评估内容
伤口类型	空洞合并溃疡
伤口部位	右足背、右足底（已截除第 3 趾）
伤口大小	足背部 4.5 cm×0.4 cm 足底部 5.6 cm×0.4 cm
伤口床组织类型	50% 黄色组织，50% 红色组织
伤口特点	播散感染得到控制，伤口床坏死组织逐渐减少，红色肉芽组织逐渐增多，周围间生态组织活力逐渐恢复
伤口渗出液	少量脓性渗液

续表

评估项目	评估内容
伤口边缘	正常
伤口周围皮肤	正常
伤口气味	无味
NRS 评分	静息时 0 分，操作时 2 分

2．伤口处理难点

此阶段患者全身状况得到改善，血糖控制稳定，足部感染得到控制（图 9-8、图 9-9），但由于长时间血糖失控，组织抗感染能力弱，此期极易发生感染反复。因此要严密观察伤口，制订治疗方案。患者往返我院困难，但如长期换药治疗，伤口愈合时间将会延长，同时增加感染风险。此阶段治疗难点是正确评估伤口并制订治疗方案。最终选择继续在当地内科治疗，每周回伤口治疗中心进行全面评估，修订治疗方案。

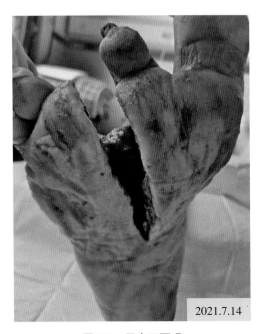

图 9-8　足底正面观

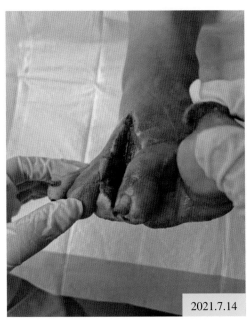

图 9-9　去除第 3 趾后伤口

3．处理措施

（1）全身治疗

同感染进展期。

（2）局部处理

患者伤口床有大量坏死组织及被破坏的骨质，伤口周围间生态组织开始恢复，全身状况良好，因此采用机械性清创清除伤口床上的坏死组织，同时等待间生态组织及全身状况进一步恢复。

（3）患者教育

同感染进展期。

4．坏死稳定期效果评价

伤口床上坏死组织减少，周围组织活力恢复（图 9-10、图 9-11）。

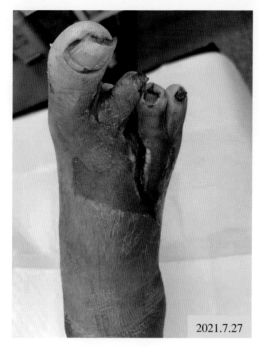 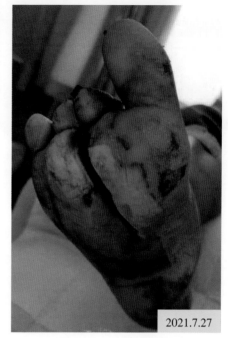

图 9-10　足背正面观　　　　　　　图 9-11　足底正面观

（三）肉芽生长期和上皮爬行期评估及处理（2021.7.27—2021.9.16）

1. 评估

（1）全身评估

一般状况：体温 36.7 ℃，脉搏 78 次 / 分，呼吸 16 次 / 分，血压 135/83 mmHg。

检查结果（2021 年 7 月 27 日）：

项目	检验值	参考值
血红蛋白	105 g/L	130 ～ 175 g/L
血钠	135 mmol/L	135 ～ 145 mmol/L
总蛋白	60.8 g/L	60 ～ 80 g/L
白蛋白	32.1 g/L	35 ～ 55 g/L
葡萄糖	6.6 mmol/L	3.9 ～ 6.1 mmol/L
C 反应蛋白	10.99 mg/L	≤ 10 mg/L
肌酐	110 μmol/L	53 ～ 104 μmol/L
血氯	97 μmol/L	96 ～ 106 μmol/L

（2）伤口评估

评估项目	评估内容
伤口类型	空洞合并溃疡
伤口部位	右足背、右足底（已截除第 3 趾）
伤口大小	足背部 4.2 cm × 0.4 cm 足底部 5.1 cm × 0.4 cm
伤口床组织类型	100% 红色肉芽组织

续表

评估项目	评估内容
伤口特点	伤口床被红色肉芽组织覆盖
伤口渗出液	少量浆性渗液
伤口边缘	正常
伤口周围皮肤	正常
伤口气味	无味
NRS 评分	静息时 0 分，操作时 1 分

2．伤口处理难点

患者全身问题逐渐改善，但第 2、4、5 趾根部组织活力差，且趾骨及周围肌腱存在隐蔽坏死组织（图 9-12）。第 2、4、5 趾虽然外观上轻度肿胀，但打开后发现趾骨破坏、骨髓炎及腹背侧大量坏死肌腱。如要保留活力较差的第 2、4、5 趾，将面临较长时间换药及经济负担，最终仍不愈合的风险较大。如何尽快闭合伤口、促进肉芽组织生长是本阶段难点。

3．处理措施

（1）全身治疗

同感染进展期。

（2）局部处理

与患者及家属沟通后，患者及家属均选择放弃第 2、4、5 趾，希望尽快闭合伤口。故截除第 2、4、5 趾，去除伤口床坏死组织及失活组织。彻底清创后，为促进肉芽组织生长，使伤口进入快速生长阶段，同时辨别伤口床组织的活力，选择 VAC 治疗。再次消毒后，将海绵裁剪适当并紧密贴附于伤口床，保证不留死腔，覆盖贴膜，连接吸盘及负压泵，调整负压泵为间歇工作模式，压力为 –125 ～ 0 mmHg。7 天为 1 个疗程，治疗过程中观察负压有无漏气、膨胀及松动，负压吸引值是否稳定，引流管固定情况，伤口引流液的颜色、性质、量及伤口周围皮肤情况，关注患者整体感受（图 9-13）。

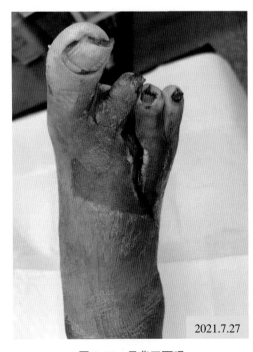

图 9-12　足背正面观

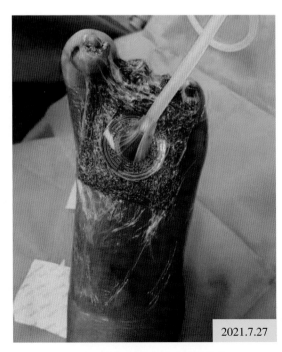

图 9-13　负压辅助创面封闭技术

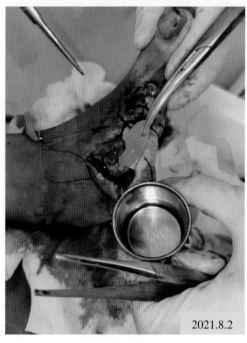

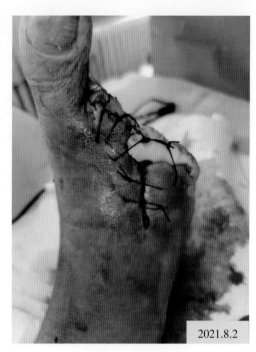

图 9-14　PRP 治疗　　　　　　　　　　　图 9-15　闭合伤口

　　1 周后拆除负压，伤口床肉芽组织生长良好。采用富血小板血浆（PRP）技术，促进细胞增殖与血管新生，并填补组织缺损，闭合伤口（图 9-14、图 9-15）。外喷多聚长效抗菌膜液材（敷）料，起到长效抑菌作用，外层用纱布棉垫保护。后续通过网络照片传递，监控伤口变化，指导换药，评价换药效果。

　　（3）患者教育

　　①告知患者及家属控制血糖的重要性，回家后继续控制饮食，监测血糖，定期复诊。

　　②避免足部再次外伤，避免赤足在室内外行走或赤脚穿鞋，穿合适的鞋和袜，鞋袜不要过紧。因患者认知障碍，不要自行修剪趾甲，嘱患者定期让专业医务人员检查足部。告知患者及家属一旦出现水疱、裂开、割破、抓破或疼痛，应立刻就医。

　　③患者出院后 2 周、1 个月、3 个月、半年通过电话随访方式了解患者全身基础病和足部局部情况，给予相关健康宣教，防止患者再发生糖尿病足破溃，提高患者生活质量。

　　4. 肉芽生长期和上皮爬行期效果评价

　　2021 年 8 月 7 日患者截趾，清创，富血小板血浆技术（PRP）缝合后 5 日伤口稳定（图 9-16）。2021 年 8 月 12 日局部伤口有少量黏稠渗液，组织肿胀，提示感染反复（图 9-17、图 9-18）。为减少患者往返我院治疗次数，同时达到控制伤口感染目的，与当地医院沟通，嘱患者启动聚维酮碘泡脚。泡脚方法：将泡脚容器清洁后，应用 0.5% 聚维酮碘溶液与温开水按 1∶4 浓度稀释配制，温度 35 ～ 37 ℃，浸泡 20 min，浸泡后用无菌纱布擦干，无菌纱布保护。每日 2 次，控制伤口局部感染。

　　2021 年 9 月 9 日伤口肿胀已消退（图 9-19、图 9-20），无渗出，伤口愈合，全部拆线。

三、整体效果评价

　　历时 9 周，患者保肢成功，伤口完全愈合（图 9-21），疼痛消失，血糖控制稳定，营养得到改善，生活质量明显提升。

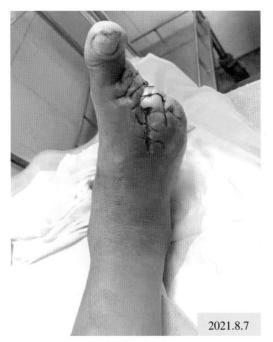

2021.8.7

图 9-16 肉芽生长期和上皮爬行期第一次效果评价

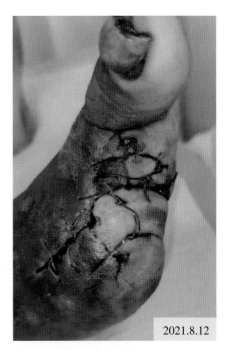

2021.8.12

图 9-17 缝线处肿胀

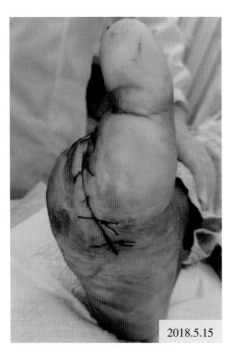

2018.5.15

图 9-18 足底正面观

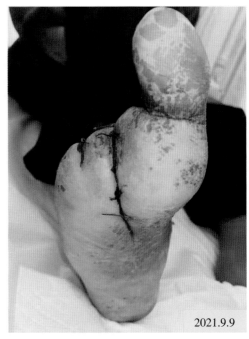

2021.9.9

图 9-19 足底正面观

四、案例讨论

患者轻度认知障碍，未婚，无子女，平日独居，住院期间侄女照顾，故在沟通方面与普通患者不同。患者可正常回答问题，但因平日独居，缺少关爱；住院期间，当地护理人员通过巡视病房，加强与患者及家属沟通交流，满足其生活需要，做相关健康指导，让患者感受到医护人员的支持与关爱。

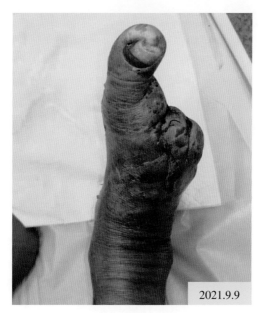

图 9-20　足背正面观

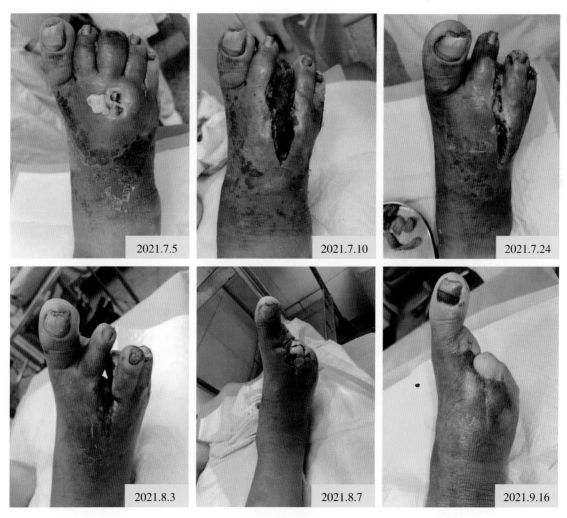

图 9-21　整体效果评价

本病例有很多特殊性和复杂性。在全身情况差、有多种复杂合并症时，针对重症糖尿病足患者要全面评估及正确处理基础疾病。由于患者居住地遥远，不方便往返换药治疗，选择本地医院内科保障，我院负责外科伤口治疗，启动院际协作模式。治疗期间为缩短疗程，通过网络传递照片把握治疗时机，调整治疗策略，使每一次回我院治疗都有重要价值。

糖尿病足骨髓炎的疗程长、感染严重，在内科和伤口治疗中心合作下，选择了手术清创、截趾、VAC、PRP 等多种治疗措施共同作用，缩短治疗周期，成功保肢，达到最佳效果。

五、三级预防

控制基础疾病是治疗重度糖尿病足的关键，患者合并肾功能不全、糖尿病、高血压，是难愈合溃疡的高危人群。此类人群应避免赤脚穿鞋，穿浅色袜子，鞋袜不可过紧；泡脚水温不宜过高；寒冷季节注意足部保暖防寒；不过度修剪指甲，防止足趾的损伤；每天检查足部，注意有无损伤或颜色改变。

针对糖尿病骨髓炎患者，整体治疗基础上，不同伤口阶段选择了手术清创、截趾、VAC、PRP 等多种策略共同作用；监测伤口变化，评价治疗效果。预防手术后伤口感染，促进创面愈合。

患者成功保肢，全身状况明显改善后仍须强调控制血糖及足部检查的重要性。嘱其回家后继续控制饮食、防止足部外伤，嘱家属（侄女）协助监测血糖，定期带患者到内科复诊并让专业医务人员检查足部。通过定期随访，了解全身及足部情况，防止再次发生糖尿病足破溃。

六、知识链接

糖尿病足骨髓炎诊断（符合下列一条即可诊断）：

1．伤口外观即可见骨质暴露并且破坏，骨组织坏死，关节处的软骨脱落。

2．X 线检查明确看到与感染程度相一致的骨质破坏（需除外既往的陈旧性骨折、骨肿瘤等改变）。

3．骨髓穿刺活检术证明骨髓腔感染。

4．CT 或磁共振检查明确看到骨质破坏、骨髓腔水肿等骨髓炎征象。

5．指 / 趾出现典型"腊肠征"外观，需要高度怀疑骨髓炎。

6．核素断层骨三项显像发现骨质破坏及明显的代谢增高。

（赵　楠）

10 一例糖尿病足重度感染保肢患者的护理

一、简要病史

患者男性，49岁，主因发热10天，伴右足第3趾坏疽，足背肿胀5天（图10-1），2019年7月30日就诊于我院伤口治疗中心。通过一系列检查诊断为糖尿病足感染坏疽、骨髓炎，经过多科室联合治疗，手术清创去除死骨及坏死组织，给予负压辅助创面封闭技术（VAC）、自体植皮的方法伤口愈合。

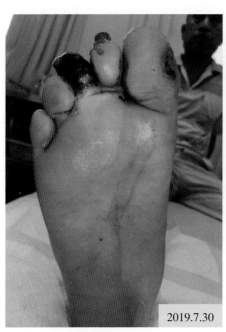
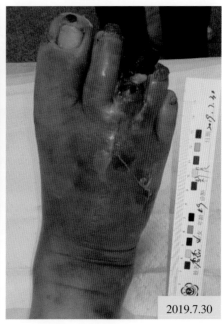

2019.7.30 2019.7.30

图 10-1 就诊时伤口

二、护理过程

（一）感染进展期评估及处理（2019.7.30—2019.8.16）

1. 评估

（1）全身评估

一般状况：体温38.3 ℃，脉搏102次/分，呼吸24次/分，血压135/83 mmHg。身高173 cm，体重 60 kg，BMI 20.1 kg/m^2。

既往史：糖尿病 5 年，三餐前口服二甲双胍（格华止）0.25 g，空腹血糖 9.0 ～ 11.0 mmol/L。

过敏史：无。

心理社会及家庭状况：患者因伤口发展快且疼痛，心情焦急，担心被截肢，家庭成员关心患者病情，能积极配合治疗。

诊断：糖尿病足重度感染、右足第 3 趾坏疽、播散感染。

查体：患者双足底感觉减退，麻木，足背皮温下降，双足背动脉不可触及，双腘动脉、股动脉可触及，双足 Buerger 试验阳性。

检查结果（2019 年 7 月 30 日）：

项目	检验值	参考值
空腹血糖	19.2 mmol/L	3.9 ～ 6.1 mmol/L
血红蛋白	83 g/L	130 ～ 175 g/L
前白蛋白	52 g/L	200 ～ 400 g/L
白细胞	17.51×10^9/L	(4 ～ 10)×10^9/L

（2）伤口评估

评估项目	评估内容
伤口类型	坏疽
伤口部位	右足第 3 趾
伤口大小	3 cm×2 cm
伤口床组织类型	100% 黑色组织
伤口特点	第 3 趾湿性坏疽，周围组织红肿，播散感染严重
伤口渗出液	大量脓性黏稠渗液
伤口周围皮肤	足背大面积红肿，足底苍白
伤口气味	恶臭味
NRS 评分	静息时 4 分，操作时 5 分
细菌培养	铜绿假单胞菌 +，摩式摩根菌亚种 ++

2．伤口处理难点

全足背组织红肿明显，感染没有局限的趋势，如不尽快控制感染，会有大量的间生态组织被破坏，周围皮肤红肿范围会进一步扩大。此期处理难点是伤口感染重，血糖高，营养不良，须做到及时充分引流，快速控制感染，控制血糖。

3．处理措施

（1）全身治疗

①抗感染治疗：注射用万古霉素（稳可信）0.5 g Q12 h，注射用亚胺培南他丁钠（泰能）500 mg Q6h，静脉输入。

②营养支持：8.5% 复方氨基酸注射液（乐凡命）250 ml，10% 脂肪乳注射液（英脱利匹特）250 ml，白蛋白 10 g QD，静脉输入。

③控制血糖：三餐前皮下注射中性胰岛素 8 U 控制血糖。

④止痛：必要时口服布洛芬缓释胶囊（芬必得）0.3 g 止痛。

⑤完善检查：血管造影，胸部 CT，下肢 B 超检查。

（2）局部处理

去除第 3 趾远端的死骨，在足背部行切开引流术，清除腐肉和坏死的肌腱，伤口内层使用聚维酮碘纱条填塞，外层无菌棉垫覆盖，每日换药。8 月 2 日为了引流通畅，在足底行切开引流术，外科手术清创，去除受累的第 4 趾骨和坏死组织，外喷多聚长效抗菌膜液材（敷）料，起到长效抑菌作用。伤口内层敷料使用羧甲基纤维素钠银，可以吸收伤口渗液和细菌，形成与伤口表面紧密贴合的柔软凝胶，锁定渗液，利于清除无活性组织，起到自溶性清创的作用。外层用无菌棉垫覆盖。

（3）患者教育

鼓励患者建立信心，进食低糖、高蛋白饮食，记录每日空腹和三餐后血糖，伤口每日换药。

4. 感染进展期效果评价

经过 2 周及时充分的引流，伤口播散感染得到控制，不再有新发坏死组织，局部组织肿胀减轻，但是伤口床仍有大量的坏死组织，周围组织活性还没有恢复，随时会发生新的感染（图 10-2）。

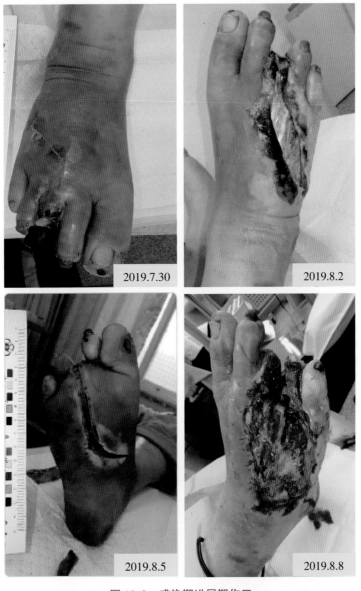

图 10-2　感染期进展期伤口

（二）坏死稳定期评估及处理（2019.8.16—2019.8.27）

1．评估

（1）全身评估

一般状况：体温 36.8 ℃，脉搏 90 次 / 分，呼吸 17 次 / 分，血压 110/65 mmHg。

心理状况：因感染得到控制，疼痛减轻，患者就诊时情绪平稳。

饮食情况：进食明显好转且规律，血糖开始控制平稳，空腹血糖 6.8 ~ 7.5 mmol/L，餐后血糖控制在 10.0 mmol/L 以下。

检查结果（2019 年 8 月 16 日）：

项目	检验值	参考值
空腹血糖	6.8 mmol/L	3.9 ~ 6.1 mmol/L
血红蛋白	106 g/L	130 ~ 175 g/L
白细胞	8.5×10^9/L	$(4 \sim 10) \times 10^9$/L

（2）伤口评估

评估项目	评估内容
伤口类型	溃疡
伤口部位	右足背部及足底
伤口床组织类型	50% 红色组织，50% 黄色组织
伤口特点	播散感染得到控制，周围红肿消退，间生态组织活力开始恢复
伤口渗出液	暗红色血性渗出液
伤口边缘	浸渍
伤口周围皮肤	肿胀
伤口气味	无味
NRS 评分	静息时 3 分，操作时 3 分

2．伤口处理难点

此阶段坏死组织没有完全去除，周围组织活力开始逐渐恢复（图 10-3），但要警惕新的感染发生。同时要积极恢复间生态组织的生机，为彻底清创创造条件。

3．处理措施

（1）全身治疗

①控制感染：头孢哌酮钠舒巴坦钠（舒普深）2 g BID 静脉输入。

②控制血糖：餐前皮下注射中性胰岛素 8 U。

（2）局部处理

采取保守性锐器清创的方式去除伤口表面的坏死组织，促进肉芽组织生长，内层继续应用羧甲基纤维素钠银控制局部感染，外层用无菌棉垫覆盖。

（3）患者教育

同感染进展期。

4．坏死稳定期效果评价

经过 1 个多月保守性锐器清创配合抗菌敷料的使用，伤口床坏死组织减少，周围红肿消退，

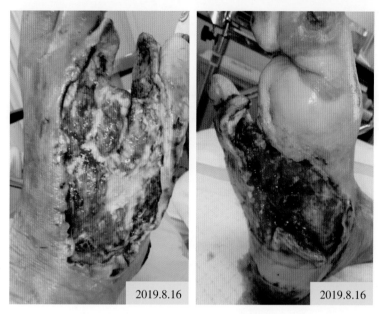

图 10-3　坏死稳定期伤口

组织活力恢复（图 10-4）。患者恢复信心。

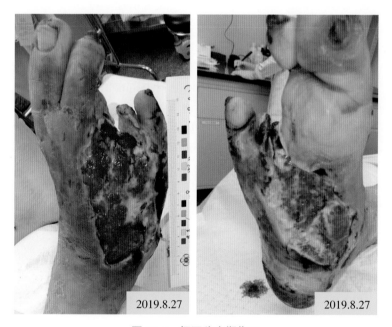

图 10-4　坏死稳定期伤口

（三）肉芽生长期和上皮爬行期评估及处理（2019.8.27—2019.9.26）

1. 评估

（1）全身评估

一般状况：体温 36.8 ℃，脉搏 80 次 / 分，呼吸 17 次 / 分，血压 110/70 mmHg。空腹血糖 6.3 ~ 7.2 mmol/L，餐后血糖控制在 10 mmol/L 以下。

（2）伤口评估

评估项目	评估内容
伤口类型	溃疡
伤口部位	右足背部及足底
伤口床组织类型	75% 红色组织，25% 黄色组织
伤口特点	伤口床上可见健康肉芽组织（图 10-5），伤口边缘可见上皮爬行
伤口渗出液	中量暗红色血性渗出液
伤口边缘	上皮化
伤口周围皮肤	正常
伤口气味	无味
NRS 评分	静息时 1 分，操作时 1 分

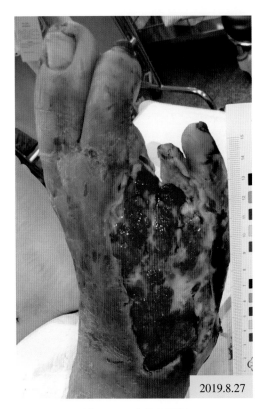

2019.8.27

图 10-5 肉芽生长期

2. 伤口处理难点

伤口面积大，如果靠爬皮，愈合的时间较长，伤口会面临再次感染风险。此期的伤口处理难点是采用何种方法闭合伤口，缩短伤口愈合时间。

3. 处理措施

（1）全身治疗

①控制感染：口服盐酸莫西沙星片（拜复乐）0.4 g BID。

②监测血糖：控制空腹血糖在 7.0 mmol/L 以下，餐后血糖 10.0 mmol/L 以下。

（2）局部处理

局麻下行清创术去除第 5 趾骨及坏死组织，充分止血后，同期给予负压辅助创面封闭技术，选择间歇模式（工作 5 分钟，休息 1 分钟），负压值 –125 ~ 0 mmHg。两期 VAC 负压封闭引流治疗后，肉芽组织健康，与患者及家属充分沟通后选择从自身头皮取皮，进行邮票植皮，内层给予磺胺嘧啶银脂质水胶体敷料覆盖，保湿的同时预防感染，促进爬皮。外层给予无菌棉垫覆盖。取皮区用磺胺嘧啶银脂质水胶体敷料覆盖，多层纱布及无菌棉垫加压包扎。

（3）患者教育

①患肢制动并教会患者居家期间观察负压引流液的性质和量，如有出血及时就诊。保持负压泵处在良好工作状态，并嘱患者保护好贴膜，预防漏气，将引流管妥善地固定在伤口周围，防止打折和堵塞。1 周后复诊。

②嘱患者保持取皮区局部清洁干燥，禁止用手抓摸取皮区、植皮区，避免局部感染。不宜早期下床活动，以避免创面出血。发现取皮区有异常肿胀、疼痛、渗血，及时就医。

4. 肉芽生长期和上皮爬行期效果评价

经过手术彻底清创、两期负压封闭引流治疗，肉芽组织健康；直接植皮闭合创面，4 周后伤口顺利愈合（图 10-6）。

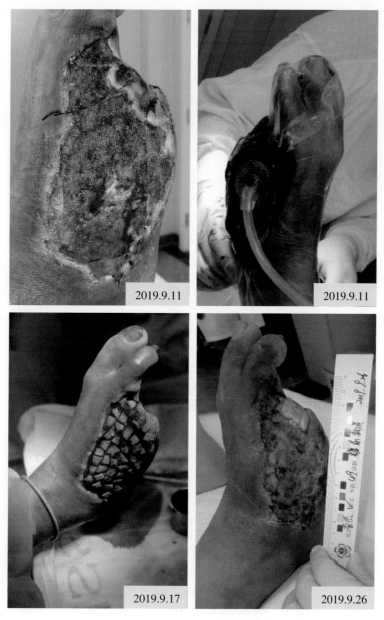

图 10-6　VAC 及植皮手术愈合全过程

三、整体效果评价

历时 56 天，伤口从感染进展期、坏死稳定期、肉芽生长期及上皮爬行期到愈合，患者保肢成功，最大程度地保留了肢体的最佳功能（图 10-7）。

四、案例讨论

这是一例糖尿病足重度感染保肢成功的案例，患者的感染来势汹汹，全身状态差，血糖控制不平稳，病情危重，但又有强烈的保肢愿望。如何能做到安全、快速、成功保肢，考验着每一位医护人员。

患者病情危重，感染重而播散速度快，需要多学科协作，快速启动静脉抗感染、控制血糖、

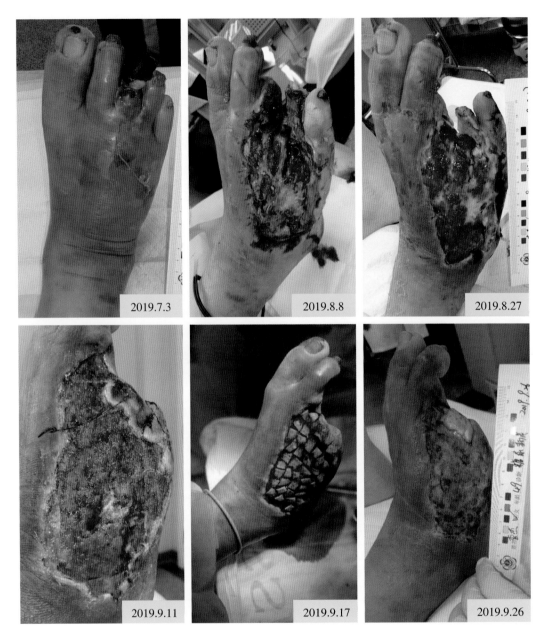

2019.7.3　2019.8.8　2019.8.27

2019.9.11　2019.9.17　2019.9.26

图 10-7　伤口愈合过程

营养支持，才能使患者耐受伤口中心的创面治疗。

感染进展期做到及时、充分引流；坏死稳定期在患者可耐受情况下完成彻底清创，促进周围组织生机恢复；肉芽生长期和上皮爬行期采取负压辅助创面封闭技术和植皮技术使伤口加速愈合。这是患者在 8 周内保肢成功的关键。

五、三级预防

针对低危患者，通过严格控制血糖、药物疗法、运动和饮食疗法、健康教育、控制吸烟饮酒等，达到预防糖尿病足的目的。

对于已经发生足溃疡的患者，通过多学科协作，全面评估，全身及伤口局部治疗相结合，促进伤口愈合。

对于中、高危患者，严格控制代谢，科学运动足部，避免足部负荷，对坏死组织进行清创，促进伤口愈合，合理使用扩血管药物等，防止足溃疡发展，降低截肢率、死亡率。

六、知识链接

糖尿病足的分级：糖尿病足分级系统包括 Wagner 分级、Texas 分级，其中 Wagner 分级为常用经典分级。

Wagner 分级共分 6 级：

0 级：高危足，有发生溃疡的危险因素，目前无溃疡；

1 级：足溃疡局限在皮肤，临床上无明显感染；

2 级：足溃疡深达肌肉，常合并感染；

3 级：伴有骨组织病变或脓肿；

4 级：有局限性坏疽；

5 级：全足坏疽。

（戴小薇）

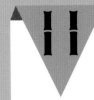

一例Wagner 2级糖尿病足患者的护理

一、简要病史

患者男性，69 岁，主因 2 个月前外伤致左足背部小范围破溃，未经处理，随后伤口逐渐扩大继发感染，于当地医院住院治疗，疗效不显著，2021 年 7 月 16 日出院。于 7 月 21 日来我院伤口治疗中心就诊（图 11-1、图 11-2）。

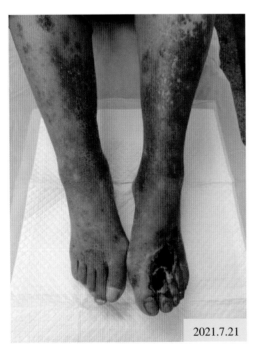

图 11-1　就诊时双下肢情况

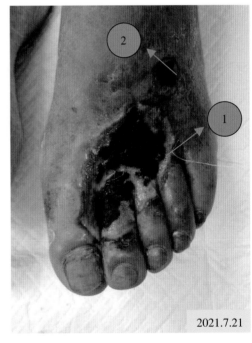

图 11-2　伤口局部情况

二、护理过程

（一）坏死稳定期评估及处理（2021.7.21—2021.8.18）

1. 评估

（1）全身评估

一般状况：体温 36.2 ℃，脉搏 105 次 / 分，呼吸 28 次 / 分，血压 144/89 mmHg。身高 173 cm，

体重 72 kg，BMI 24 kg/m²。

既往史：患冠心病、心律失常、2 型糖尿病、肾功能不全、支气管哮喘、支气管扩张、陈旧性脑梗死、高脂血症、高尿酸血症多年。日常口服阿司匹林肠溶片（拜阿司匹灵）100 mg QD，琥珀酸美托洛尔缓释片（倍他乐克）12.5 mg QD，阿托伐他汀钙片（立普妥）20 mg QN，托拉塞米（特苏敏）10 mg QD，三餐前皮下注射生物合成人胰岛素注射液（诺和灵 R）4 U。

药物、食物过敏史：无。

家族遗传病史：无。

检查结果（2021 年 7 月 21 日）：

项目	检验值	参考值
白细胞	$8.05 \times 10^9/L$	$(3.5 \sim 9.5) \times 10^9/L$
红细胞计数	$3.96 \times 10^{12}/L$	$(4.3 \sim 5.8) \times 10^{12}/L$
血红蛋白	129 g/L	130 ~ 175 g/L
凝血酶原时间	19.6 s	11 ~ 14 s
凝血酶原活动度	38.7%	70% ~ 150%
国际标准化比值	1.76	0.85 ~ 1.2
乳酸脱氢酶	337 U/L	120 ~ 246 U/L
尿素	16.3 mmol/L	1.7 ~ 8.3 mmol/L
肌酐	179 μmol/L	53 ~ 130 μmol/L
尿酸	829 μmol/L	208 ~ 506 μmol/L
空腹血糖	7.2 mmol/L	3.6 ~ 6.1 mmol/L

超声检查：2021.7.14 双侧下肢动脉多发粥样硬化小斑块形成

（2）局部评估：双下肢足背动脉可触及，皮温正常。

评估项目	评估内容
伤口类型	溃疡
伤口部位	左足背
伤口大小	① 8 cm × 6 cm ② 3 cm × 2 cm
伤口床组织类型	① > 75% 黑色组织、< 25% 红色组织 ② 100% 黑色组织
伤口特点	伤口被坏死组织覆盖，下方坏死深度不详
伤口渗出液	大量脓性渗液
伤口边缘	整齐
伤口周围皮肤	红肿、色素沉着、皮温正常
伤口气味	腐臭气味
NRS 评分	静息时 2 分，操作时 6 分

2．伤口处理难点

足背溃疡①面积大，已累及第 1 ~ 4 趾，但未见骨质破坏。溃疡②面积虽小，但黑色坏死组织质韧，与下方组织未彻底分界。疼痛明显，轻轻碰触伤口患者就难以耐受。患者合并多种疾病，均影响伤口愈合。同时患者由于自身因素无法规律来诊换药。此期处理的关键是在患者可耐受的情况下去除松动的坏死组织及采用适宜的方法完成居家治疗。

3．处理措施

（1）全身治疗：口服药物同前，三餐前皮下注射生物合成人胰岛素注射液（诺和灵 R）4 U，增加睡前注射精蛋白生物合成人胰岛素注射液（诺和灵 N）4 U；通过合理饮食和药物调整纠正高血糖。口服托拉塞米（特苏敏），由每日 5 mg 增加到 10 mg，维持出入量平衡，减轻下肢水肿，避免心力衰竭急性发作，改善心功能，改善末梢灌注。完善相关检查。

（2）局部处理

留取坏死组织做细菌培养。常规消毒后，在患者可耐受的情况下给予保守性锐器清创去除部分坏死组织（图 11-3）。喷涂多聚长效抗菌膜液材（敷）料，它可形成一层保护膜附着和固定在组织表面，具有杀菌能力，渗透作用强，同时起到长效抗菌的作用。内层敷料应用亲水纤维银，吸收渗液的同时能更好地锁住渗液，其中含有表面活性剂和金属螯合剂，可以有效对抗细菌生物膜。外层敷料选择无菌纱布进行分趾包扎（图 11-4）。由于患者居住遥远且活动不便无法进行每日换药，与其协商采取居家自行换药与到院换药相结合的方式。每日用聚维酮碘加温水，以 1 ∶ 4 的方式泡脚 30 分钟，每天 2 次。每周来伤口治疗中心就诊一次，中间到附近医院换药一次。

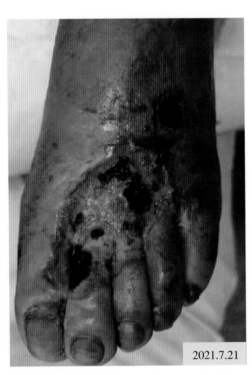

图 11-3　去除坏死组织

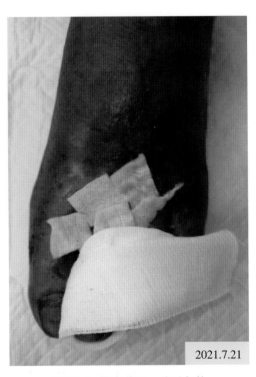

图 11-4　敷料应用、分趾包扎

（3）患者教育

① 告知患者聚维酮碘泡脚的方法及注意事项。具体方法及注意事项见知识链接。

② 监测空腹及三餐后血糖并记录，遵医嘱餐前及睡前注射胰岛素。进食低盐、低脂、糖尿病饮食，避免引起血糖波动，将血糖控制在正常范围，以利于伤口愈合。

4．坏死稳定期效果评价

经过近 1 个月积极处理，两处伤口坏死组织全部去除，渗出减少，疼痛减轻（图 11-5）。伤口进入肉芽生长期。

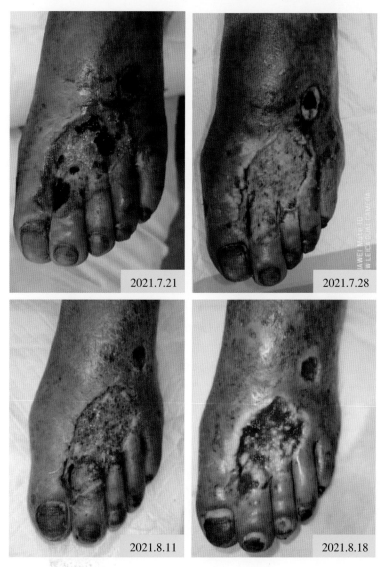

2021.7.21

2021.7.28

2021.8.11

2021.8.18

图 11-5 坏死稳定期伤口对比

（二）肉芽生长期及上皮爬行期评估及处理（2021.8.18—2021.10.9）

1．评估

（1）全身评估

一般状况：体温 36.1 ℃，脉搏 93 次 / 分，呼吸 24 次 / 分，血压 136/86 mmHg。

（2）伤口评估

评估项目	评估内容
伤口类型	溃疡
伤口部位	左足背
伤口大小	① 5 cm × 3.5 cm ② 1.5 cm × 1 cm
伤口床组织类型	① 100% 红色组织 ② 100% 红色组织

续表

评估项目	评估内容
伤口特点	创面①伤口床上可见皮岛及健康肉芽组织 创面②伤口床上为炎性肉芽组织，不易去除 趾端肿胀、伤口边缘浸渍、伤口周围过湿，感染易反复
伤口渗出液	中量浆性渗液
伤口边缘	浸渍
伤口周围皮肤	浸渍
伤口气味	无味
NRS 评分	静息时 1 分，换药时 3 分
细菌培养	皮氏不动杆菌 +++

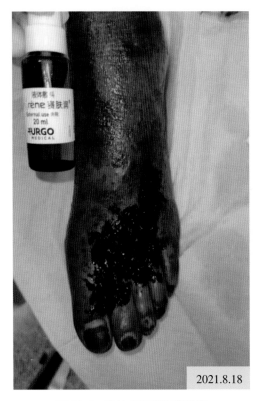

图 11-6　涂抹疮疡膏和赛肤润

2. 伤口处理难点

由于每日聚维酮碘泡脚后未充分擦干，导致伤口边缘浸渍、伤口周围过湿。不良的肉芽组织状态及伤口湿度会影响上皮爬行。伤口②的伤口床上反复出现炎性肉芽组织，不易去除，说明深部仍有活力差的组织。如何恢复组织活力、改善肉芽组织状态、促进上皮爬行，是此期处理难点。

3. 处理措施

（1）全身治疗

同坏死稳定期。

（2）局部处理

由于患者不能按时到我院伤口治疗中心换药，继续采用居家和到院联合治疗方式。在院完成清创，去除失活的组织，回家后，聚维酮碘泡脚后伤口床及周围外涂疮疡膏，改善组织活力和肉芽组织状态。周围皮肤涂赛肤润液体敷料，改善微循环的同时滋润营养周围皮肤（图 11-6），外层用无菌纱布包扎。

（3）患者教育

①指导患者居家每日聚维酮碘泡脚，浓度调整为聚维酮碘加温水以 1∶9 的方式泡脚，每次 30 分钟，每日 2 次，泡脚后用无菌纱布充分擦干，涂抹疮疡膏厚度不少于 2 ~ 3 mm，范围大于伤口边缘 2 cm。

②保持伤口敷料清洁，干燥。

③继续控制及监测血糖，餐后可散步 20 分钟，适当增加运动。

4. 肉芽生长期及上皮爬行期效果评价

经过聚维酮碘浸泡联合中药药膏（疮疡膏）治疗，伤口于 10 月 9 日愈合（图 11-7）。

三、整体效果评价

从去除坏死组织，恢复周围组织活力，到促进肉芽组织生长及上皮爬行，居家护理与医院换药相结合，伤口愈合共历时 10 周（图 11-8）。

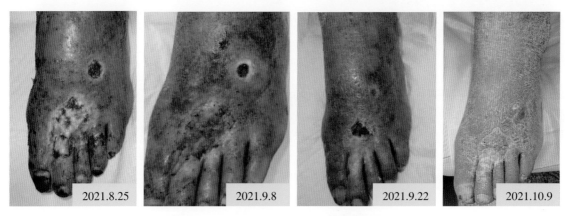

图 11-7　肉芽生长期及上皮爬行期伤口对比

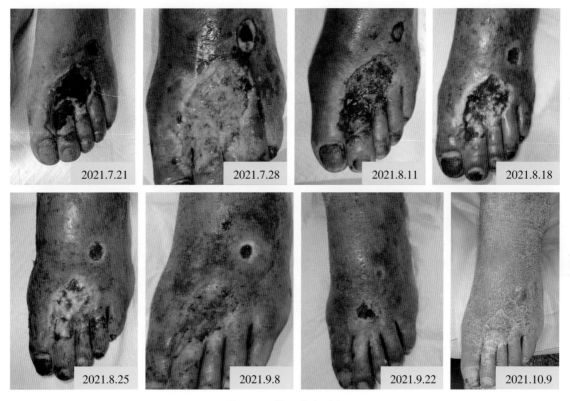

图 11-8　伤口愈合过程

四、案例讨论

　　糖尿病足是常见并发症之一，生活中还应以预防为主，明确伤口所处阶段，根据患者实际情况制订伤口护理计划，选择合适的敷料及治疗方案。当患者提出无法正常来院换药时，利用演示及文字记录的方式正确指导患者居家换药，顺利完成伤口治疗。

　　本案例有 2 个伤口，一个大伤口和一个小伤口，一般都会认为小伤口先愈合，但结果却大相径庭。大伤口 8 周顺利愈合，而小伤口却反复出现炎性肉芽组织，不易愈合。原因是炎性肉芽组织下面存在坏死组织，没有被彻底清除所致。因此，本案例提示我们：治疗过程中，当伤口床上反复出现炎性肉芽组织，不易愈合时，要警惕伤口中是否还有隐蔽的不健康组织存在。

操作中必须严格执行伤口卫生，彻底清创，伤口才能顺利愈合。

五、三级预防

糖尿病足以控制原发病为主，该患者血糖管理欠佳，需要通过调整生活方式和药物治疗将血糖控制在合理范围之内，并定期监测。日常加强足部护理，每日保持足部清洁干燥，局部使用润肤油防止干裂。经常按摩下肢和足部可以改善下肢血液循环，自我进行足部检查，达到预防糖尿病足的目的。

当足部出现溃疡同时合并多种疾病时，要及时就医，综合考虑全身因素，整体评估后选择合适的治疗策略，争取最佳的治疗时机，从而取得更好的疗效。

针对冠心病、心律失常、2型糖尿病、肾功能不全、支气管哮喘、支气管扩张等合并症，还需积极配合相关治疗，改善生活质量。

六、知识链接

（一）聚维酮碘浸泡法说明

1．容器：专用于伤口浸泡（不与其他生活用盆混用），大小适宜，深度按浸泡部位选择（如果是小腿，改用窄深的桶；如果是手指，可用日常的水杯），洗干净后备用。

2．水：用开水对凉水，感觉正常的健康人用手试水温，以不烫手为宜，温度 ≤ 37 ℃，接近体温即可。

3．按医嘱比例稀释：0.5%的聚维酮碘通常稀释浓度为1∶4或1∶9两种。

① 1∶4聚维酮碘（稀释后浓度0.1%）：指一份0.5%聚维酮碘（原液）加4份水。如聚维酮碘250 ml，水1000 ml。此稀释浓度用于感染伤口。

② 1∶9聚维酮碘（稀释后浓度0.05%）：指一份0.5%聚维酮碘原液加入9份水，用于预防伤口感染。

4．伤口浸泡范围：视伤口部位遵医嘱执行：原则上水位须超越伤口上缘10 cm以上。

5．浸泡时间与频率：感染进展期和坏死稳定期，聚维酮碘1∶4浓度浸泡，持续浸泡30分钟，每日1～3次。在肉芽生长期和上皮爬行期，聚维酮碘1∶9浓度浸泡，持续浸泡30分钟，每日1～2次。需遵医嘱执行。

6．浸泡后分别用无菌纱布擦干伤口及伤口周围皮肤。

7．擦干后，立即喷多聚长效抗菌膜液材（敷）料在伤口表面及周边，并等1分钟以上，待其充分发挥作用。

8．无菌纱布或棉垫覆盖包扎：接触伤口的面不可碰到除伤口以外的任何物品。

9．如有不适，如发热、局部糜烂、红肿、疼痛，立即停止浸泡，尽快就诊。

（二）聚维酮碘浸泡注意事项

1．用过的聚维酮碘浸泡液必须丢弃。

2．如果伤口位置较高，需要水位较高时，不能擅自改变稀释比例。可以增加聚维酮碘及水的用量，来达到要求水位。

3．聚维酮碘对伤口内健康肉芽组织有伤害，仅用于伤口感染阶段，何时启用、何时停用、用何种浓度，都须按医嘱执行。

4．无菌纱布应用方法

（1）先用一块或多块无菌纱布完全覆盖住伤口，用干净毛巾蘸干周围皮肤上的聚维酮碘液体，再将接触伤口表面的纱布或棉垫丢弃。

（2）覆盖伤口的纱布必须是无菌的，取出时不能触碰，否则视为污染，必须更换。

（3）擦伤口周围皮肤的毛巾不可触及伤口，要远离伤口边缘至少1 cm。

5．如果是泡脚，注意趾缝间要擦干净，避免藏污纳垢及浸渍。趾缝间也应该用纱布隔开，如果足趾间没有伤口，纱布仅需保持清洁，无需保持无菌状态。

（张　萱）

12 一例直肠癌术后伤口延迟愈合患者的护理

一、简要病史

患者女性，55 岁，2019 年 4 月确诊低位直肠癌，局部放射治疗 28 次后，于 2020 年 5 月行直肠癌腹会阴联合切除术，术后 14 天会阴部切口裂开（图 12-1），有脓性分泌物流出，遂来我院伤口治疗中心就诊。

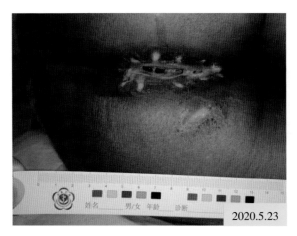

图 12-1　直肠癌术后会阴部切口裂开

二、护理过程

（一）感染进展期评估及处理（2020.5.23—2020.6.6）

1. 评估

（1）全身评估

一般状况：体温 39 ℃，脉搏 100 次 / 分，呼吸 17 次 / 分，血压 135/83 mmHg。身高 170 cm，体重 61 kg，BMI 21 kg/m^2。

既往史：无。

心理社会及家庭状况：患者已婚，家在外地。自患病以来一直由姐姐陪同并照顾其在北京治病。伤口出现问题后，患者心情焦急，SAS 评分 80 分，希望伤口尽快愈合，回到老家，减轻家属的负担。

诊断：直肠癌术后、伤口愈合不良、切口感染、焦虑状态。

检查结果（2020年5月23日）：

项目	检验值	参考值
快速血糖	6.3 mmol/L	＜11 mmol/L
血红蛋白	116 g/L	110～150 g/L
白细胞	9.09×10^9/L	$(4～10) \times 10^9$/L
中性粒细胞百分数	91.7%	50%～70%
C反应蛋白	22.6 mg/L	≤0.8 mg/L
白蛋白	41.6 g/L	40～55 g/L

（2）伤口评估

会阴伤口旁8点位置原引流管口有少量淡黄色浆液性渗出，临近愈合。

评估项目	评估内容
伤口类型	裂开
伤口部位	会阴部（原肛门部位）
伤口大小	7.0 cm×1.0 cm×2.0 cm
伤口床组织类型	100%黄色组织
伤口特点	伤口床完全被黄色的腐肉组织覆盖，不能探明伤口深度及是否有潜行或窦道存在
伤口渗出液	大量黄色脓性液
伤口边缘	浸渍
伤口周围皮肤	红肿
伤口气味	无味
NRS评分	静息时2分，操作时3分
细菌培养	阴性

2. 伤口处理难点

由于术前放疗会损伤直肠周围正常组织，使局部血管出现水肿、变性、坏死，纤维组织增生，加重纤维化程度，伤口感染或不愈合风险大大增加。直肠癌腹-会阴联合切除术切除范围广泛，包括乙状结肠及其系膜、直肠、肛管、肛提肌、坐骨直肠窝中的软组织及肛门周围的皮肤。术后骶前残腔大，创面渗液多。手术为二类切口，易造成切口感染，且肠道手术影响进食，也不利于伤口修复。

此期伤口床上被黄色腐肉组织覆盖，造成伤口引流不畅，同时不能探明伤口具体深度，以及是否有潜行或窦道的存在。而且此时患者为术后15天，周围组织活力尚未恢复，坏死组织分界不清，过度清创会造成间生态组织的损伤。

对于一个直肠癌术后的女性患者来说，会阴部伤口已经感染，排尿过程中容易污染伤口；尿液浸渍伤口，会导致过度潮湿，过湿的伤口环境不利于细胞生长，但对细菌生长有利，增加了控制伤口感染的难度。

所以，此期处理难点是如何做到充分引流伤口，同时避免尿液的污染，有效地实施伤口处理措施，尽快控制感染。

3．处理措施

（1）全身治疗

①患者就诊时已遵医嘱口服盐酸莫西沙星片（拜复乐）400 mg QD。

②心理疏导：讲解伤口治疗所需经历的过程，让患者有充分的心理认知与准备；缓解患者的焦虑情绪并取得其信任。

（2）局部处理

常规消毒后，采用机械性清创，清除伤口床上部分坏死组织，使伤口床充分敞开（图12-2）。同时留取细菌培养，喷涂多聚长效抗菌膜液材（敷）料，起到长效抑菌作用。内层敷料给予羧甲基纤维素钠银控制局部感染，同时起到自溶性清创的作用。配合使用 Drawtex 创面敷料充分引流。外层敷料给予有边型骶尾泡沫敷料保护（图12-3），管理渗液的同时隔离尿液。严密观察伤口变化，隔日换药。

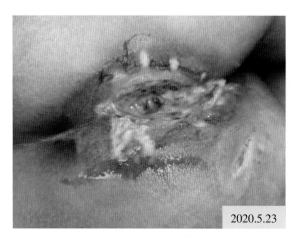

图 12-2　清除部分坏死组织，伤口床敞开

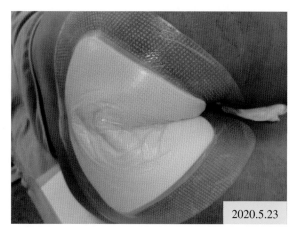

图 12-3　覆盖骶尾泡沫敷料保护

（3）患者教育

①指导患者使用坐便器，并采用向前倾斜的方式排尿。

②排尿后即刻擦净敷料外尿液，保持敷料清洁、干燥，隔日换药。

4．感染进展期效果评价

经过积极处理，播散感染有效控制，伤口周围红肿消退，坏死组织减少（图12-4、图12-5）。原引流管口处愈合。

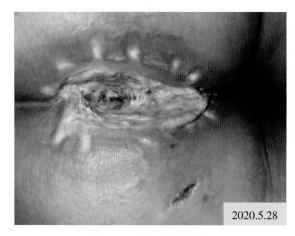

图 12-4　伤口周围红肿

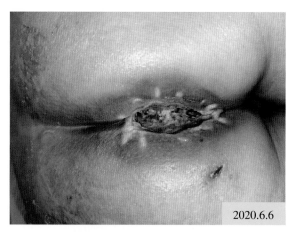

图 12-5　伤口周围红肿消退

（二）坏死稳定期评估及处理（2020.6.6—2020.7.20）

1. 评估

（1）全身评估

一般状况：体温 36.8 ℃，脉搏 88 次 / 分，呼吸 17 次 / 分，血压 135/83 mmHg。

心理状况：因感染得到控制（图 12-6），伤口向预期变化发展，患者信任医护人员，SAS 评分 55 分。

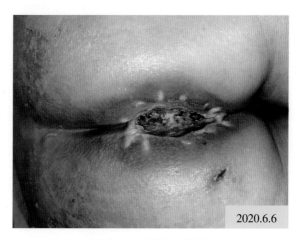

2020.6.6

图 12-6　感染得到控制

检查结果（2020 年 6 月 10 日）：

项目	检验值	参考值
白细胞	7.0×10^9/L	$(4 \sim 10) \times 10^9$/L
中性粒细胞百分数	70%	50% ~ 70%

（2）伤口评估

评估项目	评估内容
伤口类型	裂开
伤口部位	会阴部（原肛门部位）
伤口大小	6.5 cm × 2.0 cm × 2.0 cm
伤口床组织类型	50% 黄色组织，50% 红色组织
伤口特点	播散感染得到控制，伤口床内可见少量肉芽组织，坏死组织开始分界，窦道也显现出来。逐渐达到彻底清创的指征
伤口渗出液	中量黄色脓性液
伤口边缘	窦道：12 点钟方向深 5 cm；6 点钟方向深 2 cm
伤口周围皮肤	肿胀消退
伤口气味	无味
NRS 评分	静息时 0 分，操作时 2 分
细菌培养	阴性

2．伤口处理难点

伤口由感染进展期步入坏死稳定期，此期以清除坏死组织、促进周围组织活力恢复为主。由于患者的窦道很深，清创时不能直视下看到所有坏死组织；另外，12点钟方向窦道位于骶骨前方、膀胱后方，清创稍有不慎，就会损伤周围组织及盆腔。因此，该患者清创难度非常大。

此期难点是选择适宜的清创方式，为伤口愈合创造条件。

3．处理措施

（1）全身治疗

遵医嘱停口服抗菌药物。

（2）局部处理

常规消毒后，用机械清创和自溶性清创相结合的方法清除坏死组织。同时，再次复查细菌培养仍为阴性。继续给予羧甲基纤维素钠银控制局部感染，同时起到自溶性清创的作用。创面敷料引流，泡沫敷料促进周围组织活力恢复。外层给予有边型骶尾泡沫敷料保护。

（3）患者教育

同感染进展期。

4．坏死稳定期效果评价

经过机械性清创和自溶性清创相结合，患者伤口床上坏死组织基本清除。伤口床已经被肉芽组织完全覆盖，肉芽组织生机良好（图12-7）。

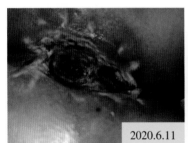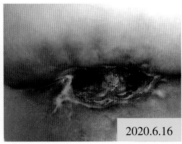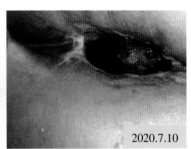

2020.6.11　　2020.6.16　　2020.7.10

图 12-7　伤口床上坏死组织逐渐减少

（三）肉芽生长期和上皮爬行期评估及处理（2020.7.20—2020.10.6）

1．评估

（1）全身评估

一般状况：体温 36.5 ℃，脉搏 82 次 / 分，呼吸 16 次 / 分，血压 125/80 mmHg。

心理状况：SAS 评分 45 分。

（2）伤口评估

评估项目	评估内容
伤口类型	溃疡
伤口大小	4.0 cm × 2.0 cm × 2.0 cm
伤口床组织类型	100% 红色组织
伤口特点	伤口处于肉芽生长期，同时伴随着上皮的爬行，但 12 点钟方向窦道较深
伤口渗出液	中量淡血性液
伤口边缘	窦道：12 点钟方向深 4 cm；6 点钟方向深 1 cm
伤口周围皮肤	正常

评估项目	评估内容
伤口气味	无味
NRS 评分	0 分

2．伤口处理难点

伤口进入肉芽生长期（图 12-8），在 12 点钟方向的窦道深达 4 cm，坏死组织全部清除后，有较多缺损，已形成空洞。如何消灭空洞是此期的处理难点。因特殊的解剖位置，空洞上方有骶骨的支撑，不能通过使组织塌陷的方式来消灭空洞，只能靠肉芽组织的生长填充。向患者提供以下 3 种治疗方案：

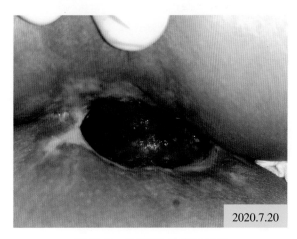

2020.7.20

图 12-8　伤口进入肉芽生长期

（1）继续换药：促进肉芽组织生长，希望肉芽组织从空洞底部及周边开始生长填满整个空洞。但可能出现肉芽生长缓慢或没有生长，而空洞的外口径缩小，引流不畅导致再次感染的问题。如遇此类情况会大大增加伤口的治疗难度。另外，换药治疗时间长，其间容易发生肉芽组织的老化、感染，会再次造成组织的损伤。

（2）负压辅助创面封闭技术（VAC）+转移肌瓣术：负压辅助创面封闭技术可以促进肉芽组织生长，但会阴部位不易封闭和固定。转移肌瓣术对患者有二次损伤，也有伤口不愈合的风险。放疗后伤口愈合能力差，肌瓣不愈合风险更高。

（3）富血小板血浆（PRP）：其中含有大量的生长因子，可以促进伤口生长，同时可置入空洞内起到框架结构的作用，能加快肉芽组织填充空洞的速度。

通过权衡利弊，与患者沟通后决定实施 PRP 治疗。

3．处理措施

（1）全身治疗

保持营养均衡，进食低脂、高蛋白、高维生素饮食。

（2）局部处理

伤口进行全面消毒，清除伤口床上坏死组织以及炎性肉芽组织后，空洞内填塞富血小板血浆，外层覆盖骶尾泡沫敷料。

（3）患者教育

①加强营养支持；保持心情舒畅。

②注意避免会阴污染。

③讲解永久性结肠造口常规自我护理及相关并发症预防知识。

4．肉芽生长期和上皮爬行期效果评价

第一次 PRP 治疗后 3 周，12 点钟方向空洞从深 4 cm 缩小到深 2 cm，6 点钟方向空洞闭合（图 12-9）。第二次 PRP 治疗后 4 周，12 点钟方向的空洞闭合（图 12-10）。第三次 PRP 治疗后 4 周伤口愈合（图 12-11）。

三、整体效果评价

历时 5 个月，患者会阴部伤口完全愈合（图 12-12 ～图 12-20）。患者非常满意。

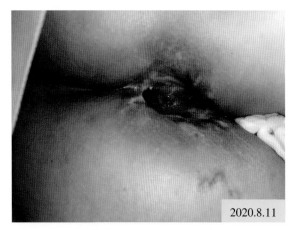

2020.8.11

图 12-9　第一次 PRP 后 3 周

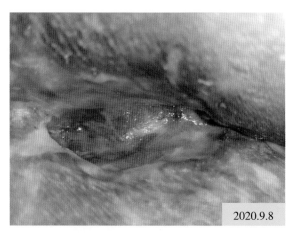

2020.9.8

图 12-10　第二次 PRP 后 4 周

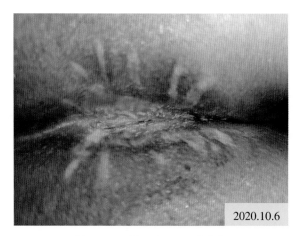

2020.10.6

图 12-11　第三次 PRP 后愈合

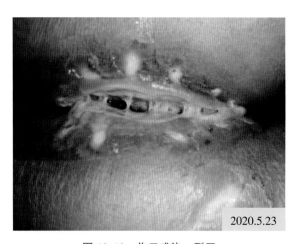

2020.5.23

图 12-12　伤口感染、裂开

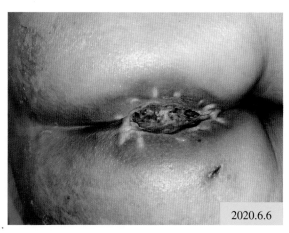

2020.6.6

图 12-13　感染得到控制

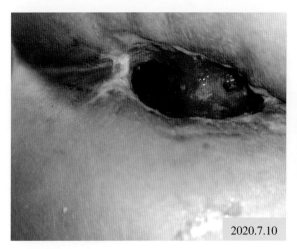

2020.7.10

图 12-14　肉芽生长阶段

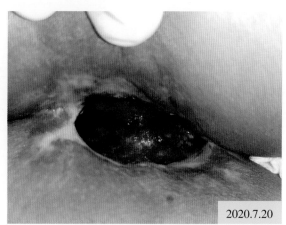

2020.7.20

图 12-15　PRP 治疗

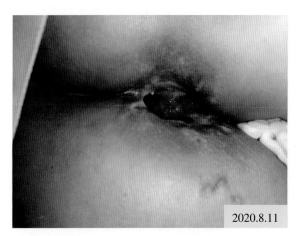

2020.8.11

图 12-16　第一次 PRP 治疗后

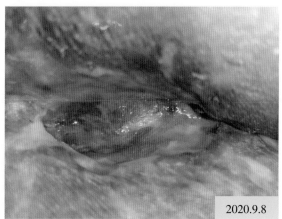

2020.9.8

图 12-17　第二次 PRP 治疗后

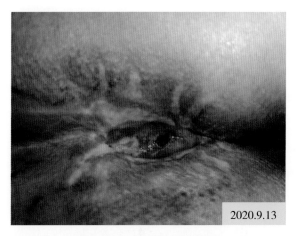

2020.9.13

图 12-18　第三次 PRP 治疗

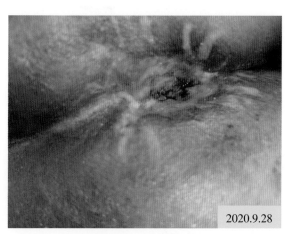

2020.9.28

图 12-19　伤口缩小

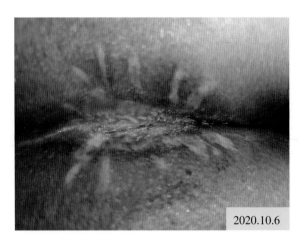

2020.10.6

图 12-20 伤口愈合

四、案例讨论

本病例是由于直肠癌术后，会阴部伤口感染裂开，对于女性患者来说是非常痛苦的。在排尿时会造成伤口的牵拉，而且尿液容易污染伤口。所以在控制感染阶段，要考虑如何把尿液隔离在伤口外。

清除坏死组织阶段，由于窦道深，为避免造成损伤，只能采取机械清创和自溶性清创相结合的方法。清除所有坏死组织后，因组织缺损留下较大空间，形成空洞。

肉芽组织生长阶段，采用什么方式闭合空洞，要根据患者的具体情况而定，选择最佳的治疗方案。PRP可以传导细胞因子和生长因子，促进伤口愈合。

伤口治疗过程中留取细菌培养，虽然未检测到细菌，但有文献报道，对术后感染伤口进行细菌检测，其阳性率仅为65%。因此，对于慢性疑难伤口，要定期复查细菌培养，监测细菌变化，合理使用抗菌药物。

五、三级预防

直肠癌术前放射治疗的患者，是术后出现会阴部伤口愈合不良的高危人群，不能简单采取常规伤口处理，就期待获得良好疗效。要在全面评估后，选择最适合的全身、局部处理策略，发挥多种治疗措施的协同作用，争取最佳疗效。

当出现切口感染时，要尽快控制伤口感染，减少组织的损伤。

伤口痊愈后，还需避免会阴部伤口裂开，避免深蹲。同时，也需关注患者腹部肠造口自我护理相关知识及技能掌握情况，有利于提高患者的自我管理能力，从而提高生活质量。

六、知识链接

富血小板血浆（platelet-rich piasma，PRP）在伤口治疗中的作用：PRP制备物含有高浓度的血小板、尽量少的红细胞和不同浓度的白细胞。血小板内含有大量的生长因子，包括血管内皮生长因子（vascular endothelial growth factor，VEGF），可以促进微血管形成新的毛细血管；血小板源性表皮生长因子（epidermal growth factor，EGF）；成纤维细胞生长因子（fibroblast growth factor，FGF）。PRP已被用于慢性伤口的治疗，促进伤口愈合。

（蔡　萌）

13 一例腹腔镜肾上腺瘤切除术后伤口愈合不良患者的护理

一、简要病史

患者女性，42 岁，2021 年 3 月 6 日在外院行腹腔镜下肾上腺瘤切除手术，术后病理为良性病变，但伤口一直不愈合（图 13-1），于 2021 年 4 月 15 日来我院伤口治疗中心就诊。通过 3 周伤口床准备，手术清创，采用 PRP 技术，最终伤口愈合。

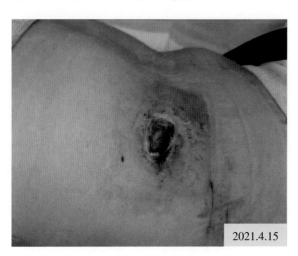

2021.4.15

图 13-1　伤口正面观

二、护理过程

（一）坏死稳定期评估及处理（2021.4.15—2021.5.5）

1. 评估

（1）全身评估

一般状况：体温 36 ℃，脉搏 60 次 / 分，呼吸 18 次 / 分，血压 105/62 mmHg。身高 158 cm，体重 48 kg，BMI 19.2 kg/m²。

既往史：无。

过敏史：无。

心理社会及家庭状况：患者情绪紧张不安，担心伤口不能愈合。家庭成员关心、支持患者，能积极配合治疗。

诊断：术后伤口不愈合。

（2）伤口评估

评估项目	评估内容
伤口类型	裂开
伤口部位	左侧腰部腹腔镜术后切口
伤口大小	2 cm×3 cm×1.5 cm
伤口特点	表面有坏死组织及腐肉，无肉芽组织，局部感染
伤口床组织类型	＞75% 黄色组织，＜25% 红色组织
伤口渗出液	中等稀薄黄色液
伤口边缘	整齐
伤口周围皮肤	色素沉着
气味	无味
NRS 评分	静息时 1 分，操作时 2 分
细菌培养	无细菌生长

2．伤口处理难点

患者术后 1 月余，已属慢性伤口。伤口床表面是没有生长能力的组织，附着一层膜状结构及腐肉。伤口边缘 7～9 点钟方向有少许坏死组织，周围皮肤有色素沉着，渗出液是中等量的黄色稀薄液。从这些信息可以判断伤口属于局部感染状态。此阶段处理难点是如何消灭局部感染并使伤口床的无生机状态快速转为有生长能力的状态。

3．处理措施

（1）全身治疗：无。

（2）局部处理：常规消毒后使用保守性锐器清创，清除伤口床坏死组织，选择亲水纤维银抗菌敷料减少细菌负荷，控制局部感染，管理渗液，外层使用无菌纱布覆盖。

（3）患者教育：嘱患者保持良好心态，积极配合治疗，定期换药。注意保持伤口敷料清洁、干燥。避免按压、牵拉伤口，减少活动。

4．坏死稳定期效果评价

经过 3 周换药，伤口床表面坏死组织减少，大部分为红色组织，还留有少量黄色组织，渗出液为少量浆性液，伤口即将进入肉芽生长期（图 13-2）。

（二）肉芽生长期和上皮爬行期评估及处理（2021.5.5—2021.6.7）

1．评估

（1）全身评估

一般状况：体温 36.1 ℃，脉搏 72 次 / 分，呼吸 18 次 / 分，血压 110/72 mmHg。

心理状况：患者伤口逐渐好转，情绪也慢慢放松，积极配合治疗。

（2）伤口评估

评估项目	评估内容
伤口类型	裂开
伤口部位	左侧腰部腹腔镜术后切口
伤口大小	1.2 cm×2.8 cm×1.0 cm

续表

评估项目	评估内容
伤口床组织类型	100% 红色组织
伤口特点	坏死组织清除后，伤口明显缩小，组织活力恢复
伤口渗出液	少量黄色稀薄液体
伤口边缘	整齐
伤口周围皮肤	正常
伤口气味	无味
NRS 评分	静息时 1 分，操作时 2 分

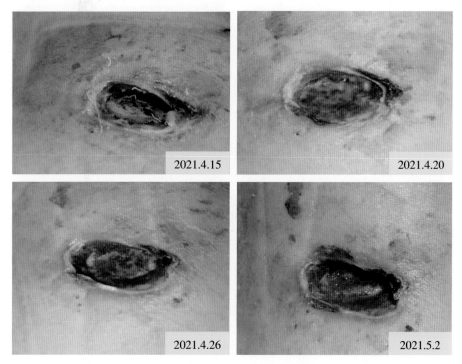

2021.4.15 　　 2021.4.20

2021.4.26 　　 2021.5.2

图 13-2　伤口进入肉芽生长期

2. 伤口处理难点

目前伤口坏死组织已清除干净，伤口床为 100% 红色组织（图 13-3），已具备生长能力，选择继续换药还是关闭伤口？继续换药会延长伤口愈合期，在此期间，细菌易侵入伤口，增加感染风险。而手术闭合伤口可缩短愈合周期，但也有再次伤口裂开的风险。与患者沟通后最终选择使用 PRP 技术闭合伤口，PRP 制备成凝胶状，放置在伤口内，其中内含多种细胞因子和生长因子，能够加速伤口的愈合。

3. 处理措施

（1）全身治疗：无。

（2）局部处理

伤口床准备：每次换药应用 0.5% 聚维酮碘及生理盐水消毒、清洗伤口，选择 PolyMem 泡沫敷料作为内层敷料，因含有表面活性因子，可清洁伤口、促进肉芽组织生长；外层使用无菌纱布覆盖。

经过 10 天的伤口床准备，创面继续缩小至 1 cm×3 cm×1 cm，100% 红色组织，渗出液为少量黄色稀薄液，伤口边缘及周围皮肤正常（图 13-4）。完善各项检查后于 5 月 18 日行 PRP 手术治疗。

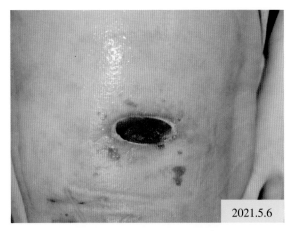
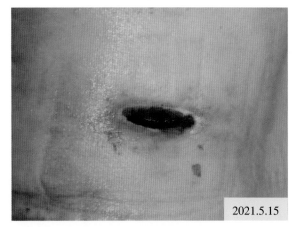

图 13-3　伤口床为 100% 红色组织　　　　　　　　图 13-4　伤口床准备效果

（3）患者教育

①完善术前检查：如血常规、生化指标、免疫八项等。

②进食高蛋白、高维生素、低脂、易消化食物，少食辛辣刺激性食物。

③保持充足睡眠。

④讲解手术过程，缓解患者紧张情绪。

三、整体效果评价

经过 6 周时间，伤口从局部感染、无生机状态进入肉芽生长阶段，采用 PRP 技术关闭伤口，创面顺利愈合（图 13-5）。

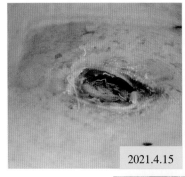
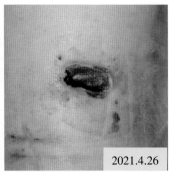
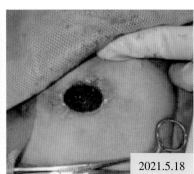
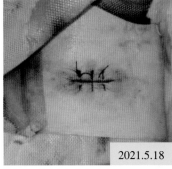
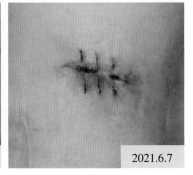

图 13-5　创面顺利愈合

四、案例讨论

该患者就诊时创面已属慢性伤口，处于坏死稳定期。治疗过程可以分为两个阶段。第一阶段是控制局部感染，进行伤口床准备，使其顺利进入肉芽生长期。第二阶段是采用PRP技术关闭伤口，优点是安全性更高，含有多种生长因子，能够促进组织再生，减少感染机会，此方法作为伤口治疗手段已经非常普遍。

五、三级预防

手术后需要密切关注切口愈合情况，敷料有无渗血、渗液、污染、脱落。加强对疼痛的关注，当出现伤口剧烈疼痛并伴有体温升高时，及时就医。加强营养支持，进食高蛋白、高维生素饮食。

术后发生切口感染不愈合后，及时就医，积极配合治疗。依据伤口进展的不同阶段，全面评估患者全身及局部状态，确定适宜的治疗方案，促进创面愈合。

伤口愈合后仍需做好局部保护、清洁，避免再次发生感染。

六、知识链接

富血小板血浆（PRP）分离方法：PRP依据分离方式不同，可分为全自动血浆分离法和手工分离法。

1. 全自动血浆分离法：采用医用血成分自动分离设备（如自体血小板分离仪），通过预设程序，在一个封闭系统中离心得到PRP。该法优点是自动化程度高、操作方便、迅速、不易污染，提取的PRP纯度和浓度可控；缺点是需要的血量较大，需要建立静脉循环通道，设备价格昂贵。目前提取的PRP不易长时间保持生物活性，建议提取后尽快使用，限制了该法的使用。

2. 手工分离法：是依据血液中不同组分沉降系数不同，通过密度梯度离心法对浓缩血小板进行提取。依据离心次数不同，可以分为一次离心法、二次分离法、三次分离法，其中二次离心法血小板回收率和富集度均较好，是目前临床使用最广泛的方法。

（马丽丽）

14 一例回肠膀胱造口旁伤口发生尿瘘患者的护理

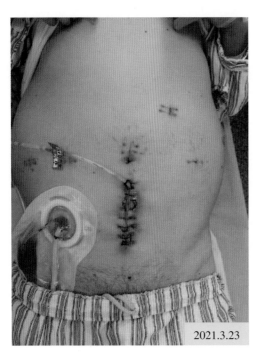

图 14-1　腹部正面图

2021.3.23

一、简要病史

患者男性，74 岁，2021 年 2 月行膀胱肿瘤电切术，术后病理提示高级别浸润性尿路上皮癌，已浸润固有肌肉层。2021 年 3 月，行膀胱癌根治、回肠膀胱造口术。患者出院后，出现尿量减少，腹部术后伤口大量渗出 4 天，急诊置入伤口负压引流管（图 14-1）。为进一步查找病因再次入院。

二、护理过程

（一）感染进展期评估及处理（2021.3.23—2021.3.25）

1. 评估

（1）全身评估

一般状况：体温 38.3 ℃，脉搏 108 次 / 分，呼吸 17 次 / 分，血压 140/90 mmHg。身高 165 cm，体重 80 kg，BMI 29.38 kg/m²。

既往史：高血压 20 年，口服硝苯地平控释片（拜新同）30 mg QD8，血压控制良好，130/80 mmHg；否认冠心病、糖尿病等合并症。

药物、食物过敏史：无。

饮食：半流质饮食，每日 3 ~ 4 餐，每餐 300 ml。

心理社会及家庭状况：患者膀胱全切、回肠膀胱造口术后，害怕被别人排斥、疏远，术后伤口发生异常渗出，更增加了心理负担，出现焦虑、失眠、烦躁情绪，SAS 评分 85 分。

诊断：膀胱癌根治、回肠膀胱术后，伤口愈合不良。

检查结果（2021 年 3 月 23 日）：

项目	检验值	参考值
空腹血糖	5.9 mmol/L	3.9 ~ 6.1 mmol/L
糖化血红蛋白	5.5%	4% ~ 6%
白细胞	11.6×10^9/L	$(4 \sim 10) \times 10^9$/L
血红蛋白	110 g/L	130 ~ 175 g/L
白蛋白	28 g/L	35 ~ 55 g/L
前白蛋白	189 mmol/L	200 ~ 400 mmol/L
渗出液肌酐	6941 μmol/L	—

腹部 B 超：腹腔少量积液，深度约 2 cm。

（2）伤口评估

评估项目	评估内容
伤口类型	空洞
伤口部位	下腹正中
伤口大小	①伤口：3 cm × 1.5 cm × 2 cm ②伤口：1 cm × 0.5 cm × 1 cm
伤口床组织类型	①伤口：75% 黄色组织，25% 红色组织 ②伤口：100% 红色组织
伤口特点	①②伤口贯通，持续大量渗出液，邻近造口，易被尿液污染
伤口渗出液	大量稀薄清亮液
伤口边缘	浸渍
伤口周围皮肤	红肿
伤口气味	腥臭味
NRS 评分	静息时 2 分，操作时 4 分
细菌培养	大肠埃希菌 ++、铜绿假单胞菌 +

2．伤口处理难点

患者高龄、感染、营养失调等原因造成腹部伤口深层组织液化坏死，愈合不良。伤口持续渗出大量清亮稀薄渗液，24 h 约 400 ml，经腹部 B 超检查及渗出液肌酐化验结果证实合并输尿管 - 回肠吻合口瘘。尿液持续由伤口渗出也是影响伤口愈合的主要原因之一。患者造口距离伤口约 10 cm，一旦造口底盘渗漏，易污染伤口。因此，需通过保持造口处尿液及手术切口局部引流通畅、控制感染、改善营养状况等方法促进输尿管 - 回肠吻合口瘘及伤口愈合。

3．处理措施

（1）全身治疗

启动抗感染治疗，遵医嘱静脉输入注射用头孢美唑钠（悉畅）2 g BID。逐渐恢复正常饮食，每日三餐中加入冲服肠内营养粉剂（安素）55.8 g，改善营养状况。密切观察生命体征变化，准确记录出入量。每日腹部查体，观察有无压痛、反跳痛、腹肌紧张等腹膜炎征兆。

（2）局部处理

①伤口处理

拆除伤口部分缝线，经探查为贯通伤口。患者伤口处负压引流管已被坏死组织堵塞，引流效果差，遂拆除部分缝线并拔除引流管（图 14-2）。保守性锐器清创去除疏松坏死组织，伤口处喷涂多聚长效抗菌膜液材（敷）料，内层敷料选择羧甲基纤维素钠银抗感染，外层用无菌纱布和棉垫覆盖伤口。外层敷料被浸透随时更换，内层敷料每日更换。

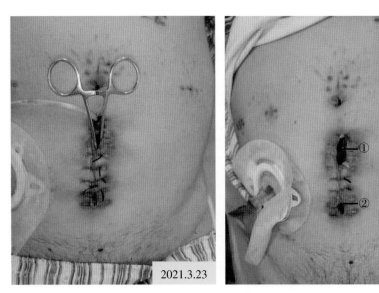

图 14-2　拆除部分缝线并拔除引流管

②造口处理

应用造口护肤粉、皮肤保护膜、防漏贴环，保护造口周围皮肤及预防尿液渗漏，避免再次污染伤口。应用两件式造口底盘，每日揭除尿袋，清除造口内分泌的肠液，避免肠液堵塞造口出口而增加代膀胱内压力。

（3）心理护理

关心、安慰及鼓励患者，向患者讲述处理方案，告知注意事项，每次换药时将伤口的进展情况告诉患者，让其看到治疗的效果和希望，消除焦虑心理。

（4）患者教育

①加强回肠膀胱造口清洁，严密观察有无渗漏迹象。

②日间尿量达造口袋 1/3 容量时即倾倒，夜间造口袋接抗反流尿袋。

③加强营养支持，合理膳食，进普通饮食，增加蛋白质摄入，每日饮水量 2000 ～ 2500 ml。

④如伤口外层敷料浸湿，及时通知医护人员更换。

4. 感染进展期效果评价

经过积极处理，伤口渗出液及回肠膀胱造口尿液引流通畅，造口底盘下未发生渗漏。

（二）坏死稳定期评估及处理（2021.3.25—2021.4.6）

1. 评估

（1）全身评估

一般状况：体温 36.8 ℃，脉搏 106 次 / 分，呼吸 17 次 / 分，血压 134/83 mmHg。

心理状况：患者情绪平稳，能主动表达自身感受及不适。

饮食情况：进食明显好转且规律，已恢复至术前的正常饮食状态。

检查结果（2020 年 3 月 31 日）：

项目	检验值	参考值
空腹血糖	5.1 mmol /L	3.9 ～ 6.1 mmol/L
糖化血红蛋白	6.5%	4% ～ 6%
白细胞	7.6× 10⁹/L	(4 ～ 10)× 10⁹/L
血红蛋白	123 g/L	130 ～ 175 g/L
白蛋白	33 g/L	35 ～ 55 g/L
前白蛋白	256 mmol/L	200 ～ 400 mmol/L

（2）伤口评估

评估项目	评估内容
伤口类型	空洞
伤口部位	下腹正中
伤口大小	①伤口：3.2 cm × 1.5 cm × 2.2 cm ②伤口：1 cm × 0.5 cm × 1 cm
伤口床组织类型	50% 黄色组织，50% 红色组织
伤口特点	伤口贯通，均持续中量渗出。上端伤口播散感染得到控制，间生态组织恢复（图 14-3）
伤口渗出液	中量稀薄清亮液
伤口边缘	正常
伤口周围皮肤	红肿
伤口气味	无味
NRS 评分	静息时 2 分，操作时 4 分
细菌培养	阴性

2．伤口处理难点

仍需保持伤口充分引流，局部给予抗感染治疗。由于伤口邻近造口，造口护理预防渗漏尤为关键，要密切观察患者生命体征、伤口渗出量、观察有无腹膜炎征象。持续应用抗菌药物、加强营养，促进输尿管 - 回肠吻合口愈合。

3．处理措施

（1）全身治疗

同感染进展期。

（2）局部处理

①伤口处理

创面喷涂多聚长效抗菌膜液材（敷）料，伤口处仍然有较多渗出液，为加强伤口渗出液引流效果，将羧甲基纤维素钠银剪裁成条状，缠绕在剪裁成 L 型的 Drawtex 创面敷料上（图 14-4），帮助吸附渗液，并将渗出液传导至外层敷料，同时起到抗感染

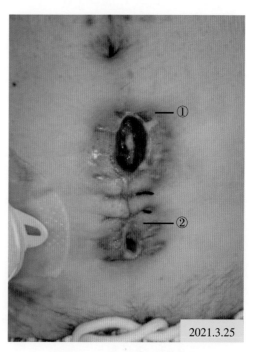

图 14-3　间生态组织恢复

功效。选择无菌纱布和棉垫来覆盖伤口。随时更换外层敷料，内层敷料每日更换。

②造口处理

方法同前，同时加强患者及家属造口自我护理健康宣教，提高造口相关操作及知识的掌握。

（3）患者教育

同感染进展期。

4．坏死稳定期效果评价

①伤口床内红色组织有所增多，坏死组织减少，暴露出内缝合线，渗出量明显减少，约10 ml/d；伤口周围皮肤红肿消退（图14-5）。

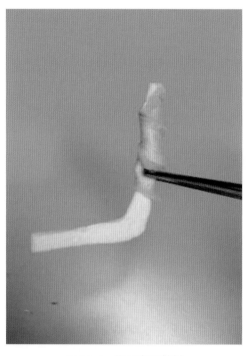

图14-4 伤口内层敷料

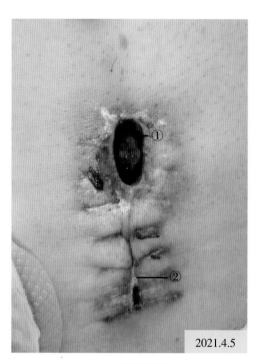

2021.4.5

图14-5 伤口坏死稳定期

（三）肉芽生长期和上皮爬行期评估及处理（2021.4.6—2020.4.27）

1．评估

（1）全身评估

一般状况：体温 36.7 ℃，脉搏 78 次 / 分，呼吸 16 次 / 分，血压 135/83 mmHg。

检查结果（2021 年 4 月 6 日）：

项目	检验值	参考值
空腹血糖	5.5 mmol /L	3.9 ～ 6.1 mmol/L
糖化血红蛋白	6.5%	4% ～ 6%
白细胞	5.6×10^9/L	$(4 \sim 10) \times 10^9$/L
血红蛋白	128 g/L	130 ～ 175 g/L
白蛋白	32 g/L	35 ～ 55 g/L
前白蛋白	266 mmol/L	200 ～ 400 mmol/L

腹部 B 超：未见腹水。

（2）伤口评估

评估项目	评估内容
伤口类型	空洞
伤口部位	下腹正中
伤口大小	①伤口：3.2 cm×1.5 cm×2.2 cm ②伤口：0.8 cm×0.3 cm×0.5 cm
伤口床组织类型	均为100%红色组织
伤口渗出液	少量清亮稀薄液
伤口边缘	正常
伤口周围皮肤	正常
伤口气味	无味
NRS评分	0分
细菌培养	阴性

2．伤口处理难点

输尿管吻合口瘘已经完全闭合，伤口逐渐好转。患者经历较大手术创伤，身体意象紊乱，术后出现并发症再次入院等，造成心理负担较重，此阶段难点在于如何快速闭合伤口。结合目前身体状况，经伤口治疗中心医生、泌尿科医生、患者及家属三方沟通后，感染控制，组织活力恢复后，启动伤口清创缝合术。

3．处理措施

（1）全身治疗

同感染进展期。

（2）局部处理

局部麻醉下，拆除全部外缝线和已经暴露的内缝合线，去除所有坏死组织（图14-6），采用褥式缝合的方式，将伤口闭合（图14-7）。复方黄柏液湿敷20 min，每2～3天1次，同时配合

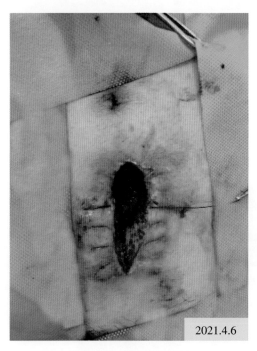

2021.4.6

图14-6　去除坏死组织

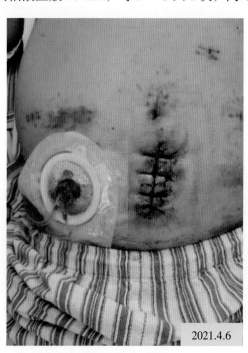

2021.4.6

图14-7　缝合伤口

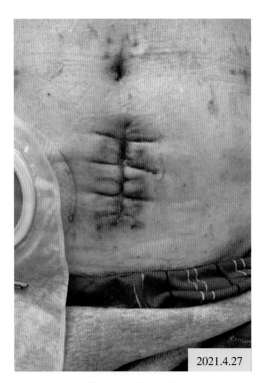

图 14-8　伤口愈合

波长为 633 nm 的红光照射 10 min，每天 1 次，促进肉芽组织的生长，加速愈合。

（3）患者教育

①正常饮食，增加蛋白质摄入。

②造口居家护理期间仍须保持伤口敷料清洁、干燥，避免尿液渗漏污染伤口。

③如伤口敷料有污染或渗出，及时就诊。

4．肉芽生长期和上皮爬行期效果评价

4 月 27 日拆除缝线，伤口愈合（图 14-8）。

三、整体效果评价

历时 2 周时间，通过全身抗感染、加强营养支持治疗，在保持伤口引流通畅的前提下，局部抗感染治疗，输尿管 - 吻合口瘘在最短的时间内愈合。4 月 6 日，启动伤口清创治疗，并一次性将伤口闭合，4 月 27 日拆除缝线，伤口愈合（图 14-9）。

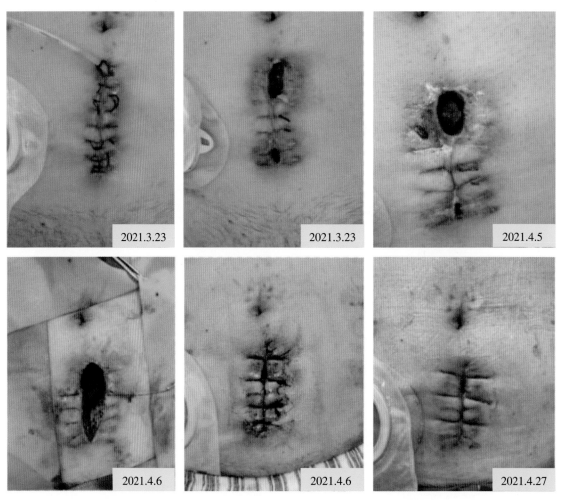

图 14-9　整体效果评价

四、案例讨论

本例患者高龄，术后营养状况差是发生伤口愈合不良及输尿管 - 回肠吻合口瘘的主要因素。因此，围术期的护理管理尤为重要，应掌握患者术前、术后的异常指标、营养状况，术后饮食恢复情况等，发现异常及时干预。

造口护理要及时清除回肠内分泌肠液，避免堵塞造口出口，保持引流通畅。为避免尿液渗漏，可使用皮肤保护膜、防漏膏加强隔离、保护，避免发生造口周围潮湿相关性皮炎及尿液外漏而污染术后伤口。

患者伤口出现大量渗液，结合术式及对渗出液颜色、量、性质的评估，应考虑是否发生输尿管 - 回肠吻合口瘘。可行渗出液肌酐检测，腹部 B 超检查辅助确诊。应尽早给予干预措施，促进输尿管 - 回肠吻合口瘘愈合，减少伤口渗出。

伤口须保持充分引流，给予局部抗感染治疗。清创缝合术后，应用复方黄柏液湿敷以起到清热解毒、消肿散结、收敛炎症的功效。配合红光照射，提高细胞活性，促进蛋白质合成和能量代谢，增强白细胞的吞噬功能，加速局部血液循环，从而促进肉芽组织生长，加速愈合，减少患者住院时间及就医次数，减轻患者心理负担。

五、三级预防

膀胱全切、回肠膀胱造口术是目前治疗肌层浸润性膀胱癌的常见术式，但由于该术式涉及消化系统及泌尿系统，术式复杂、创伤大，术后可发生多种并发症。围术期须全面评估患者整体状态，必要时给予相应干预措施，降低术后并发症发生风险。

回肠膀胱造口术后出现输尿管 - 回肠吻合口瘘，术后伤口愈合不良，易发生腹膜炎及尿液污染伤口，导致伤口感染加重。二级预防应严密观察患者腹部体征，预防尿液渗漏，积极处理伤口，给予全身及局部抗感染治疗。

回肠膀胱造口术后，需终生佩戴造口护理用品，增加了患者自我护理难度及心理负担。要指导患者及家属掌握尿路造口常规护理、并发症观察、饮食、穿衣、回归社会等康复期内容，降低造口远期并发症发生风险，提高患者生活质量。

六、知识链接

永久性尿流改道的定义：泌尿系统某一器官发生严重不可复性病变，不能用尿路成形方法恢复从尿道排尿，可将尿路直接或间接开口于腹壁，取新的途径将尿液排出体外。

（李小龙　柴盛楠）

15 一例横结肠造口旁伤口裂开患者的护理

一、简要病史

患者男性，76 岁，曾于 2018 年 5 月行乙状结肠癌根治、回肠袢式造口术。2018 年 12 月行造口还纳。2020 年 7 月 29 日因腹痛、腹胀、停止排气排便 2 天急诊入院。腹部平片示：腹部肠管扩张，肠腔积液。盆腔 CT 示：乙状结肠上方可见肠管重度扩张。诊断：急性肠梗阻。急诊在全麻下行横结肠袢式造口术。

2020 年 8 月 10 日，患者因造口旁伤口愈合不良、伤口裂开、造口渗漏频繁（图 15-1、图 15-2），就诊于我院伤口治疗中心。

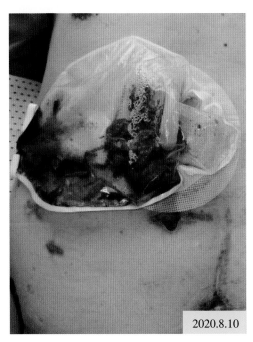

2020.8.10

图 15-1 揭除造口底盘前

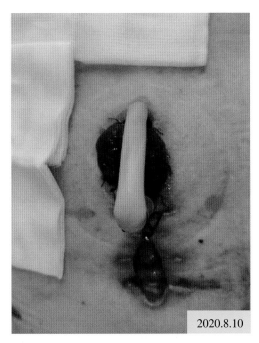

2020.8.10

图 15-2 揭除造口底盘后

二、护理过程

（一）感染进展期评估及处理（2020.8.10—2020.8.17）

1. 评估

（1）全身评估

一般状况：体温 36.6 ℃，脉搏 80 次 / 分，呼吸 20 次 / 分，血压 132/75 mmHg。

身高 175 cm，体重 69 kg，BMI 22.5 kg/m²，NRS 评分为 3 分。

既往史：否认高血压、冠心病、糖尿病等合并症。

药物、食物过敏史：无。

家族遗传病史：无。

心理社会及家庭状况：患者就诊过程中言语交流很少，偶有痛苦面容，情绪紧张、焦虑，SAS 评分 85 分。患者家庭经济状况尚可，与妻子、儿子、儿媳居住。因异地就医，现居住于旅馆内，儿子陪同就诊。

诊断：横结肠袢式造口术后、伤口愈合不良。

检查结果（2020 年 8 月 10 日）：

项目	检验值	参考值
空腹血糖	6.0 mmol/L	3.9 ～ 6.1 mmol/L
糖化血红蛋白	6.6%	4% ～ 6%
白细胞	11.6× 10⁹/L	（4 ～ 10）× 10⁹/L
前白蛋白	169 mmol/L	200 ～ 400 mmol/L

（2）伤口评估

评估项目	评估内容
伤口类型	裂开（图 15-3）
伤口位置	右上腹
伤口大小	4 cm× 2.2 cm× 1 cm
伤口床组织类型	25% 红色肉芽组织 75% 黄色坏死组织
伤口渗出液	大量褐色脓性液
伤口周围皮肤	红肿
伤口边缘	11 ～ 1 点钟方向潜行（图 15-4、图 15-5），深度为 2 cm
NRS 评分	静息时 2 分，操作时 5 分

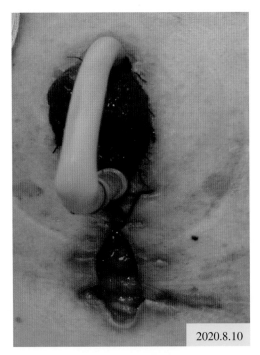

2020.8.10

图 15-3　伤口裂开

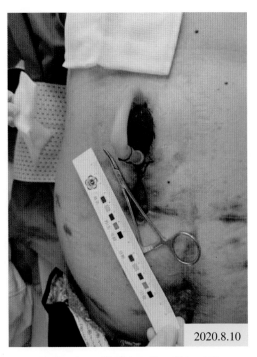

2020.8.10

图 15-4　11 点钟方向伤口潜行测量

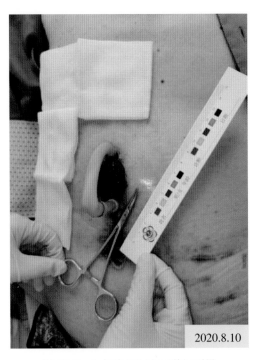

2020.8.10

图 15-5　1 点钟方向伤口潜行测量

（3）造口评估

评估项目	评估内容
位置	右上腹
类型	横结肠临时性袢式造口
颜色	红润
形状	椭圆形
大小	45 mm × 35 mm
排泄口最低黏膜高度	平卧位时高于腹壁平面 8 mm
黏膜皮肤缝合处	正常
造口周围皮肤	正常，6 点钟方向伤口裂开
支撑棒	移位
排泄物	褐色水样便，约 1500 ml/d

2．伤口处理难点

患者造口紧邻手术切口，且排泄物为水样便，造成造口底盘粘贴困难，容易发生渗漏，增加了护理难度。促进伤口愈合的同时做好隔离保护，预防排泄物渗漏至伤口而加重感染。

3．处理措施

（1）全身治疗

遵医嘱口服头孢地尼胶囊（世扶尼）0.1 g TID。分别于每日三餐后冲服肠内营养粉剂（安素）55.8 g，在三餐中各加入乳清蛋白粉（含量 80% 以上）9 ~ 10 g。

（2）局部处理

移除底盘后，清洁造口及造口周围皮肤。常规消毒伤口后用干纱布吸干水分及渗液。保守性锐器清创后，亲水纤维银敷料填塞伤口，吸收渗液后释放银离子，起锁住水分及锁定细菌活动的作用，从而最大限度地抑制渗出液中细菌的活动，锁水后形成凝胶状，维持伤口湿润环境，发挥自溶性清创作用。造口护肤粉喷洒在造口周围皮肤上，10 分钟后去除未被吸收的粉剂。皮肤保护膜喷洒在造口周围皮肤上，形成透明膜状保护层。支撑棒与造口 6 点钟方向存在一定缝隙，排泄物易渗漏污染伤口，所以伤口外层选择水胶体敷料，裁剪后可包裹支撑棒根部及覆盖缝隙处。造口根部涂抹防漏膏，预防渗漏（图 15-6）。粘贴凸面底盘，衔接造口袋，应用造口腹

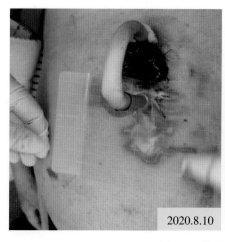
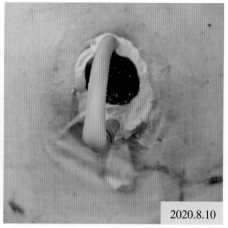

2020.8.10　　　　2020.8.10

图 15-6　伤口、造口处理过程

带加压固定，有效地收集排泄物。每日换药。

（3）患者教育

①观察造口底盘粘贴效果，一旦发现排泄物渗漏，需要及时更换造口底盘。

②每天更换造口袋，造口袋内排泄物达 1/3 容量，或有气体充盈时，及时排放排泄物及气体。

③可适量进食富含膳食纤维食物，如红薯、燕麦、小米等。但须加工精细，细嚼慢咽，改善排泄物性状，避免进食木耳、蘑菇、芹菜等不易消化及纤维过长、易成团食物。

④正确佩戴造口腹带。

4. 感染进展期效果评价

通过自溶性清创，隔离保护创面，有效收集排泄物，创造良好的愈合环境，伤口渗出减少，坏死组织逐渐脱落，伤口感染得到控制（图 15-7）。

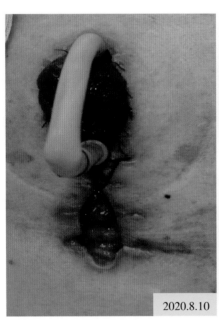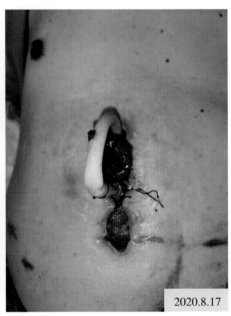

2020.8.10　　　　　　　　2020.8.17

图 15-7　感染进展期效果评价

（二）坏死稳定期评估及处理（2020.8.17—2020.8.26）

1. 评估

（1）全身评估

一般状况：体温 36.8 ℃，脉搏 90 次 / 分，呼吸 17 次 / 分，血压 135/83 mmHg。

心理状况：患者就诊时情绪平稳，SAS 75 分。

饮食情况：患者进食低盐、低糖、高蛋白、高维生素饮食。

检查结果（2020 年 8 月 17 日）：

项目	检验值	参考值
空腹血糖	5.0 mmol/L	3.9 ~ 6.1 mmol/L
糖化血红蛋白	5.9%	4% ~ 6%
白细胞	8.6×10^9/L	$(4 \sim 10) \times 10^9$/L
前白蛋白	189 mmol/L	200 ~ 400 mmol/L

（2）伤口评估

评估项目	评估内容
伤口类型	裂开
伤口位置	右上腹
伤口大小	6 cm × 3 cm × 1.2 cm
伤口床组织类型	75% 红色肉芽组织 25% 黄色坏死组织
伤口渗出液	少量褐色脓性液
伤口周围皮肤	11 ～ 1 点钟方向潜行 深度为 2 cm
伤口边缘	正常
NRS 评分	静息时 2 分，操作时 5 分

2．伤口处理难点

伤口由感染进展期步入坏死稳定期，伤口床情况较前好转，但排泄物如渗漏污染伤口，容易加重感染。因此，此阶段仍需预防渗漏，局部伤口抗感染治疗。患者对后续治疗、康复缺乏信心，给予其心理护理，消除顾虑。

3．处理措施

（1）全身治疗

治疗用药同感染进展期。

关心、安慰及鼓励患者，向患者讲述处理方案，告知注意事项，每次换药时将伤口进展情况告诉患者，让其看到治疗的效果和希望，消除焦虑心理。

（2）局部处理

患者伤口处缝线脱落，伤口床坏死组织逐渐减少，渗出液减少。伤口处理同前，内层继续选择亲水纤维银敷料，外层使用水胶体敷料。造口处持续预防渗漏。每 2 ～ 3 天换药一次。

（3）患者教育

持续增加营养摄入，改善全身营养状况。注意饮食种类，改变排泄物性状，降低造口护理难度及渗漏风险。

4．坏死稳定期效果评价

伤口床为 100% 红色肉芽组织（图 15-8），伤口进入肉芽生长期及上皮爬行期。

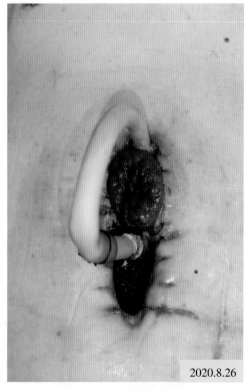

2020.8.26

图 15-8　坏死稳定期效果

（三）肉芽生长期和上皮爬行期评估及处理（2020.8.26—2020.9.30）

1．评估

（1）全身评估

一般状况：体温 36.5 ℃，脉搏 80 次 / 分，呼吸 18 次 / 分，血压 131/73 mmHg。

心理状况：患者就诊时情绪稳定，能正常沟通交流，SAS 45 分。

饮食情况：进食低盐、低糖、高蛋白、高维生素饮食。

检查结果（2020 年 8 月 26 日）：

项目	检验值	参考值
空腹血糖	5.2 mmol/L	3.9 ～ 6.1 mmol/L
糖化血红蛋白	5.3%	4% ～ 6%
白细胞	5.6×10^9/L	$(4 ～ 10) \times 10^9$/L
前白蛋白	220 mmol/L	200 ～ 400 mmol/L

（2）伤口评估

评估项目	评估内容
伤口类型	裂开
伤口位置	右上腹
伤口大小	4.8 cm × 2.5 cm × 0.8 cm
伤口床组织类型	100% 红色肉芽组织
伤口渗出液	少量淡血性液
伤口周围皮肤	正常
伤口边缘	正常
NRS 评分	静息时 2 分，操作时 4 分

2．伤口处理难点

伤口进入肉芽生长期，观察伤口生长速度、肉芽组织的健康程度，促进爬皮愈合。继续预防造口渗漏、避免感染再次发生也是此阶段的重点内容。

3．处理措施

（1）全身治疗

停止应用抗菌药物，继续营养支持。

（2）局部处理

拆除支撑棒，伤口处填塞亲水纤维银敷料。造口周围皮肤清洁后使用造口护肤粉、皮肤保护膜。泡沫敷料裁剪后覆盖伤口，可吸收大量渗液，延长换药间隔时间。造口根部使用防漏膏，预防渗漏。粘贴凸面底盘，衔接造口袋（图 15-9），造口腹带加压包扎。每 3 ～ 4 天换药一次。

经过几次换药处理，未发生排泄物渗漏污染伤口现象，伤口即将愈合，给予创面修复医用敷料（图 15-10），加速伤口愈合。使用泡沫敷料覆盖伤口（图 15-11），吸收渗液。造口处理同前。嘱患者每 3 ～ 4 天换药一次。

（3）患者教育

①创面愈合后腹壁遗留瘢痕，外形不平坦，需继续关注造口周围外形变化，应用凸面底盘有效收集排泄物，造口腹带加压包扎预防渗漏。

②造口紧邻手术切口，且术后切口未一期愈合，该处抗张力能力差，增加发生造口脱垂、腹壁切口疝及造口旁疝风险。指导患者造口腹带的应用方法及注意事项，加强腹部肌肉锻炼，合理饮食，积极控制体重。嘱患者在咳嗽时，将四指隆起呈拱形放置在造口上，向上向内托住造口，

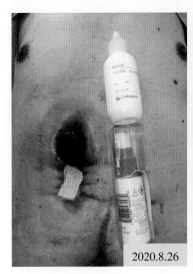
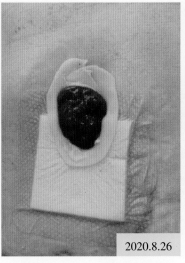
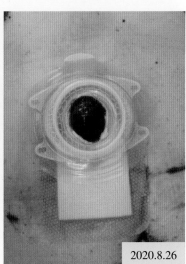

2020.8.26   2020.8.26   2020.8.26

图 15-9   第三阶段护理过程

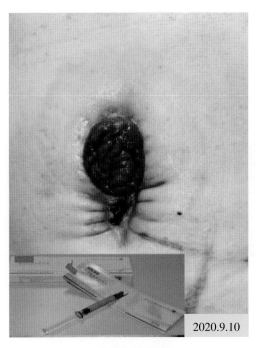

2020.9.10

图 15-10   使用创面修复医用敷料

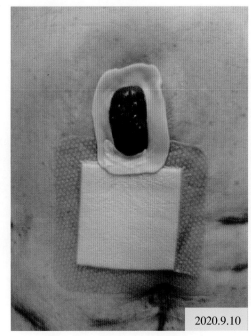

2020.9.10

图 15-11   使用泡沫敷料覆盖伤口

此手法可避免造口处压力突然升高而引起的腰壁切口疝及造口旁疝的发生。

③适量进食高纤维食物以预防便秘，长期便秘要及时治疗，必要时可根据医师指导进食膳食纤维营养素。

④避免过多腹部用力致腹内压升高的活动。

4. 肉芽生长期和上皮爬行期效果评价

患者伤口愈合（图 15-12）。

三、整体效果评价

历时 50 天，患者造口旁伤口完全愈合，但遗留腹壁伤口瘢痕，造口周围皮肤不平坦（图 15-13）。

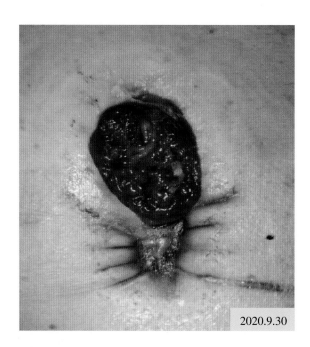

图 15-12 伤口愈合

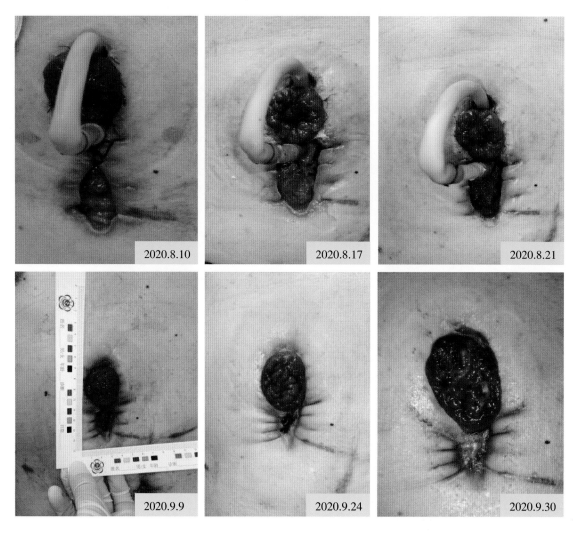

图 15-13 整体效果评价

四、案例讨论

患者术后早期，横结肠造口排泄量大且稀薄，容易导致排泄物渗漏，加重伤口感染。而感染性伤口往往有大量渗液，从而影响造口底盘粘贴而引发渗漏，由此形成一个恶性循环，增加护理难度。结肠排出的粪水中含有多种消化酶且呈弱碱性，对皮肤腐蚀性强，皮肤并发症发生率较高，尤其容易引起造口周围刺激性皮炎。有效地预防渗漏、避免排泄物污染伤口是控制感染的关键。

伤口处理则需要根据渗液量，结合敷料的特性，调整敷料使用和换药时间，保持伤口创面适度湿润的环境和适宜的温度。创面修复医用敷料、透明质酸钠可以促进创面愈合、组织中表皮生长因子含量增加，具有抗炎作用，使新生上皮组织顺利爬皮，加速伤口愈合。

患者血白蛋白及总蛋白低于正常值，指导其每日口服营养科配制的营养餐，合理的饮食结构和规律进食可以保证营养供应，改善营养状态，还有利于排泄物性状的改善、排便规律的形成。

由于多次手术，且本次病程长，伤口局部及造口周围疼痛明显，伤口恢复缓慢以及频繁换药，加重了患者的心理负担。心理紧张可导致伤口愈合延迟，应做好心理护理。嘱家属多体贴、关心患者；在护理过程中耐心倾听患者主诉，积极鼓励患者勇于面对疾病，及时沟通治疗效果，使其树立战胜疾病的信心。

五、三级预防

术前专科护士肠造口定位，遵循避开手术切口、骨隆突处、瘢痕处等原则。加强医生、护士在造口定位上的合作，手术中尽量避免造口距离伤口过近或直接开口于伤口上，提高预防造口并发症及改善患者生活质量的意识。

一旦发生造口旁伤口感染，应注意观察患者血生化指标、生命体征及腹部体征变化，如有异常，及时和医生沟通进行处理。处理创面的同时，指导患者使用凸面底盘配合造口腰带／腹带，为促进伤口愈合创造有利条件。

熟练掌握肠造口自我护理技能，预防渗漏所致的造口周围刺激性皮炎。避免腹压增高的因素，应用造口腹带，预防造口脱垂、造口旁疝及腹壁切口疝是做好三级预防的关键。

六、知识链接

凸面底盘使用适应证

1. 凸面底盘适用于结肠、回肠和泌尿造口。
2. 排出物是液体时可以使用凸面底盘来预防或管理渗漏。
3. 造口开口方向和皮肤表面平坦是使用凸面底盘的指征。
4. 造口周围皮肤较硬时，软的凸面底盘可能是更好的选择。
5. 造口周围皮肤较软时，硬的凸面底盘可能是更好的选择。
6. 有造口周围皮肤问题时，可能需要凸面底盘。
7. 术后早期可以考虑使用凸面底盘。
8. 袢式造口末端开口在皮肤平面是凸面底盘使用指征。
9. 造口开口方向偏离中央是凸面底盘使用指征。
10. 造口开口方向在皮肤平面下方是凸面底盘的使用指征。
11. 可以通过凸面底盘来管理肠瘘。

（李小龙）

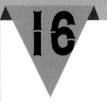

一例胃穿孔术后伤口愈合不良患者的护理

一、简要病史

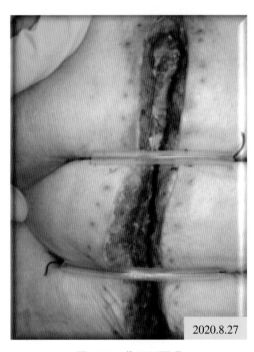

图 16-1 伤口正面观

患者女性，76岁，以急性腹膜炎急诊入院，于2020年8月16日在全麻下行开腹探查、胃穿孔修补术，术后转入ICU治疗，8月27日病情平稳转回普外科病房，换药时发现伤口愈合不良（图16-1）。

二、护理过程

（一）感染进展期合并坏死稳定期评估及处理（2020.8.27—2020.10.12）

1. 评估

（1）全身评估

一般状况：体温37.8 ℃，脉搏95次/分，呼吸20次/分，血压129/61 mmHg。身高158 cm，体重58 kg，BMI 23.29 kg/m²。

既往史：冠心病10余年，系统性红斑狼疮病史10余年，均未正规治疗，病情控制不详。

药物、食物过敏史：无。

心理社会及家庭状况：良好。

检查结果：

项目	检验值	参考值
白细胞	11.11 × 10⁹/L	（4 ~ 10）× 10⁹/L
中性粒细胞百分比	81.9%	40% ~ 75%
血红蛋白	91 g/L	115 ~ 150 g/L
白蛋白	30.5 g/L	40 ~ 55 g/L

（2）伤口评估

评估项目	评估内容
伤口类型	裂开
伤口部位	中上腹
伤口大小	11 cm×2 cm×2 cm
伤口床组织类型	50% 红色肉芽组织、50% 黄色坏死组织 伤口内可见缝合线；有 2 处减张缝合
伤口渗出液	大量黄色脓性液
伤口边缘	卷边
伤口周围皮肤	正常
伤口气味	无味
NRS 评分	静息时 1 分，操作时 2 分

2．伤口处理难点

患者术后第 11 天，体温高，血红蛋白低，白蛋白低，饮食为半流食。腹部伤口全层裂开，有 2 处减张缝合拉拢皮肤。伤口床上有大量的坏死组织，可见内缝合线。同时患者合并免疫系统疾病，需给予激素治疗。全身状态差、激素治疗都是影响伤口愈合的不利因素。因此，此期伤口处理难点是如何快速改善患者的全身状况，减少伤口内组织坏死，终止病情恶化。

3．处理措施

（1）全身治疗

①抗感染治疗：注射用亚胺培南西司他丁钠（泰能）1 g + 0.9% 氯化钠 100 ml BID 静脉输入。

②营养支持：人血白蛋白 10 g BID 静脉输入改善营养状况。

③合并症治疗：氢化可的松 100 mg + 0.9% 氯化钠 QD 静脉输入。

④心理疏导：关注患者心理状态，及时沟通治疗进展及伤口转归情况，帮助其建立战胜疾病的信心。

（2）局部处理

移除敷料，用带有表面活性剂的消毒液清洗伤口，给予保守性锐器清创后，填塞 Drawtex 创面敷料加强引流，羧甲基纤维素钠银敷料控制感染，管理渗液的同时起到自溶性清创的作用（图 16-2）。纱布及棉垫覆盖，多头腹带及弹力腹带双层加压包扎。每日换药。

（3）患者教育

①如果伤口渗出量大，或有其他异常情况，需要及时告知医护人员。

②鼓励患者进食易消化、高蛋白、高营养的食物，改善营养状态，促进伤口愈合。

③指导患者使用弹力腹带加压包扎，嘱患者咳嗽时，双手轻压伤口两侧，使伤口两侧的皮肤及软

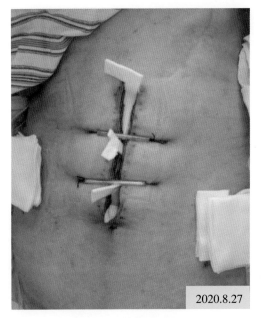

2020.8.27

图 16-2　敷料填塞创面

组织向伤口处聚拢，减轻腹部张力及伤口疼痛。

4. 感染进展期合并坏死稳定期效果评价

经过全身抗感染治疗，营养支持，充分引流，创面感染得到有效控制，利用保守性锐器清创及自溶性清创清除，患者术后 3 周，拆除伤口内缝合线及减张缝合线，肉芽组织屏障逐渐形成（图 16-3）。

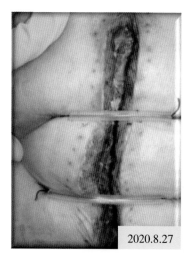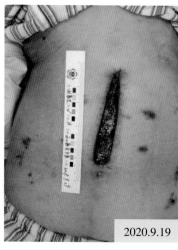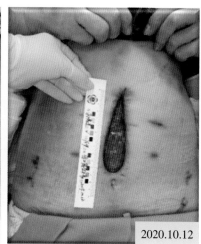

2020.8.27   2020.9.19   2020.10.12

图 16-3　坏死稳定期效果评价

（二）肉芽生长期及上皮爬行期评估及处理（2020.10.12—2020.11.09）

1. 评估

（1）全身评估

一般状况：体温 36.9 ℃，脉搏 89 次 / 分，呼吸 20 次 / 分，血压 131/79 mmHg。
患者可进普食，血白蛋白上升至 41 g/L，营养状况得到改善。

（2）伤口评估

评估项目	评估内容
伤口类型	裂开
伤口部位	中上腹
伤口大小	10.5 cm × 2 cm × 1.5 cm
伤口床组织类型	100% 红色肉芽组织（图 16-4）
伤口渗出液	少量黄色浆性液
伤口边缘	卷边
伤口周围皮肤	正常
伤口气味	无味
NRS 评分	静息时 0 分，操作时 2 分

2. 伤口处理难点

伤口进入肉芽生长期的治疗策略是促进肉芽组织生长，预防感染复发。处理策略包括使用具有相应功能的敷料、药物和负压治疗等。对于此案例，伤口裂开面积大而深，患者高龄，而且使用激素治疗影响肉芽组织的生长。继续换药处理，肉芽组织生长速度慢，容易再次感染。

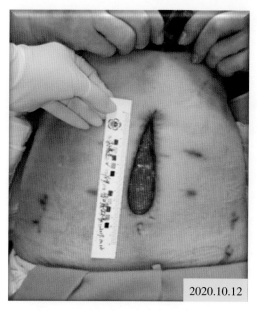

图 16-4　伤口床 100% 红色肉芽组织

隔日往返医院增加患者负担，会降低其战胜疾病的信心。采取负压辅助创面封闭技术（VAC），虽然经济费用高，但愈合速度快，减少患者往返医院的频率。经与患者及家属沟通后，选择负压封闭引流治疗促进肉芽组织生长。

3. 处理措施

（1）全身治疗

停止抗菌药物治疗，静脉激素治疗已调整为口服醋酸泼尼松 40 mg QD8。

（2）局部处理

给予患者清创后第一次负压辅助创面封闭技术（图 16-5），促进肉芽组织健康生长。1 周后拆除负压发现，肉芽组织呈鲜红色，颗粒感明显，直接缝合伤口（图 16-6）。3 周后拆除缝线，伤口愈合（图 16-7）。

（3）患者教育

负压治疗期间（图 16-8），嘱患者妥善固定管路，避免管道受压、折叠、扭曲、脱出等现象。妥善放置，避免人员不慎碰翻损坏负压泵。负压泵电源线应与插头连接牢固。若出现引流液突然减少、管道瘪陷、引流液面停滞等情况，应考虑引流管堵塞，须及时就医。

三、整体效果评价

历时 2 月余，腹部创面完全愈合（图 16-9）。患者病情平稳，营养状况得到改善，完全恢复自理能力，患者情绪良好。

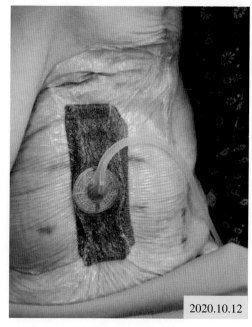

图 16-5　负压辅助创面封闭技术

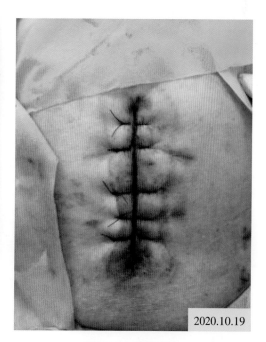

图 16-6　缝合伤口

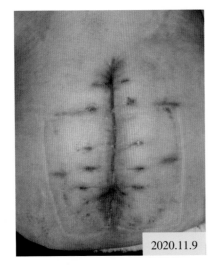

图 16-7　伤口愈合

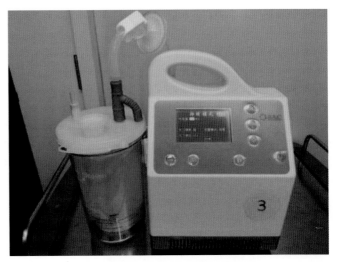

图 16-8　便携式负压吸引器

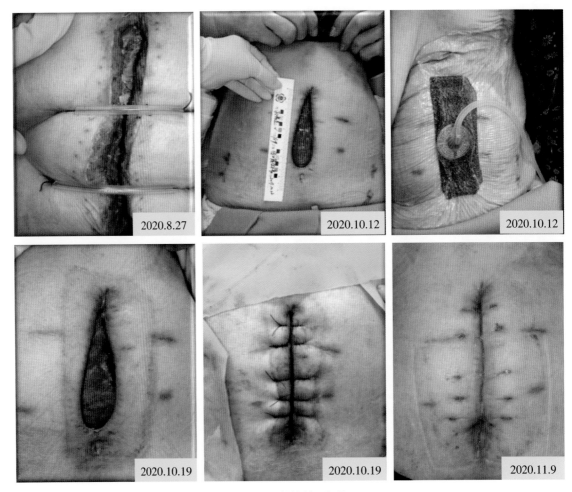

图 16-9　整体效果评价

四、案例讨论

该病例治疗成功的关键是：将患者的全身和伤口局部治疗看作一个整体，在处理创面的同时，关注患者合并症的治疗。

系统性红斑狼疮导致自身免疫功能障碍，应用泼尼松，大量肾上腺皮质激素抑制新生毛细血管的形成、成纤维细胞的增生和胶原合成，并加速胶原纤维的分解，导致愈合不良；伤口易于继发细菌感染。针对患者的伤口特点结合湿性愈合理念，运用 TIME 处理原则合理选用敷料。同时给予全身抗感染治疗及营养支持，才能加快创面愈合，加速康复。

其次是如何做好伤口床准备，为手术闭合伤口创造有利条件。在伤口床准备过程中，先有效控制局部感染，选择有抗感染功能、有效引流及锁定渗出液的敷料。

进入坏死稳定期后要及时彻底地清创，让伤口顺利进入到肉芽生长期。在肉芽生长期，选择促使创面更快愈合的伤口闭合方案。负压辅助创面封闭技术虽然费用稍高，但它加速周围组织活力恢复，1 周治疗后即可缝合切口，伤口顺利愈合，最终节省患者总的医疗费用。

五、三级预防

该患者发生术后伤口感染、愈合不良的因素，主要是高龄、合并免疫系统疾病、急诊手术为Ⅳ类切口，所以围术期医生对抗菌药物正确的使用、严格无菌操作、治疗原发病是控制感染的关键。

患者为腹部切口裂开，当感染控制后，伤口的保护、选择促进伤口愈合的负压封闭引流治疗，为快速闭合伤口创造了条件。

积极治疗伤口的同时，告知患者营养均衡、适量运动的重要性，预防肠梗阻、切口疝等并发症的发生，提高患者生活质量，做好三级预防。

六、知识链接

切口清洁度分类标准

类别	标准
Ⅰ类（清洁）切口	手术未进入炎症区，未进入呼吸道、泌尿生殖道，以及闭合性创伤手术符合上述条件者
Ⅱ类（清洁－污染）切口	手术进入呼吸道、泌尿生殖道但无明显污染，例如无感染且顺利完成的胆道、胃肠道、阴道、口咽部手术
Ⅲ类（污染）切口	新鲜开放性创伤手术，手术进入急性炎症但未化脓区域；胃肠道内容物有明显溢出污染；无菌技术有明显缺陷（如紧急开胸心脏按压）者
Ⅳ类（污染－感染）切口	有失活组织的陈旧创伤手术；已有临床感染或脏器穿孔的手术

（李　宁）

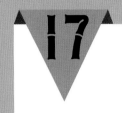

一例腹部切口裂开患者的护理

一、简要病史

患者女性，43 岁，主因继发痛经 13 年，肾积水 3 年，发现盆腔包块 5 个月入院。患者曾于 2016 年 5 月因子宫内膜异位症行左侧输尿管支架置入、开腹左侧卵巢切除术。2021 年 3 月输尿管支架取出术后因感染中毒性休克入院抗感染治疗后，再次行输尿管支架置入术。本次因子宫内膜异位症复发，于 2021 年 9 月 14 日在全麻下行开腹探查右肾切除、全子宫切除、右侧附件切除术。9 月 22 日患者出现伤口裂开（图 17-1），以伤口愈合不良就诊于伤口中心。

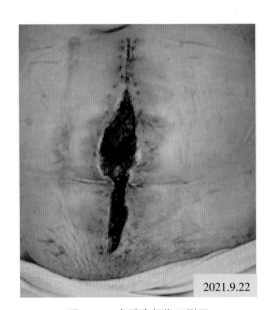

图 17-1　术后腹部伤口裂开

二、护理过程

（一）感染进展期评估及处理（2021.9.22—2021.9.26）

1. 评估

（1）全身评估

一般状况：体温 36.2 ℃，脉搏 88 次 / 分，呼吸 18 次 / 分，血压 125/80 mmHg。身高 158 cm，体重 58 kg，BMI 24 kg/m^2，腹围 92 cm。

既往史：否认高血压、冠心病、糖尿病等合并症。20 余年前行开腹阑尾切除术，2002 年行剖宫产术，2012 年因输卵管积水、子宫肌瘤行开腹左侧输卵管切除、子宫肌瘤剔除术。

药物、食物过敏史：无。

家族遗传史：无。

心理社会状况：患者因多次手术，情绪低落，对后续治疗、康复表示担忧。

诊断：子宫内膜异位症术后、右肾切除术后、切口愈合不良。

检查结果（2021 年 9 月 22 日）：

项目	检验值	参考值
白细胞	$16.2 \times 10^9/L$	$(3.5 \sim 9.5) \times 10^9/L$
血红蛋白	108 g/L	$115 \sim 150$ g/L
白蛋白	31 g/L	$35 \sim 55$ g/L
尿培养	大肠埃希菌 +	无

（2）伤口评估

评估项目	评估内容
伤口类型	裂开
伤口部位	下腹部
伤口大小	9.8 cm × 2.8 cm × 1.5 cm
伤口床组织类型	> 75% 红色肉芽组织 < 25% 黄色坏死组织
伤口渗出液	大量黄色脓性液
伤口气味	无味
伤口边缘	浸渍
伤口周围皮肤	红肿
NRS 评分	静息时 1 分，操作时 3 分

2．处理措施

（1）全身治疗

遵医嘱给予口服头孢地尼胶囊（世扶尼）0.1 g TID。

加强心理护理，指导家属多体贴、关心患者，适时给予安慰、鼓励；在护理过程中耐心倾听患者对疼痛等不适的倾诉，积极鼓励患者面对疾病，及时和患者沟通治疗效果，分享成功案例，增强患者信心。

（2）局部处理

常规消毒伤口，清除伤口内坏死组织，并取伤口内组织送细菌培养。使用多聚长效抗菌膜液材（敷）料喷涂创面，起到抗菌作用并形成抗菌膜。选择羧甲基纤维素钠银填充伤口，控制感染并能够吸收渗液后凝胶化，起自溶性清创的作用。外层敷料选择大棉垫覆盖。腹带加压包扎以降低腹部张力。每 2 日换药一次。

3．患者教育

（1）加强营养，合理搭配膳食。指导患者进食高蛋白、高维生素、高纤维素饮食，包括牛奶、鸡蛋、瘦肉、鱼肉、新鲜蔬菜和水果等，促进细胞和组织再生，改善机体营养状况，同时注意预防便秘的发生。

（2）指导患者尽量采取半卧位，减轻腹部张力。在改变体位或咳嗽时嘱其双手向中央按压伤口两侧，避免引起腹部压力突然增加。指导患者正确佩戴腹带，松紧适宜，腹带过松起不到效果，过紧影响伤口周围血液循环。

（3）鼓励患者与家属、朋友沟通，疏解紧张情绪。

4. 感染进展期效果评价

经过积极处理，播散感染得到控制，伤口周围红肿消退，不再有新发坏死组织（图 17-2）。

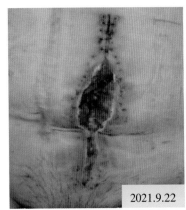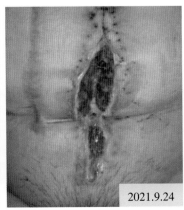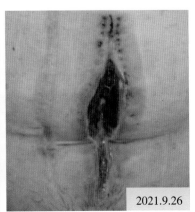

2021.9.22　　　2021.9.24　　　2021.9.26

图 17-2　感染进展期效果

（二）坏死稳定期评估及处理（2021.09.26—2021.10.07）

1. 评估

（1）全身评估

一般状况：体温 36.8 ℃，脉搏 84 次 / 分，呼吸 20 次 / 分，血压 122/83 mmHg。

实验室检查：伤口细菌培养结果阴性。

心理状况：伤口感染虽然得到控制，但仍未达到闭合伤口的条件，患者对伤口愈合情况仍表示担忧。

（2）伤口评估

评估项目	评估内容
伤口类型	裂开
伤口部位	下腹部
伤口大小	9.2 cm × 2.5 cm × 1.2 cm
伤口床组织类型	＞ 75% 红色肉芽组织 ＜ 25% 黄色坏死组织 外露内层缝线（图 17-3）
伤口渗出液	中量黄色脓性液
伤口气味	无味
伤口边缘	正常
伤口周围皮肤	正常
NRS 评分	静息时 0 分，操作时 2 分

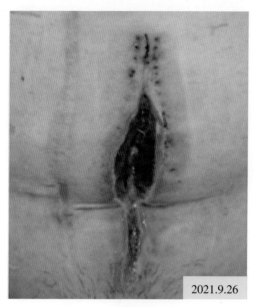

图 17-3　外露内层缝线

2．处理措施

（1）全身治疗

同感染进展期。

（2）局部处理

常规伤口消毒后，清除坏死组织，注意不要清除外露的内缝合线。多聚长效抗菌膜液材（敷）料均匀喷涂创面，羧甲基纤维素钠银填充伤口，外层敷料选择大棉垫覆盖。腹带包扎以降低伤口张力。每 2 日换药一次。

3．患者教育

同感染进展期。

4．坏死稳定期效果评价

经过 1 周的积极处理，伤口床坏死组织全部去除，渗液量减少。虽然感染得到控制，但伤口的组织活力并未完全恢复。内层缝线是深部组织的屏障，如过早拆除，暴露深部组织，更容易引起感染，所以伤口内缝合线仍需保留（图 17-4）。

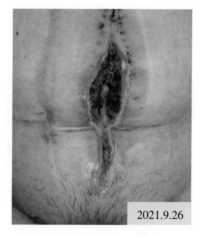
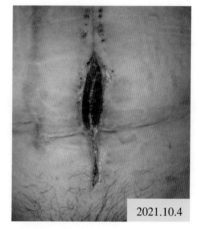

图 17-4　坏死稳定期效果

（三）肉芽生长期和上皮爬行期评估与处理（2021.10.8—2021.10.28）

1．评估

（1）全身评估

一般状况：体温 36.5 ℃，脉搏 84 次 / 分，呼吸 20 次 / 分，血压 121/82 mmHg。

心理状况：患者因多次手术，担心再次手术缝合伤口后预后不好。

检查结果：2021 年 10 月 8 日

项目	检验值	参考值
白细胞	9.8×10^9/L	$(3.5 \sim 9.5) \times 10^9$/L
血红蛋白	115 g/L	115 ～ 150 g/L

（2）伤口评估

评估项目	评估内容
伤口类型	裂开
伤口部位	下腹部
伤口大小	4.8 cm × 2.1 cm × 0.8 cm
伤口床组织类型	100% 红色肉芽组织（图 17-5） 外露内层缝线
伤口渗出液	少量淡黄色浆性液
伤口气味	无味
伤口边缘	正常
伤口周围皮肤	正常
NRS 评分	静息时 0 分，操作时 2 分

2．处理难点

此时需要为患者选择个性化的闭合伤口方案，促进快速康复。选择合适方式闭合伤口是此期的处理难点。

方案①：继续换药，等待肉芽组织生长，填充伤口。优点：不需要再次手术；缺点：愈合时间长，肉芽组织填充伤口，形成的瘢痕大。

方案②：通过手术进行清创、缝合。优点：愈合周期短；缺点：需要再次手术，缝线对皮肤有二次损伤。

方案③：清创后，使用牵张闭合器闭合伤口。该患者伤口愈合需具备的条件：感染得到有效控制、间生态组织活力恢复、愈合环境适宜、组织相对空间稳定、深方死腔消灭、病因已解决。该患者实施牵张闭合技术，能满足以上条件。使用牵张闭合器的优点：无创，愈合后形成线状瘢痕，局部皮肤质量好、美观，避免二次手术对患者造成的心理影响及经济负担。

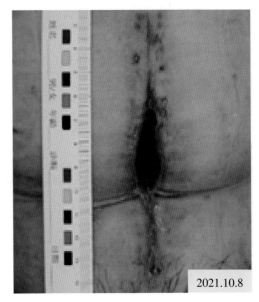

2021.10.8

图 17-5　100% 红色肉芽组织

根据实验室检查结果判断，患者抗感染治疗有效，营养状况得到改善。综合上述分析，为患者选择了方案③。

3．处理措施

（1）全身治疗

遵医嘱停止口服抗菌药物，做好患者心理护理：讲解使用牵张闭合器闭合伤口的优势，取得患者的配合，为患者分享成功的案例，增强其对疾病预后的信心，积极配合治疗。

（2）局部处理

常规消毒伤口后，拆除伤口内层缝合线，保守性锐器清创方法清除炎性肉芽组织。继续使用多聚长效抗菌膜液材（敷）料预防感染。使用牵张闭合器闭合伤口，使用时牵引力的大小以皮肤边缘的血运情况及患者的疼痛耐受度为标准，以不引起皮缘苍白为宜。腹带加压包扎，降低腹部切口张力。每 3 天换药一次。

4．患者教育

指导患者做好居家观察，如出现伤口疼痛加剧，敷料浸透，提示疑有感染发生，伤口闭合的成功率降低。嘱患者观察伤口周围情况，有无红、肿、热、痛的发生，是否出现脓性分泌物及大量渗出。如出现以上任意一种情况，均需要及时就医。

5．肉芽生长期和上皮爬行期效果评价

患者伤口渗出逐渐减少，伤口周围未出现红、肿、热、痛，10 月 11 日后延长换药频率至每周一次，10 月 28 日拆除伤口闭合器，伤口愈合（图 17-6）。

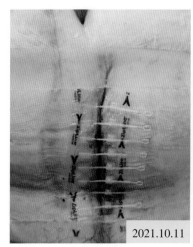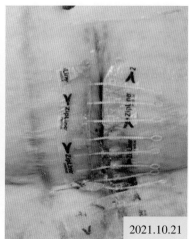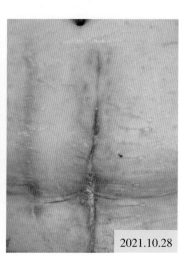

图 17-6　肉芽生长期和上皮爬行期效果

三、整体效果评价

经过 37 天精心护理，通过抗感染治疗、逐步清除坏死组织、选择适合患者伤口生长的闭合方式促进患者快速康复，腹部切口愈合（图 17-7）。

四、案例讨论

切口愈合不良是腹部外科术后常见并发症，以切口感染、皮下脂肪液化和切口裂开较为常见，且三者可能同时出现并相互影响。90% 切口愈合不良在术后 7 ～ 11 天出现。研究表明，伤口裂开发生组病死率较对照组高 7.5%，住院天数延长 15.4 天，有较高的治疗难度，并增加医疗费用，严重影响患者的生活质量。该患者既往有多次手术史，仅开腹手术就经历了 4 次，患者的 BMI 24 kg/m²，腹围 92 cm、女性腰围 ≥ 85 cm 即可诊断为腹型肥胖。以上因素均为患者出现腹部切口裂开的风险因素。

多次手术史导致患者不希望通过手术缝合的方式闭合伤口，综合评估患者及伤口特点，经过积极的伤口床准备，伤口缩小，肉芽组织健康，周围组织活力恢复，腹部张力不高，使用牵张闭合器是最佳选择。

在伤口处理过程中，要有整体观，关注伤口的同时，还要积极改善患者的全身状态，做好饮食指导、心理护理及健康宣教，为患者伤口恢复提供有利条件。

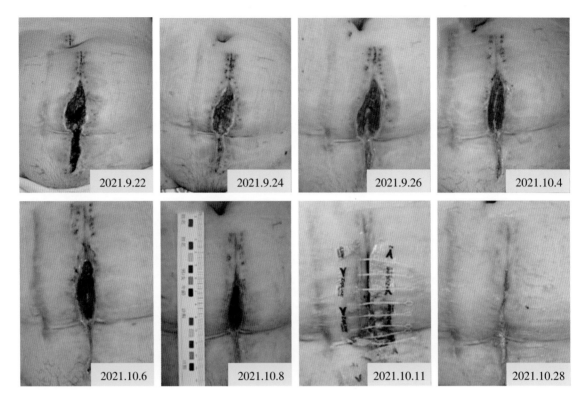

图 17-7　整体效果评价

五、三级预防

有伤口愈合不良风险因素的患者，根据病情需要及自身条件，尽量选择腹腔镜治疗。此种手术方式创伤小，利于患者术后康复。另外，手术切口缝线的拆除时间根据切口部位有无水肿、切口对合是否良好、局部张力大小和有无裂开或评估裂开的风险后决定。

切口裂开容易出现在手术后 6 ~ 8 天，部分裂开可直达皮下组织层，应立即用无菌生理盐水纱布湿敷裂开部位，通知医生，协助分析裂开原因。若为感染伤口，需要按照 TIME 原则遵循安全、有效、循证实践来处理。

患者既往多次手术史，术后出现伤口裂开，皆为切口疝发生的风险因素。治疗过程中及治疗后，要给予患者相关的健康教育，避免引起切口疝发生的因素。康复后适当控制体重，避免长期咳嗽、便秘等诱发腹内压增高的情况发生，定期复查，若发现异常及时就医。

六、知识链接

（一）牵张治疗

1. 什么是牵张治疗？

通过采用渐进性牵张皮肤及软组织，达到创面闭合的治疗目的。核心原则：减少组织缺损，加速伤口闭合。可根据创面大小、伤口跨度、皮肤张力决定牵张器的材质、固定方式和使用的单元数。

2. 牵张治疗的优势

（1）损伤小，痛苦少。

（2）无需缝合：避免针眼的瘢痕；无拆线痛苦；减少缝合时的二次损伤；无异物反应及排

异问题；减少感染风险。

（3）应用时间可超过缝线：将伤口张力分散到伤口周围皮肤；伤口愈合后，仍可以继续使用；充分且持续减张。

3. 牵张闭合的劣势

（1）不能用于组织深方有死腔时。

（2）同样不能用于牵张治疗后出现皮下死腔的情况。

（3）头皮等毛发较多部位，粘胶背衬容易脱落。

（4）充分评估要被牵张皮肤的可牵张能力，否则造成皮肤损害。

（5）慢性感染伤口的牵张治疗需谨慎。

（二）BMI

$$BMI（kg/m^2）= 体重（kg）/ 身高^2（m^2）。$$

基于临床的肥胖症多学科诊疗共识中将 BMI $<$ 18.5 kg/m^2 定义为体重过低；18.5 ～ 3.9 kg/m^2 为正常；24 ～ 27.9 kg/m^2 为超重；$\geqslant$ 28 kg/m^2 为肥胖。

（三）腹型肥胖

腰围及臀围测定为临床上常用的判断代谢性肥胖和中心性肥胖的简易辅助指标。中国目前参考 WHO 的标准，成年男性腰围 $\geqslant$ 90 cm、女性腰围 $\geqslant$ 85 cm 即可诊断为腹型肥胖。

（宫　悦）

18 一例腰椎术后并发大疱性表皮松解坏死型药疹患者的护理

一、简要病史

患者男性，77岁，因腰部疼痛2年伴左下肢麻木3个月，以腰椎管狭窄症平诊入院。2018年6月18日患者因注射头孢呋辛钠（丽扶欣）过敏致全身出现大小不等的多形红斑，表面有小水疱，后逐渐融合成大疱（图18-1～图18-3），曾请皮肤科会诊，外用紫草油治疗效果不佳。于6月22日请伤口治疗中心会诊，诊断为大疱性表皮松解坏死型药疹。

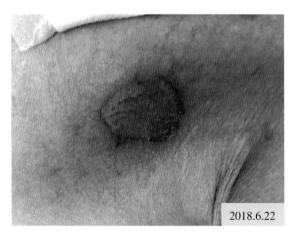

图 18-1 左大腿外侧药疹水疱

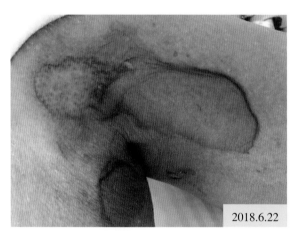

图 18-2 左下肢药疹水疱

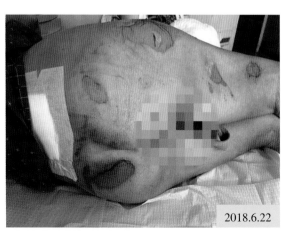

图 18-3 药疹水疱整体观

二、护理过程

上皮爬行期评估及处理（2018.6.22—2018.6.25）

1. 评估

（1）全身评估

一般状况：体温 37.6 ℃，脉搏 90 次 / 分，呼吸 20 次 / 分，血压 134/71 mmHg，身高 167 cm，体重 70 kg，BMI 25.1 kg/m^2。

既往史：高血压病史 22 年，厄贝沙坦（安来）150 mg 口服 QD8 控制血压，血压控制在（130 ～ 140）/（70 ～ 80）mmHg；心脏支架病后 4 年，阿司匹林（拜阿司匹灵）100 mg 口服 QD8 抗凝治疗。

药物、食物过敏史：无。

家族遗传病史：无。

心理社会及家庭状况：患者为高级知识分子家庭，经济条件良好，对疾病治疗态度积极，因腰椎术后并发药疹，患者就诊时表情痛苦。

检查结果：

项目	检验值	参考值
白细胞计数	9.3×10^9/L	$(4 \sim 10) \times 10^9$/L
红细胞计数	3.62×10^{12}/L	$(3.5 \sim 5.5) \times 10^{12}$/L
血红蛋白浓度	107 g/L	120 ～ 160 g/L
白蛋白	32 g/L	35 ～ 50 g/L
空腹血糖	6.0 mmol/L	3.9 ～ 6.1 mmol/L

（2）伤口评估

评估项目	评估内容
伤口部位	双上肢、双下肢、臀部、双髋部、后背部、前胸部； 睑结膜、口腔呼吸道黏膜、肛周、腰椎手术伤口处未见（图 18-4 ～ 图 18-8）
伤口大小	最小处水疱面积为 1.8 cm × 1 cm（图 18-5），最大处水疱面积为 13 cm × 8 cm（图 18-8）
窦道潜行	无
伤口床组织类型	伤口 50% 被疱皮覆盖，暴露部分 100% 的红色组织
伤口渗出液	少量血清样液
伤口边缘	正常
伤口周围皮肤	正常
伤口气味	无味
NRS 评分	腰椎术后伤口 NRS 评分：2 分 水疱伤口 NRS 评分：静息时 5 分，操作时 7 分

查体：采用烧伤面积 9 分法计算皮肤损伤面积为 27%。部分水疱受摩擦自行破裂，Nikolsky 阳性，呈浅 Ⅱ 度烫伤样表现。四肢关节无压痛、红肿及畸形。

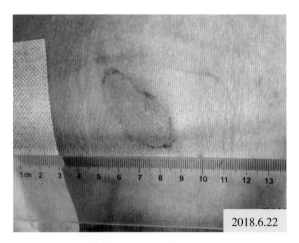

图 18-4 右臀部药疹水疱

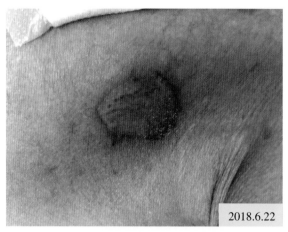

图 18-5 左大腿外侧药疹水疱（面积最小）

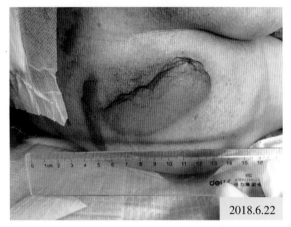

图 18-6 左臀部药疹水疱

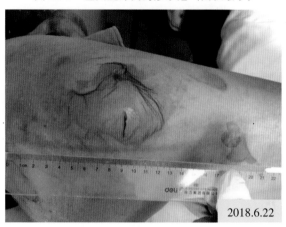

图 18-7 右髋部药疹水疱

2．伤口处理难点

大疱性表皮松解坏死型药疹即药物引起的中毒性表皮坏死症（toxic epidermal necrolysis，TEN），是药疹中最为严重的类型，较为罕见，具有发病急、全身中毒症状严重、常伴随高热及内脏病变等特点，如救治不及时，患者会因继发感染、器官衰竭、电解质紊乱、内脏出血等并发症而死亡。患者腰椎多节段术后，做好全身治疗，防止电解质紊乱，做好保护性隔离，预防全身药疹破溃继发皮肤感染为难点。同时大疱性表皮松解坏死型药疹患者的皮肤敏感，也易发生疼痛，选择外用敷料和止痛也是护理的重点。

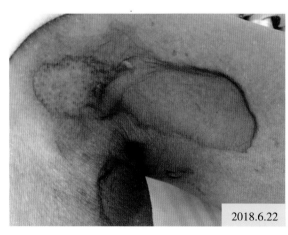

图 18-8 左下肢药疹水疱（面积最大）

3．处理措施

（1）全身治疗

遵医嘱停用注射用头孢呋辛钠（丽扶欣）及所有可疑致敏药物。抗过敏糖皮质激素治疗：临时给予地塞米松 5 mg 静脉冲入，甲泼尼龙片（美卓乐）28 mg + 盐酸西替利嗪片（仙特明）10 mg 口服 BID 抗过敏治疗。密切观察皮肤情况，人血白蛋白 10 g 静脉输液 QD8，5% 葡萄糖氯化钠 500 ml + 15% 氯化钾 1.5 g + 维生素 C 2 g 静脉输液，琥珀酸亚铁片（速力菲）0.1 g 口服 TID 补血治疗。

（2）局部处理

全身疱疹未涉及睑结膜、口腔呼吸道黏膜、肛周及腰椎手术伤口部位，伤口处理顺序为双上肢、前胸部、后背部、双髋部、臀部、双下肢，由上至下依次换药处理。因患者为药物过敏所致严重皮疹，为防止再次过敏，以上伤口局部禁用含有磺胺类的新型敷料。

对于直径小于 2 cm 疱疹的处理原则：0.9% 氯化钠擦拭后，外喷多聚长效抗菌膜液材（敷）料，起到长效抑菌作用。外用水胶体敷料保护，提供并维持有利于创面愈合的湿性环境，减轻疼痛，避免再次损伤，降低创面感染概率。每日观察伤口渗出情况，3 日后给予换药，如渗出量大，随时换药。

对于直径大于 2 cm 疱疹的处理原则：患者全身疱疹直径大于 2 cm，数量较多，张力大，均已破溃，根据伤口不同部位及损伤程度，采取不同换药方法。应用 0.9% 氯化钠擦拭伤口，因其对伤口无刺激，最为安全。清除直径大于 2 cm 破溃的疱疹疱皮（图 18-9），外喷多聚长效抗菌膜液材（敷）料，起到长效抑菌作用。待干后根据不同部位应用保护性敷料：双髋部及臀部伤口（图 18-10、图 18-11），根据伤口形态，外用有边型泡沫敷料，起类似皮肤角质层的作用，保湿状态下可为局部提供类似机体内环境的理想条件，对局部组织起到减压作用，从而保护皮肤及预防压力性损伤。其余部位伤口（图 18-12）应用优妥脂质水胶敷料，裁剪成伤口大小作为内

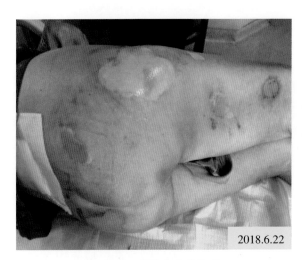

图 18-9　清除疱皮整体观

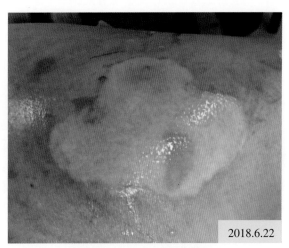

图 18-10　右髋部清除疱皮

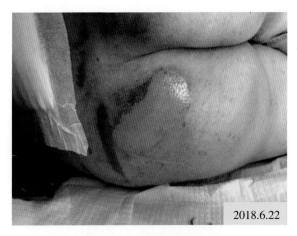

图 18-11　左臀部清除疱皮

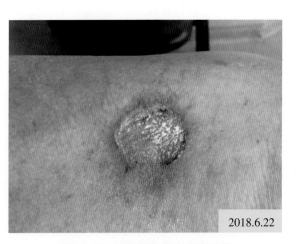

图 18-12　左大腿外侧疱疹清创后

层敷料，外用棉垫覆盖、脱敏胶布固定；腿部等易活动脱落部位再用自粘弹力绷带固定（图18-13）。每日观察伤口渗出情况，3日后给予换药，如渗出量大，随时换药。换药时注意保暖，防止受凉。

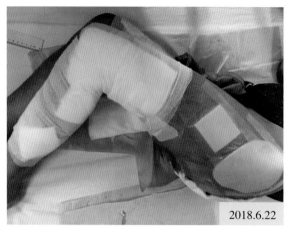

2018.6.22

图 18-13　左下肢敷料保护后

（3）心理护理

尊重患者的隐私，随时关注心理状态，采取有效的沟通方式。本例患者年龄大，药疹起病急，疼痛剧烈，导致患者心理负担较重。护理人员应关心、体贴患者，耐心讲解腰椎术后注意事项及药疹皮损的转归特点，创面处皮肤愈合后不会留下瘢痕，仅有短时的色素沉着，解除患者的顾虑，稳定情绪，增强信心，使其积极配合治疗。

（4）消毒隔离

患者皮损波及全身，面积较大，失去皮肤屏障作用，治疗中需使用大剂量激素，导致患者免疫力下降，严格做好消毒隔离工作是预防感染的关键。安排单人病房，利于消毒和保护性隔离，并准备急救设备，便于患者病情变化时采取相应治疗抢救措施。紫外线消毒病房，2次/天，每次30 min。保持床单清洁平整，每日用500 mg/L含氯消毒液擦拭病房用物及地面；严格规定探视时间，限制探视人员数量，陪护人员佩戴一次性外科口罩，床头备有免洗手部消毒液，接触患者前后洗手；护理人员操作时严格遵守无菌原则，防止医源性感染的发生。患者创面均得到良好控制，创面无感染进展，无新发过敏创面出现。

（5）饮食管理

该患者皮损面积较大，伤口有渗出，导致患者丢失大量的体液和蛋白质；同时腰椎术后，不宜食用奶制品、豆腐等导致腹胀的饮食；使用糖皮质激素治疗后易致血糖升高，加之患者年龄较大，胰岛功能减弱，应少食用含糖高食物；同时患者既往高血压、心脏病史，指导患者多饮水，以补充机体丢失的水分，同时进低盐、低脂、低糖、优质蛋白、高维生素、易消化、避免引起腹胀的食物，忌食煎炸、辛辣刺激以及虾蟹等易引起过敏的食物。必要时请营养科会诊。

（6）皮肤管理

测血压、静脉穿刺、扎止血带等操作时避免直接接触疱疹、破损区域皮肤，应先用3～4层无菌纱布包裹后再操作。患者皮肤脆弱、敏感、易破，又为腰椎术后，需轴线翻身，翻身或更换床单应采取"提单式"，至少2人，将患者充分抬离床面，不可拖、拉、拽，以免损伤皮肤、加重创面，增加感染机会。翻身时注意保护棉垫固定部位，防止棉垫脱落，必要时重新更换。药疹初期伤口疼痛明显，加之腰椎术后引流管未拔除，仍需卧床，患者压力性损伤风险评估Braden评分15分，使用多层聚氨酯泡沫床垫保护；应用楔形枕协助患者翻身，采用身体左右倾斜30°侧卧位交替，每2 h翻身1次；放置预防压力性损伤标识，每班评估并记录患者全身受压部位皮肤情况，详细交接班。

（7）下肢静脉血栓预防

患者Caprini血栓风险因素评估分值为5分，极高危风险。给予患者做好下肢体位的规范摆放，减少静脉内膜损伤，应用软枕沿小腿全长托起悬空足跟，膝关节屈曲5°～10°。指导患者床上功能锻炼，踝关节运动：做踝关节跖屈、背伸和环转运动，每个动作重复10次，每次动作到位后停滞并保持3 s，两个动作之间双足放松10 s，每次训练重复5次。直腿抬高运动：取平卧位，伸直双下肢后先缓慢抬高一侧下肢，直到有牵拉酸痛感，放下后再按同法抬高另一侧下肢，总锻炼时间 10 分钟 / 次。患者病情允许时遵医嘱佩戴围腰后早期下床活动。

（8）病情观察

①密切观察皮损的动态变化：是否有新发皮疹出现，创面是否有渗液，是否有异常分泌物，分泌物颜色及气味的变化。对于疱皮脱落的创面，是否有渗出、糜烂及感染迹象，如有异常，及时通知医生做伤口细菌培养。

②基本情况观察：体温、脉搏、呼吸、血压；激素治疗可能出现的不良反应，如高血糖、低血钾、高血压、消化性溃疡及神经症状等。

③腰椎术后专科观察：伤口及管路情况，双下肢自主活动，双足背动脉搏动，双下肢有无肿胀，有无腹胀等。

（9）疼痛管理

患者腰椎术后伤口会出现疼痛，大疱性表皮松解坏死型药疹患者的皮肤敏感，也易发生疼痛，患者全身疱疹皮肤静息时 NRS 评分 5 分，换药时 NRS 评分为 7 分，疼痛性质为灼热痛，临时给予盐酸哌替啶（杜冷丁）50 mg 肌内注射，盐酸曲马多缓释片（奇曼丁）100 mg 口服 Q12h 止痛处理，半小时后患者主诉疼痛有所缓解，NRS 评分为 2 分。疼痛的减轻可使患者舒适度提高，积极配合翻身和功能锻炼，利于病情恢复。每次换药根据疼痛评分遵医嘱给予止痛药物。

（10）用药管理

认真核对后进行药物治疗，询问患者药物过敏史，向患者及家属复述每个药品的用法和用量。严密观察药物不良反应，做好对症处理，防止再次发生过敏反应。

（11）患者教育

详细讲明何种药物过敏及可疑的致敏药物，避免以后再次使用。康复初期机体抵抗力低下，应注意休息，加强营养，防止受凉。尽量避免去公共场所，以免增加上呼吸道感染的机会。指导口服糖皮质激素减量方法、腰椎术后围腰佩戴注意事项、功能锻炼方法、复诊时间等。

三、整体效果评价

经过积极处理，患者未发生全身及疱疹创面感染，有效减轻疼痛，水疱伤口 NRS 评分 1 分，创面全部愈合（图 18-14 ～图 18-21）。

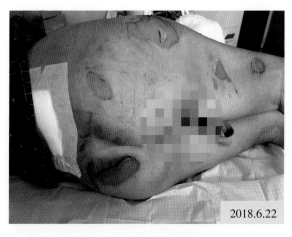

2018.6.22

图 18-14　疱疹创面整体观

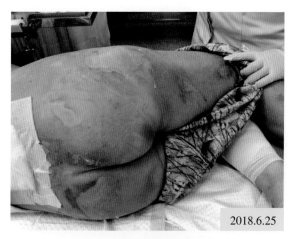

2018.6.25

图 18-15　愈合后疱疹创面整体观

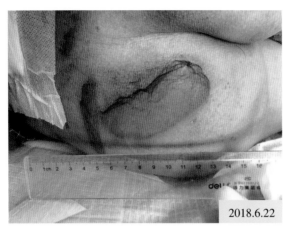

2018.6.22

图 18-16　左臀部疱疹

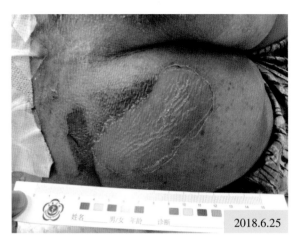

2018.6.25

图 18-17　愈合后左臀部疱疹

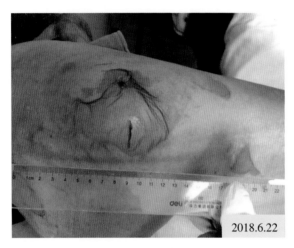

2018.6.22

图 18-18　右髋部疱疹

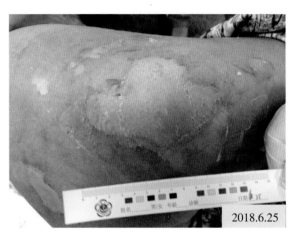

2018.6.25

图 18-19　愈合后右髋部疱疹

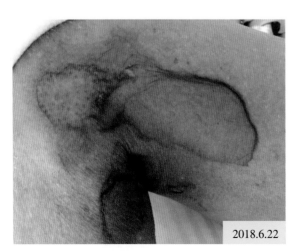

2018.6.22

图 18-20　左下肢疱疹

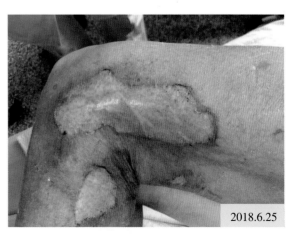

2018.6.25

图 18-21　愈合后左下肢疱疹

四、案例讨论

大疱性表皮松解坏死型药疹表皮下有裂隙，与真皮分层，损伤主要局限于表皮部分，并未伤及真皮层，损伤比较表浅，伤口分期属于上皮爬行期。

预防创面局部感染可遵循湿性愈合理念。因患者全身疱疹面积较大，从减小医疗成本支出角度，较大创面应用优拓脂质油砂、外敷棉垫促进湿性愈合，患者伤口愈合良好。

基础护理精细化干预，做好消毒隔离，防止医源性感染的发生。给予心理护理及饮食指导，动态观察患者皮肤情况及腰椎术后专科情况，做好皮肤保护和压力性损伤的预防，减轻患者疼痛。

五、三级预防

头孢呋辛钠为第二代头孢菌素，不良反应与第一代头孢菌素相似，以皮疹较为多见，一般轻而短暂，大疱性表皮松解坏死型药疹较为少见，属迟发型（Ⅳ型）变态反应，机制比较复杂。不良反应的发生率60岁以下为6.3%，60岁以上为15.4%，随着用药者年龄的增大，不良反应发生率随之升高。因此，临床医生和护理人员对60岁以上患者应用该类药物时应特别注意进行药疗监护。

发生大疱性表皮松解坏死型药疹后积极查找分析过敏原因，给予保护性隔离、针对性创面处理，预防药疹破溃后皮肤继发感染。

在积极治疗原发病及创面的同时，应对患者进行健康宣教，预防疱疹加重或再次发生。

六、知识链接

1. 大疱性表皮松解坏死型药疹即药物引起的中毒性表皮坏死症，是药疹中最为严重的类型，较为罕见，发病率仅为（0.4～1.2）/100万。具有发病急、全身中毒症状严重、常伴随高热及内脏病变等特点，如果抢救不及时，患者会因继发感染、器官衰竭、电解质紊乱、内脏出血等并发症而死亡，国内病死率为25%～40%，老年人可达51%。初期四肢、躯干皮肤出现红斑样皮疹，自觉灼痛，1～4天内可遍布全身，斑片上发生大小不等的松弛型水疱及表皮松解，形成皱纹样外观，Nikolsky征阳性，呈Ⅱ度烫伤样表现，黏膜也有大片坏死剥脱。

2. Nikolsky征，即棘层细胞松解现象检查法，是皮肤科常用的体格检查方法之一，用于检查水疱和大疱的位置在表皮内还是在表皮下。临床上Nikolsky征阳性的皮肤病有：大疱性表皮松解萎缩型药疹、金葡菌性烫伤样皮肤综合征、天疱疮、大疱性表皮松解症、家族性慢性良性天疱疮等。

（赵　楠）

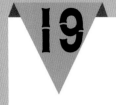

一例高渗药物外渗致组织坏死患者的护理

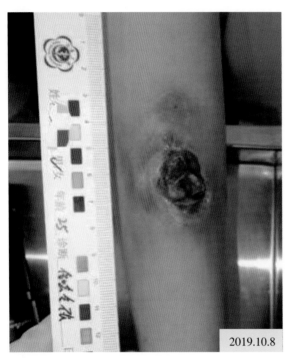

图 19-1　首次就诊时

一、简要病史

患者男性，25 岁，2019 年 9 月 20 日因实验时误将装有 25% 氯化钠溶液的注射器扎入左前臂，药液进入组织间隙，导致局部组织坏死（图 19-1）。经外院换药效果不佳，于 2019 年 10 月 8 日就诊于我院伤口治疗中心。

二、护理过程

（一）坏死稳定期评估及护理（2019.10.8—2019.10.25）

1. 评估

（1）全身评估

一般状况：体温 36.8 ℃，脉搏 81 次 / 分，呼吸 18 次 / 分，血压 112/61 mmHg。身高 179 cm，体重 60 kg，BMI 18.7 kg/m^2。

既往史：否认高血压、冠心病、糖尿病等合并症。

药物、食物过敏史：无。

家族遗传病史：无。

心理社会及家庭状况：患者就诊过程中偶有痛苦面容，主诉担心无法彻底治愈，影响患肢功能，SAS 评分 60 分。

诊断：左前臂皮肤溃疡

（2）伤口评估

评估项目	评估内容
伤口类型	溃疡
伤口部位	左前臂
伤口大小	2.7 cm × 2.2 cm

评估项目	评估内容
伤口床组织类型	＞ 75% 黑色组织 ＜ 25% 红色组织
伤口渗出液	少量浆性渗液
伤口边缘	正常
伤口周围皮肤	轻度红肿
伤口气味	无味
NRS 评分	静息时 1 分，操作时 4 分

2．伤口处理难点

患者因高渗性药物误扎入左前臂，造成局部组织坏死继发感染，导致坏死范围扩大。就诊时，感染已引流，伤口周围间生态组织活力开始恢复，伤口床上坏死组织已开始分界。此阶段处理难点是，在患者可耐受的情况下，选择何种清创方式，以及清创的范围和深度。

3．处理措施

（1）全身治疗

患者已口服头孢地尼胶囊（世扶尼）0.1 g TID 2 周，遵医嘱停药。给予患者心理疏导。

（2）局部处理

0.5% 聚维酮碘消毒，生理盐水清洁伤口，使用保守性锐器清创的方法，且在患者能耐受的情况下，去除溃疡表面坏死组织（图 19-2）。喷涂多聚长效抗菌膜液材（敷）料，起到有效杀菌、长效抑菌的作用。内层敷料使用亲水纤维银，吸收渗液后释放的银离子，起到锁住水分以及锁定细菌活动的作用，从而最大限度地抑制渗出液中细菌的活动。亲水纤维锁水后形成凝胶状，还可起到保湿、辅助自溶性清创的作用。外层敷料使用无菌纱布吸收渗液。嘱患者隔日换药。

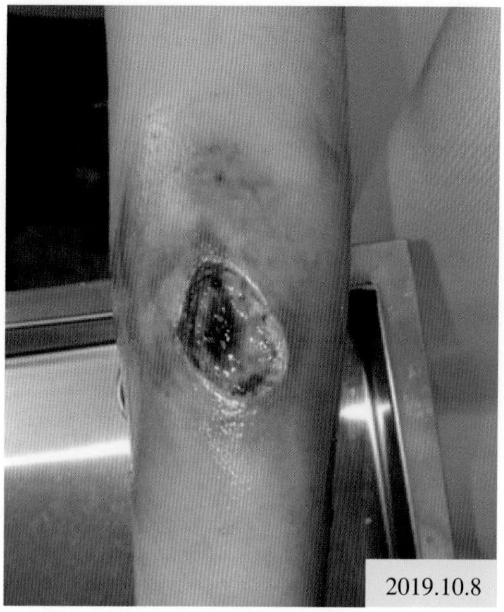

2019.10.8

图 19-2　清除坏死组织后

（3）患者教育

嘱患者抬高患肢，减轻上肢肿胀；避免剧烈运动。穿宽松袖口的衣物，禁止患肢测量血压和有创操作。

4．坏死稳定期效果评价

通过保守性锐器清创、自溶性清创，伤口床上坏死组织逐渐清除，伤口进入到肉芽生长期（图 19-3）。

（二）肉芽生长期和上皮爬行期评估及处理（2019.10.25—2019.11.5）

1．评估

（1）全身评估

一般状况：体温 36.3 ℃，脉搏 75 次 / 分，呼吸 17 次 / 分，血压 115/60 mmHg。SAS 评分 35 分。

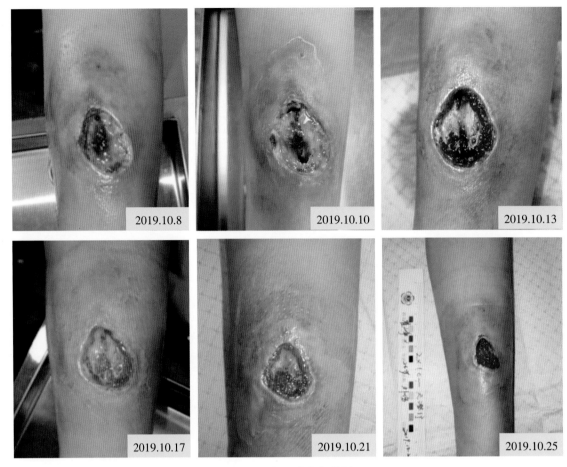

图 19-3 坏死稳定期效果

（2）伤口评估

评估项目	评估内容
伤口类型	溃疡
伤口部位	左前臂
伤口大小	2.0 cm×1.3 cm
伤口床组织类型	100% 红色组织
伤口渗出液	少量浆性渗液
伤口边缘	正常
伤口周围皮肤	正常
伤口气味	无味
NRS 评分	静息时 0 分，操作时 1 分

2．伤口处理难点

伤口进入肉芽生长期，肉芽屏障形成，随着肉芽组织的生长，伤口边缘开始上皮化。此期的处理难点是判断肉芽组织状态，改善不良肉芽组织状态，促进伤口愈合。

3．处理措施

（1）全身治疗

同坏死稳定期。

（2）局部处理

移除敷料后，生理盐水清洁伤口，用止血钳搔刮表面，去除炎性肉芽组织，通过轻微创伤，促进肉芽组织生长。选择 PolyMem 泡沫敷料，其含有 F68 表面活性剂，将营养物质运送到伤口部位，进一步促进肉芽组织生长。

隔日换药时移除敷料后，肉芽组织生长良好，生理盐水清洁伤口。使用 UrgoTul 泡沫敷料，其含有羧甲基纤维素钠，能促进上皮爬行，快速覆盖伤口。嘱患者隔日换药。

（3）患者教育

遇到此类事件，应立即缓慢地将尽可能多的液体抽吸出来并抬高患肢。及时就医，积极沟通，配合治疗。

4．肉芽生长期和上皮爬行期效果评价

通过为期 10 天的换药治疗，促进肉芽组织生长及上皮爬行，预防感染，伤口持续改善，最终愈合（图 19-4）。

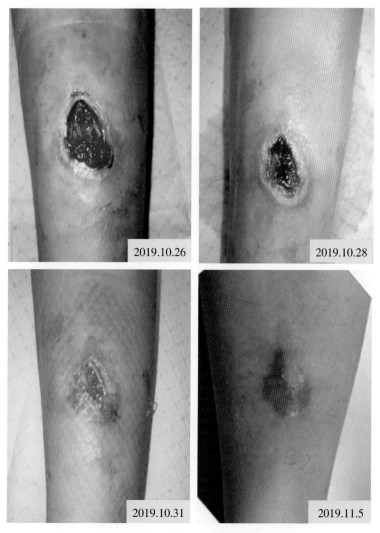

图 19-4　肉芽生长期和上皮爬行期效果评价

三、整体效果评价

历时近 1 月，患者伤口感染得到控制，间生态组织活力恢复后，采用保守性锐器清创、自溶性清创相结合，患者左前臂伤口范围逐渐变小，最终愈合（图 19-5）。患者从轻度焦虑状态恢复到之前的乐观开朗，重新建立战胜疾病的信心。

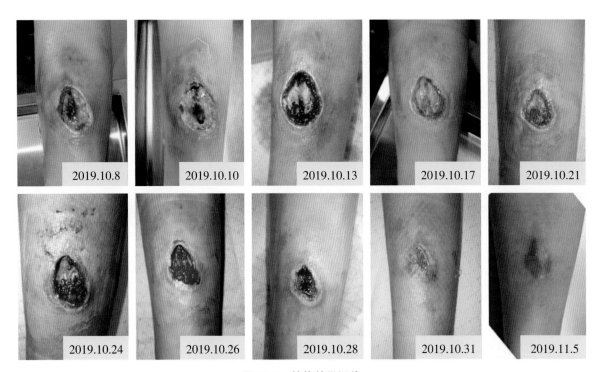

图 19-5　整体效果评价

四、案例讨论

本病例较为特殊，患者在实验中被装有高渗液体的注射器误扎入左前臂，导致局部组织坏死。在判断本病例时，应注意药物外渗与化学性灼伤如何辨别区分。同时也要根据药液的理化性质、渗漏损伤的程度及个体差异选择最佳处理方案。掌握伤口愈合时机，正确判断伤口情况，与患者积极沟通，向患者讲解治疗过程、治疗目的，以积极、乐观的心态参与到治疗中。

五、三级预防

一级预防，即开展健康教育，提高安全意识，建立实验室操作规范流程，避免药物外渗等意外事件再次发生。一旦发生此类事件，应立即缓慢地将尽可能多的液体抽吸出来并抬高患肢，第一时间就医。

二级预防应保护肢体功能，在整体评估下，选择最佳的处理策略，争取最佳疗效，对患者尤其是年轻患者有重要意义。

药物外渗后，针对溃疡伤口的各个时期采取相应的治疗方法有利于加快伤口的治愈，减少患者的局部创伤和心理创伤。关心和满足患者的合理要求，重视心理、社会环境对疾病预后的影响，积极回访。

六、知识链接

1．药物外渗：是指静脉输液过程中由于各种原因造成药液渗漏到血管以外的组织。其所致的皮肤和皮下组织损伤是临床较常见的并发症。

2．高渗性药物：正常人的血浆渗透压范围是720～800 mmol/L，人的体温在37 ℃时，血浆的渗透浓度为290 mmol/L左右，所以在临床医学中渗透压浓度在250～330 mmol/L区间内即为等渗，高于或者低于数值范围的渗透压称为高渗和低渗，而高渗性药物就是指渗透压浓度大于450 mmol/L的药物。

3．化学灼伤：凡是化学物质直接作用于身体，引起局部皮肤组织损伤，并通过受损的皮肤组织导致全身病理生理改变，甚至伴有化学性中毒的病理过程，称为化学灼伤。

（赵小钰）

参考文献

[1] Dowsett C. Taking wound assessment beyond the edge. Wounds international, 2015, 6 (1): 6-10.

[2] 胡娟. 1 例左足踝部碾压伤并皮肤潜行剥脱伴皮肤感染坏死的护理体会 [J]. 当代护士（下旬刊），2016，(3): 122-123.

[3] 宋永焕，李士，林大木，等. 负压封闭引流技术联合人工真皮治疗足踝部皮肤软组织缺损 [J]. 中国骨伤，2016，(8): 761-763.

[4] 施恩，刘英芹. 组织工程皮肤及其附属器再生修复机制与生物学行为的研究进展 [J]. 中国保健营养，2017，27 (13): 93-95.

[5] 张天浩，王之江，林涧. 足踝部创面皮瓣修复的研究进展 [J]. 中华创伤杂志，2017，(12): 1144-1147.

[6] 陈元庄，罗裕强，黄远翘，等. 负压封闭引流技术在肢体严重创伤中的应用 [J]. 中国实用医刊，2017，(2): 70-72.

[7] 梁江，邰湾，周静，等. 53 例足部痛风石破溃患者的护理体会 [J]. 风湿病与关节炎，2017，6 (11): 64-68.

[8] 耿志杰，陈军，刘群峰，等. 伤口护理应用医用湿性敷料研究进展 [J]. 护理学报，2017，24 (11): 27-30.

[9] 肖禾，施宗平. 1 例糖尿病病人背部软组织感染的伤口护理 [J]. 全科护理，2017，15 (24): 3068-3069.

[10] 李兰. 负压创面治疗技术在糖尿病足溃疡中的应用及护理分析 [J]. 双足与保健，2017，26 (11): 73-74.

[11] 余文林，张斌，李勤. 糖尿病足的创面修复 156 例 [J]. 实用医学杂志，2017，33 (03): 399-401.

[12] 温桂敏，孙田杰，赵宏，等. 住院糖尿病患者健康饮食行为阶段及其影响因素研究 [J]. 护理学杂志，2017，32 (03): 7-11.

[13] 杨雅琴，钟锋，李荣，等. 直肠癌 Miles 术后会阴部伤口愈合缓慢的影响因素分析 [J]. 蚌埠医学院学报，2017，42 (01): 61-63.

[14] 刘清娴，苏静，陈文专，等. TIME 伤口床准备联合封闭式负压引流用于慢性伤口护理 [J]. 护理学杂志，2017，32 (18): 1-6.

[15] 李小寒，尚少梅. 基础护理学 [M]. 6 版. 北京：人民卫生出版社，2017.

[16] 屠春香. 康惠尔水胶体敷料治疗浅 II 度烫伤的疗效观察 [J]. 吉林医学，2017，(10): 1966-1968.

[17] 魏宗婷，陈旭光. 大疱性表皮松解坏死型药疹的临床观察与护理 [J]. 护理研究，2017，

31（30）：3865-3866.

[18] 王玲，郑培培，曹辉，等．静脉输液药物外渗的处理及新型敷料的应用［J］．血管与腔内血管外科杂志，2017，3（05）：994-995.

[19] 赵瑞．高渗性药物管理模式的探讨［J］．中南药学，2017，15（06）：845-847.

[20] 陈孝平，汪建平，赵继宗，等．外科学［M］．9 版．北京：人民卫生出版社，2018.

[21] 蒋琪霞．负压封闭伤口治疗理论与实践［M］．北京：人民卫生出版社，2018.

[22] 程旭，王斌，张展，等．右足足趾全为两节趾骨伴骨折一例［J］．中华手外科杂志，2018，34（4）：320.

[23] 葛鋆，温作珍，葛诗瑶．负压封闭引流技术在游离前臂皮瓣修复术后供区植皮中的应用及护理［J］．当代护士（下旬刊），2018，25（07）：62-64.

[24] 范宝玉，孙志刚，刘铭，等．大张次全厚皮肤移植和封闭负压引流修复足部严重碾压伤 18 例［J］．感染、炎症、修复，2018，19（1）：9-11，封 2.

[25] 陈阳，宋良萍，察鹏飞，等．ADSCs 构建皮肤复合组织修复皮肤溃疡实验研究［J］．内蒙古医学杂志，2018，50（1）：1-5，封 2，封 4.

[26] 胡爱玲，郑美春，李伟娟．现代伤口与肠造口临床护理实践［M］．北京：中国协和医科大学出版社，2018.

[27] 中华医学会糖尿病学分会．中国 2 型糖尿病防治指南（2017 年版）［J］．中国实用内科杂志，2018，38（4）：292-344.

[28] 胡庆霞，何朝珠，刘思．五种疼痛强度评估量表在门诊伤口换药病人中的易选性和同时效度［J］．中国疼痛医学杂志，2018，24（02）：146-148.

[29] 王雯雯，吴华香．国内外痛风诊疗指南的比较与解析［J］．浙江医学，2018，40（16）：1775-1778.

[30] 詹桂桂，宋潇萌，朱旅云．糖尿病足感染的发病机制及病原菌特征研究进展［J］．临床误诊误治，2018，31（12）：5.

[31] 王江宁，高磊．糖尿病足慢性创面治疗的新进展［J］．中国修复重建外科杂志，2018，32（07）：832-837.

[32] 高素文，刘青，董建芳．负压封闭引流技术治疗糖尿病足溃疡的临床疗效观察［J］．实用临床护理学电子杂志，2018，3（49）：42+52.

[33] 张树光．基于 ASE 模型的糖尿病饮食阶段化移动健康管理平台的构建［D］．南京中医药大学，2018.

[34] 陈健，谢包根，黄永新，等．富血小板血浆联合清创术治疗难愈性创面的疗效观察［J］．中国美容医学，2018，27（4）：4.

[35] 贾赤宇，周克强．皮肤牵张器的发展及应用［J］．中华损伤与修复杂志，2018，13（6）：425-431.

[36] 王刚，李梦虎，卜寒梅，等．Top-Closure 皮肤牵张闭合器治疗慢性不愈创面 40 例［J］．中国中西医结合外科杂志，2018，24（05）：631-633.

[37] 阮冀，李占辉．剖宫产术后腹部切口愈合不良的原因及对策［J］．分子影像学杂志，2018，41（04）：558-561.

[38] 王泠，胡爱玲，伤口造口失禁专科护理［M］．北京：人民卫生出版社，2018.

[39] 黄锐娜，黄锐佳，牛彩丽，等．银离子敷料治疗糖尿病足溃疡疗效的 Meta 分析［J］．中国组织工程研究，2019，23（02）：323-328.

[40] 孙晓，张瑾．糖尿病足患者健康教育研究进展［J］．护理学杂志，2019，34（05）：108-112.

[41] 张伟. 临床外科诊疗学（下）[M]. 长春：吉林科学技术出版社，2019.

[42] 陈锦波，何莉雅，鲁培荣，等. 负压封闭引流技术（VSD）与传统治疗方法对复杂创面修复的临床对照研究 [J]. 世界复合医学，2019，5（03）：33-36.

[43] 满靖. 对足部痛风石破溃患者进行临床护理干预的效果分析 [J]. 双足与保健，2019，28（24）：3-5.

[44] 张慧. 足部痛风石破溃患者的护理体会 [J]. 双足与保健，2019，28（18）：17-18.

[45] 薛耀明，邹梦晨. 中国糖尿病足防治指南（2019 版）解读 [J]. 中华糖尿病杂志，2019，2：88-91.

[46] 孙晓，张瑾. 糖尿病足患者健康教育研究进展 [J]. 护理学杂志，2019，34（05）：108-112.

[47] 吴然，白姣姣. 基于足踝生物力学的糖尿病足护理研究进展 [J]. 护理学杂志，2019，34（03）：13-17.

[48] 郑剑爽. 富血小板血浆联合负压封闭引流技术治疗慢性伤口的护理体会 [J]. 中国现代药物应用，2019，13（4）：2.

[49] 王丽. 骨科手术室切口感染的危险因素分析及预防对策 [J]. 国际护理学杂志，2019，38（4）：485-487.

[50] 郑洁琼，陈甜. 普外科患者腹部切口感染的因素分析及护理对策 [J]. 临床医学研究与实践，2019，4（10）：187-189.

[51] 张杰. 浅谈两种皮肤牵张器在软组织修复中的临床应用 [J]. 临床医药文献电子杂志，2019，6（89）：73-76.

[52] 胡艳红，胡盼，臧家涛，等. 腹部外科术后切口愈合不良风险因素与防治分析 [J]. 局解手术学杂志，2019，10：837-849.

[53] 盛绍萌，张慧亮，杨柳青，等. 踝泵运动对下肢骨折术后深静脉血栓形成及生活质量的影响 [J]. 全科护理，2020，18（05）：582-584.

[54] 赵洋，牟文莲，彭艳，等. 小腿胫前擦挫伤伤口感染 1 例患者的护理 [J]. 现代医药卫生，2020，36（10）：3.

[55] 张宇，徐善强，李平，等. 分期手术治疗第 1 跖趾关节巨大痛风石的临床研究 [J]. 中国骨伤，2020，33（03）：274-277.

[56] 杨克强，赵盛坤，殷超群，等. 累及掌指关节大段骨关节破坏的痛风结节 1 例报告 [J]. 中国矫形外科杂志，2020，28（07）：671-672.

[57] 谢志勤，杨珍. 慢性伤口疼痛管理的发展与展望 [J]. 全科护理，2020，18（36）：5059-5063.

[58] 刘爱香，毕东军，何冰心. 负压封闭引流术联合湿性敷料在糖尿病足感染护理中的应用研究 [J]. 中国基层医药，2020，2：241-244.

[59] 高磊，王江宁，尹叶锋. 2019《国际糖尿病足工作组糖尿病足预防和治疗指南》解读 [J]. 中国修复重建外科杂志，2020，34（1）：5.

[60] 张会峰，许樟荣，冉兴无. 糖尿病足的相关定义和标准 [J]. 中华糖尿病杂志，2020，12（6）：363-368.

[61] 高磊，王江宁，尹叶锋. 2019《国际糖尿病足工作组糖尿病足预防和治疗指南》解读 [J]. 中国修复重建外科杂志，2020，34（01）：16-20.

[62] 李炳辉，邹新华，李恭驰，等. 2019 年糖尿病足基础及临床研究进展 [J]. 感染、炎症、修复，2020，21（01）：11-15.

[63] 王璐，杨静. 肝移植患者术后脂肪液化切口负压治疗失效能的原因分析及护理对策 [J].

护士进修杂志，2020，35（17）：1599-1601．

[64] Liu J，Lu Q，Pang D，et al．Foot Care Education Among Patients With Diabetes Mellitus in China：A Cross-sectional Study [J]．Journal of WOCN，2020，47（3）：276-283．

[65] 李文长，宗雅萍，陆爱国．新辅助放疗对局部进展期直肠癌手术决策以及术后并发症影响的研究进展 [J]．外科理论与实践，2020，25（01）：83-87．

[66] 李泰然，陶凯，陈胜，等．自体富血小板血浆凝胶促进慢性难愈合创面愈合的相关机制 [J]．解剖科学进展，2020，26（06）：641-644．

[67] 李泰然，陶凯，陈胜，等．自体单采富血小板血浆修复慢性难愈合创面临床应用 [J]．创伤与急危重病医学，2020，8（05）：364-367．

[68] 冯方栋，冯强．腹腔镜与开腹直肠癌 Miles 手术的临床应用及对会阴部伤口愈合的影响 [J]．中国医刊，2020，55（9）：3．

[69] 王丽丽，钱春娅，钱瑜．1 例原位回肠新膀胱术后病人的并发症管理 [J]．全科护理，2020，18（29）：4062-4064．

[70] 杨沫．回肠膀胱术后常见并发症原因分析及护理 [J]．继续医学教育，2020，34（09）：107-109．

[71] 尚慧．回肠代膀胱术后护理及造口并发症的预防心得体会 [J]．实用临床护理学电子杂志，2020，5（04）：103-104．

[72] 谭谦，徐晔．慢性创面治疗的理论和策略 [J]．中华烧伤杂志，2020，36（09）：798-802．

[73] 董盼锋，陈涛，韩杰，等．基于可调式皮肤牵张器不同牵力对创面愈合的影响 [J]．中国骨与关节损伤杂志，2020，35（11）：1226-1227．

[74] 王志强，李智．皮肤持续牵张技术联合负压封闭引流技术治疗深度创面的临床观察 [J]．中华损伤与修复杂志，2020，15（1）：56-60．

[75] 马清华，苏丹，王瑞玲．预见性护理在腰椎管狭窄术后下肢深静脉血栓形成中的预防作用 [J]．河北医药，2020，42（20）：3184-3186+3190．

[76] 武玉品，付敬，侯宪华．精准化护理在降低血液透析病人自体动静脉内瘘并发症发生率中的应用效果 [J]．全科护理，2021，19（09）：1231-1234．

[77] 鹿慧慧，曹青，李玉梅．管路结合预见性护理对糖尿病肾病维持性血液透析患者透析效果及并发症的影响 [J]．中国实用护理杂志，2021，37（15）：1146-1151．

[78] 王菱，彭艾．中国高尿酸血症及痛风诊疗指南（2019）解读 [J]．西部医学，2021，33（09）：1254-1257．

[79] 姚美竹，徐强，张朝晖．如意金黄散药物成分体外抗炎抑菌作用的研究进展 [J]．中医外治杂志，2021，30（04）：87-90．

[80] 王静．含银敷料在创面护理中的应用 [J]．上海护理，2021，21（2）：4．

[81] 曹胜男，舒政，马宜传．MRI 在糖尿病足骨髓炎诊断中的应用进展 [J]．安徽医学，2021，42（05）：576-579．

[82] 中华医学会糖尿病学分会．中国 2 型糖尿病防治指南（2020 年版）[J]．中华内分泌代谢杂志，2021，37（04）：311-398．

[83] 朱思文，张莉，蒋邦红，等．富血小板血浆联合负压封闭引流技术治疗慢性难愈性创面的研究 [J]．中华全科医学，2021，19（2）：5．

[84] 余建，马华，赵奎．PRP 在骨修复与再生中的研究进展 [J]．检验医学与临床，2021，18（9）：4．

[85] 王科，晁生武．创面愈合相关机制的研究进展 [J]．中华损伤与修复杂志（电子版），2021，16（1）：4．

[86] 王仙敏，厉志海，潘教治．外科手术后切口感染病原菌分布及危险因素分析 [J]．浙江创伤外科，2021，26（03）：430-431．

[87] 谢尚训，赵子涵，张士伟，等．机器人辅助腹腔镜根治性膀胱切除术的预后风险因素 [J]．中华泌尿外科杂志，2021，42（02）：97-103．

[88] 闫金英，徐征，赵杰，等．肠造口病人早期造口并发症的现状及影响因素研究 [J]．全科护理，2021，19（24）：3447-3449．

[89] 朱喆辰，史京萍，王鸣，等．负压封闭引流联合局部浸润麻醉下清创并手术缝合修复胸部正中切口愈合不良的临床应用 [J]．中华损伤与修复杂志（电子版），2021，16（04）：316-321．

[90] 王雪欣，相阳，孟尧，等．负压伤口疗法治疗不同腹部手术后切口愈合不良的临床效果 [J]．中华烧伤杂志，2021，37（11）：1054-1060．

[91] 徐袁丁，董训忠，宋晓红，等．伤口评估三角联合负压封闭引流技术在慢性难愈性创面治疗中的应用 [J]．护理研究，2021，35（14）：2582-2584．

[92] 中华医学会内分泌学分会，中华中医药学会糖尿病分会，中国医师协会外科医师分会肥胖和糖尿病外科医师委员会，等．基于临床的肥胖症多学科诊疗共识（2021年版）[J]．中华内分泌代谢杂志，2021，11：959-971．

[93] 贺巧．1例老年重症大疱性表皮松解症并发感染患者的护理 [J]．当代护士（上旬刊），2021，28（03）：153-154．

[94] 李晓琴，戈蕾，龚蕴珍．1例老年大疱性表皮松解型药疹患者的护理 [J]．当代护士（下旬刊），2021，28（07）：158-160．

[95] 徐洪莲．药物外渗伤口的护理 [J]．上海护理，2021，21（03）：72-75．

[96] 柯晓婷，李婷婷．泡沫敷料联合表皮生长因子在新生儿静脉外渗中的应用 [J]．中国卫生标准管理，2021，12（18）：155-158．

附 录

伤口敷料简介

类别	名称	有效成分	特性	使用要点	产品照片
泡沫敷料	PolyMem（保愈美）	亲水性聚氨酯泡沫配有半渗透连续的聚氨酯薄膜背衬、F68表面活性剂、甘油、淀粉共聚物	清洁因子、保湿因子、吸收性制剂均包含在聚氨酯基质中，清洁因子和保湿因子均溶于伤口渗液或是皮肤水分。包含在敷料中的吸收性制剂淀粉共聚物能将伤口渗液中含有的天然生长因子等活性和营养物质吸收到伤口处	①适用于部分皮层和全皮层（不包含Ⅲ度烧伤）伤口 ②皮肤急性伤口的一期、二期愈合的覆盖等 ③禁忌：和次氯酸盐溶液、过氧化氢溶液不具有兼容性，不能一起使用	
	美皮康（普通型）	聚氨酯和硅凝胶材料，由一层软聚硅酮伤口揭除层、一层聚氨酯泡沫吸收层、一层透气防水的外覆膜构成	可吸收低渗性伤口，保持创面湿性环境并最大程度降低浸渍危险	对敷料或其原材料过敏的患者禁止使用，有边型泡沫敷料不可和含有氧化成分的次氯酸盐及过氧化氢溶液一起使用	
水胶体敷料	康惠尔透明贴	由聚合的基材和粘接在基材上的水胶体混合物构成。含有胶体颗粒，如羧甲基纤维素钠、明胶或果胶	保持伤口的湿润愈合环境，促进自溶性清创；吸收少量渗液；可直接粘贴，无需外层敷料；可防水、防菌、保湿；去除时不损伤肉芽组织，减小皮肤摩擦力	适用于少量渗出伤口，也可作为外层固定敷料使用。建议每1～3天更换1次；吸收饱和时，敷料外观变成乳白色透明状，提示须更换	

续表

类别	名称	有效成分	特性	使用要点	产品照片
含银敷料	油纱银（德湿银）	非药物性脂质油膏浸渍，含有金属银的聚酰胺纤维层组成	质地薄柔有弹性，可确保敷料与伤口的整个表面紧密接触。油膏可保护伤口边缘免受浸渍伤害，预防敷料与伤口粘连，并具有引流伤口渗液的作用	适用于急、慢性伤口覆盖	
	脂质水胶体硫酸银（优妥银）	TLC愈合机制硫酸银	控制感染，促进成纤维细胞增殖及胶原蛋白和透明质酸的合成，湿性愈合机制，无创和无痛护理	适用于爬皮阶段以及窦道的引流	
	亲水纤维银（爱康肤）	银离子亲水纤维	吸收、并锁定伤口渗出液和细菌，凝胶化，与创面紧密贴合	①适用于各类感染或有感染倾向的伤口②对银离子过敏者禁用③不适用于干性伤口	
	羧甲基纤维素钠银敷料（亲水纤维银敷料）	1.2%银离子的羧甲基纤维素钠、乙二胺四乙酸钠盐、苄索氯铵、纤维素纤维	有助于提高银离子抑制微生物的效力。吸收伤口渗液和细菌，形成可以与伤口表面紧密贴合的柔软凝胶，保持湿润的环境，有利于从伤口上清除无活性的组织，起到自溶性清创的作用	①适用于感染或有感染倾向的伤口②大量渗液的伤口③有腐肉不易清创的伤口④伤口面积大时需要剪裁成小碎片，以免造成引流不畅	
	吸收性软聚硅酮泡沫抗菌敷料（美皮康银）	软聚硅酮层泡沫吸收垫、硫酸银颗粒、活性炭聚氨酯背衬膜	阻止渗液渗透至伤口周围皮肤，减少浸渍风险，快速垂直吸收渗液，促进伤口愈合，动态平衡释放银离子，30 min快速起效，广谱杀菌并可持续7天，吸收伤口异味	①适用于各类感染或有感染倾向的伤口②对银离子过敏者禁用③不适用于干性伤口	

续表

类别	名称	有效成分	特性	使用要点	产品照片
含银敷料	泡沫敷料（拜尔坦银）	由聚氨酯、吐温20、吐温80、银离子化合物组成	含有银离子复合物，均匀散在泡沫结构中。当敷料接触到伤口渗出液时，银离子即释放到伤口床中。无粘胶泡沫敷料适用于皮肤脆弱部位	可用于烧伤、供皮区、手术后伤口、糖尿病足溃疡和皮肤擦伤	
引流敷料	Drawtex（雪利昂）	聚酯、棉、粘胶纤维制成	可用于较大面积的伤口。敷料呈卷状或平面形状，可以进行剪裁，也可用于深部创面引流，敷料两面均可使用，可以在伤口上叠加多层敷料	①适用于覆盖各种形状和面积的伤口，包括烧伤、截肢、手术后伤口、静脉溃疡、压力性溃疡、空洞性创伤、吻合口部位、外部肿瘤创伤、糖尿病性溃疡等，难以愈合和不愈合的伤口 ②可作为外科引流物使用 ③禁忌证：出现动脉出血严禁使用	
	脂质水胶敷料（优拓）	水胶微粒［羧甲基纤维素钠（CMC）］与凡士林形成不粘伤口的聚合物	接触伤口渗液后，形成脂质水胶界面，为伤口愈合提供湿性环境，质地柔软，无刺激黏腻感，不易脱落，换药时减轻疼痛	①适用于急性伤口和慢性伤口的肉芽形成 ②表皮再生阶段、大疱性表皮松解症、窦道、瘘管等深部伤口的护理	
液体敷料	第七代季铵盐敷料（捷克信）	长效抗菌膜液体敷料，主要由有机硅季铵盐、氨基多糖季铵盐、聚季铵盐-1组成	喷洒覆盖感染面，对人体无刺激，抗菌，抗炎，防粘连	①适用于皮肤及黏膜创面感染的预防和辅助治疗。②对季铵盐成分过敏者禁用	
中药敷料	中药膏（抑菌膏1号）	没药、乳香、双花、黄芪、蒲公英、甘草等	活血化瘀、消肿止痛、去腐生肌	用于各种皮肤溃疡、烧烫伤等。对疖、痈、烧烫伤、创伤及各种原因引起的久治不愈的皮肤溃烂、糖尿病坏疽、手术后刀口不愈合等有独特疗效	

续表

类别	名称	有效成分	特性	使用要点	产品照片
其他敷料	组织工程皮（安体肤）	包含表皮和真皮含有多种生长因子	疗效类似自体皮移植：避免二次创伤，毛细血管、胶原纤维排列整齐，减轻瘢痕	植皮区	
	医用创面修复敷料（创愈宁）	生物活性玻璃和医用透明质酸钠	透明质酸钠促进创面愈合，组织中表皮生长因子含量增加，具有抗炎作用，促进创面愈合，不损伤新生组织，有效抑制瘢痕形成	适用于各种手术及外伤造成的创面、皮肤溃疡和压疮以及浅Ⅱ度烧伤创面的覆盖和保护，外层需敷料覆盖。	
	高分子微孔敷料	由高分子聚酯薄膜和背衬层组成	聚酯薄膜正反两面双喇叭结构，起到引流、改善微环境的作用	①用于Ⅰ、Ⅱ度烧伤 ②手术切口创面的保护	

下 篇
造口护理

20 一例回肠造口周围刺激性皮炎合并皮肤黏膜分离患者的护理

一、简要病史

患者男性，84岁。2019年1月在全麻下行开腹探查，回盲部切除，回肠末端造口术。同年2月因造口周围皮肤疼痛就诊于造口门诊，诊断为肠造口周围刺激性皮炎合并皮肤黏膜分离（图20-1、图20-2）。

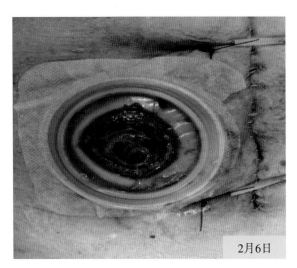

图 20-1　底盘中心孔剪裁过大

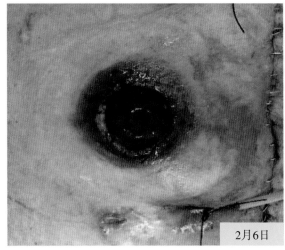

图 20-2　造口正面观

二、护理过程

（一）第一阶段评估及处理（2019.2.6—2019.2.7）

1. 评估

（1）全身评估

一般情况：身高 160 cm，体重 45 kg，BMI 17.57 kg/m²，NRS 2002 评分为 7 分。

既往史：高血压 20 年，口服硝苯地平控释片 30 mg QD8，血压控制在（120 ～ 130）/（70 ～ 80）mmHg。糖尿病 20 年，口服阿卡波糖 50 mg TID，餐后血糖控制 6.0 ～ 11.0 mmol/L。

药物、食物过敏史：无。

家族遗传病史：无。

心理社会及家庭状况：患者表现紧张、焦虑，担心问题不能解决。焦虑自评量表（SAS）50分。患者平日由女儿照顾。

（2）造口评估

评估项目	评估内容
位置	右下腹
类型	回肠单腔永久性造口
颜色	红色
排泄口最低黏膜高度	平卧位时高于腹壁平面 5 mm
形状	圆形
大小	直径 30 mm
黏膜皮肤缝合处	浅层分离
造口周围皮肤	0～12 点钟方向宽约 1 cm 范围表皮糜烂、渗出
DET（discolouration，D；erosion，E；tissue overgrowth，T）评分	6 分
排泄物	黄色水样便，1200～1500 ml/d

（3）分离处创面评估

评估项目	评估内容
分离位置	0～12 点钟方向
分离深度	0.3 cm
分离宽度	0.2 cm
伤口床组织类型	25% 黄色坏死组织，75% 红色组织
渗出液	少量淡黄色稀薄液
伤口边缘	浸渍
气味	无

（4）疼痛评估

患者主诉疼痛部位位于造口根部，为针刺痛，活动时疼痛数字评定量表（NRS）评分为 4 分，严重影响日常起居生活；换药时，主诉 NRS 疼痛评分 5 分。

2．处理措施

（1）全身治疗

执行常规营养饮食补充，给予肠内营养粉剂（TP）250 ml 的粉剂 ＋ 200 ml 凉水 TID 口服。

（2）局部处理

移除底盘后，清洁造口及造口周围皮肤，使用 0.9% 氯化钠注射液清洁造口根部及造口周围皮肤破损处，将适量的造口护肤粉喷洒到造口周围皮肤上，可吸收少量渗出液、促进肉芽组织生长；静置 10 分钟后去除未被吸收的粉剂。分离处创面填塞藻酸盐敷料，使之充分接触伤口床，造口周围皮肤涂抹无酒精皮肤保护膜，起到隔离保护的作用，充分干燥后粘贴防漏贴环，密封保护创面，防止渗漏，最后粘贴平面造口底盘、衔接造口袋（图20-3），嘱患者隔日就诊。

3．第一阶段效果评价

通过正确剪裁底盘中心孔的大小，隔离保护创面，预防渗漏，造口周围皮肤糜烂得到控制，创面逐渐缩小。

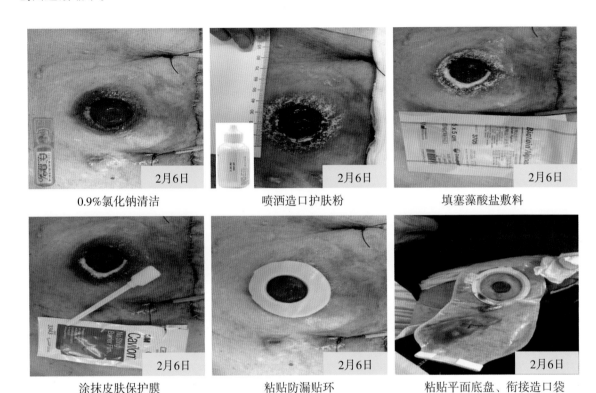

| 0.9%氯化钠清洁 | 喷洒造口护肤粉 | 填塞藻酸盐敷料 |
| 涂抹皮肤保护膜 | 粘贴防漏贴环 | 粘贴平面底盘、衔接造口袋 |

图20-3　第一阶段处理过程

4．患者教育

（1）指导家属测量造口根部直径，剪裁后底盘中心孔应大于造口根部 1 ~ 2 mm，不宜过大或过小。

（2）密切观察造口底盘粘贴效果，一旦发现排泄物渗漏，需及时按常规流程更换造口底盘后与专科护士联系，尽快到医院进行分离创面及造口的专业护理。

（3）造口袋内排泄物达 1/3 容量，或有气体充盈时，立即排放造口袋内排泄物及气体。

（4）进食富含维生素及优质蛋白的饮食，如蔬菜、水果、奶制品、鸡蛋、瘦肉等，改善营养状况。

（5）适量进食富含膳食纤维食物，如红薯、燕麦、小米等，但须加工精细，细嚼慢咽，改善排泄物性状，避免进食木耳、蘑菇、芹菜等不易消化及纤维过长、易成团的食物。

（6）告知患者肠造口周围刺激性皮炎愈合良好，鼓励患者，使其增强信心，配合治疗，早日康复。

（二）第二阶段评估及处理（2019.2.8—2019.2.12）

1．评估

（1）全身评估

同第一阶段。

（2）造口评估（图20-4）

评估项目	评估内容
位置	右下腹
类型	回肠单腔永久性造口
颜色	红色
排泄口最低黏膜高度	平卧位时高于腹壁平面 5 mm
形状	圆形
大小	直径 30 mm
黏膜皮肤缝合处	浅层分离
造口周围皮肤	0 ~ 12 点钟方向 1 cm 范围内散在表皮糜烂、渗出
DET 评分	3 分
排泄物	黄色水样便，1200 ~ 1500 ml/d

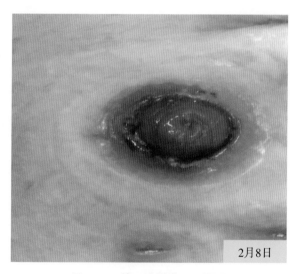

2月8日

图 20-4　第二阶段造口正面观

（3）分离处创面评估

评估项目	评估内容
分离位置	0 ~ 12 点钟方向
分离深度	0.3 cm
分离宽度	0.2 cm
伤口床组织类型	< 25% 黄色坏死组织，> 75% 红色组织
渗出液	少量淡黄色稀薄液
伤口边缘	浸渍
气味	无味

（4）疼痛评估

患者主诉活动时 NRS 评分 1 分，对正常起居生活基本无影响；换药时 NRS 评分 3 分，可以耐受。

2．处理措施

（1）全身治疗

同第一阶段。

（2）局部处理

移除底盘后，清洁造口及造口周围皮肤，使用 0.9% 氯化钠注射液清洁造口根部及造口周围皮肤破损处，将适量的造口护肤粉喷洒到造口周围皮肤上，静置 10 分钟后去除未被吸收的粉剂。造口根部分离处改用藻酸盐银敷料进行填塞，通过释放银离子控制感染，促进肉芽组织生长。造口周围皮肤应用无酒精皮肤保护膜，水胶体敷料覆盖造口根部及周围皮肤，进行隔离保护的同时吸收少量渗液，其上粘贴防漏贴环。由于造口排放口高度较低，邻近手术切口已拆除全部缝线及减张缝合线，且切口愈合良好，将平面底盘更换为凸面造口底盘并佩戴造口腰带，以便更好地收集排泄物，避免由于渗漏导致局部感染（图 20-5）。嘱患者隔日就诊。

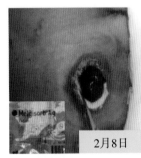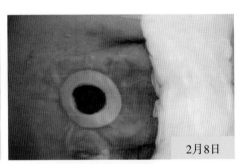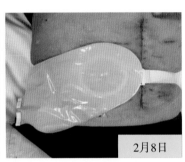

填塞藻酸盐银敷料　　　　　应用水胶体敷料+防漏贴环　　　　　　应用凸面底盘+腰带

图 20-5　第二阶段处理过程

3．第二阶段效果评价

通过控制感染，促进肉芽组织生长，皮肤黏膜分离处创面愈合。隔离保护、有效收集排泄物后，造口周围刺激性皮炎全部愈合。

4．患者教育

除第一阶段健康教育内容外，还需告知患者及家属应用凸面底盘的作用，并指导其正确佩戴造口腰带。

三、整体效果评价

历时 10 天，回肠造口周围刺激性皮炎合并皮肤黏膜分离愈合（图 20-6）。患者及家属熟练掌握肠造口护理操作，焦虑状态缓解。

四、案例讨论

该患者发生肠造口刺激性皮炎，首要原因是底盘中心孔剪裁过大，造成造口周围皮肤持续被排泄物刺激而引起，所以指导患者及家属正确剪裁造口底盘，密切观察造口底盘粘贴效果，一旦渗漏及时更换，在本案例中尤为重要。

回肠造口易造成营养吸收障碍，排泄物为水样，并含有大量消化酶，有强腐蚀性，持续浸渍造口周围皮肤，导致缝合部位感染，造成皮肤黏膜分离，不易愈合。患者糖尿病史 20 年，有文献指出，其伴随的代谢异常等因素导致的伤口愈合困难是糖尿病患者常见的并发症。因此全

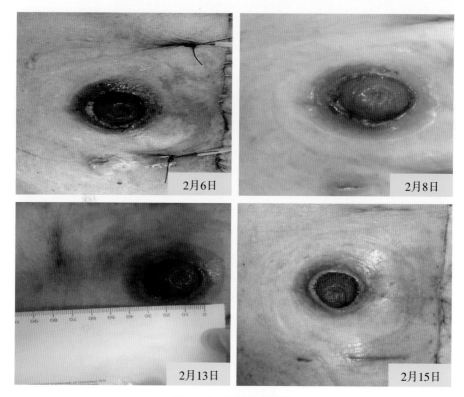

图 20-6　整体效果评价

身因素的改善、创面敷料的正确选择是促进创面愈合的关键。

考虑到造口排放口高度过低，平面底盘易发生渗漏而污染皮肤黏膜分离处创面，后期更换为凸面底盘，有效收集排泄物、保护创面。

五、三级预防

正确剪裁底盘中心孔是预防造口周围刺激性皮炎的关键，该病例需指导患者及家属熟练掌握肠造口护理操作，预防造口相关并发症的发生。同时，改善患者的营养状况，控制血糖，通过饮食调节粪便的性状，能很好地预防皮肤黏膜分离的发生。

二级预防应根据造口排放口的高度，调整造口底盘的类型，及时更换为凸面底盘，充分收集排泄物，保护造口周围皮肤黏膜分离处创面，对造口并发症做到早发现、早诊断，及时给予干预措施，控制病情进展。

通过规范治疗与专科护理，加速创面愈合的同时，预防造口周围刺激性皮炎的再次发生，提高患者生活质量，做好三级预防。

六、知识链接

（一）肠造口评估的项目及内容

评估项目	评估内容
位置	右上腹、右下腹、左上腹、左下腹、上腹部、切口正中、脐部
类型	按时间可分为永久造口和临时造口，按开口模式可分为单腔造口、双腔造口和袢式造口
颜色	正常造口为鲜红色，有光泽且湿润。颜色苍白提示贫血；暗红色或淡紫色提示缺血；黑褐色或黑色提示坏死

评估项目	评估内容
高度	造口理想高度为 1 ~ 2 cm。若高度过于平坦或回缩，易引起潮湿相关性皮肤损伤；若突出或脱垂，会造成造口袋佩戴困难或造口黏膜出血等并发症
形状	可为圆形、椭圆形或不规则形
大小	可用量尺测量造口基底部的宽度。若造口为圆形，应测量直径，椭圆形宜测量最宽处和最窄处，不规则形可用图形来表示
皮肤黏膜缝合处	评估有无缝线松脱、分离、出血、增生等异常情况
造口周围皮肤	正常造口周围皮肤是颜色正常、完整的。若出现皮肤红、肿、破溃、水疱、皮疹等情况，应判断出现造口周围皮肤并发症的类型
袢式造口支撑棒	评估支撑棒有无松脱、移位压迫黏膜和皮肤
排泄物	一般术后 48 ~ 72 h 开始排泄，观察排泄物颜色、性质和气味等。回肠造口最初为黏稠、黄绿色的黏液或水样便，量约 1500 ml，逐渐过渡到褐色、糊样便；结肠造口排泄物为褐色、糊状或软便。若排泄物含有血性液体或术后 5 天仍无排气、排便等，均为异常

（二）刺激性皮炎的定义

肠造口周围刺激性皮炎是由于肠造口周围皮肤受到浸润性损伤及化学刺激而引起，是肠造口术后最为常见的并发症之一。依据发生原因不同，可将刺激性皮炎分为粪便刺激所导致的粪水性皮炎和尿液刺激导致的尿源性皮炎。粪水性皮炎在临床上较为常见。

（三）刺激性皮炎的发生原因

1. 肠造口结构和位置不理想

（1）肠造口高度不理想：肠造口外露黏膜高度过低、与腹部平齐或低于腹部水平，容易发生排泄物渗漏。

（2）肠造口位置不理想：造口位于皮肤褶皱中间、造口离手术切口过近导致粘贴困难。

2. 肠造口护理技能不足

（1）皮肤护理问题：肠造口周围皮肤清洁不彻底；皮肤未抹干即粘贴底盘，造成底盘很快吸收饱和。

（2）护理技术问题：造口底盘中心孔剪裁过大，暴露的皮肤容易被排泄物侵蚀；底盘粘贴时间过长，失去黏性；造口袋未能及时排放，过分胀满，底盘承受的重力过大，容易松脱。

3. 底盘粘贴后过早改变体位，导致底盘未完全贴合皮肤，或皮肤与底盘之间存在空隙。

4. 体型改变：无论是由于体重增加或腹胀引起的腹部膨隆，还是体重过度下降造成皮肤出现褶皱，都会增加肠造口护理难度，影响造口底盘粘贴的稳固性。

5. 肠造口并发症的发生都会增加粘贴造口袋的难度。

6. 支架管的留置增加了粘贴造口袋的难度。

7. 排泄物的特点

（1）小肠液的特点：排泄物中含有丰富的蛋白酶，有腐蚀性，接触皮肤容易引起皮肤破溃。

（2）结肠排泄物的特点：排泄物中有高浓度细菌，容易引起感染。

（李　宁）

21 一例回肠造口周围刺激性皮炎患者的护理

一、简要病史

患者女性，66岁。主因"排便困难4月余"入院接受治疗，行结肠镜检查发现：进镜20 cm后无法通过，结肠肠腔内可见巨大占位，诊断为结肠癌。于2021年2月8日在全麻下行"开腹探查＋回肠保护性造口"手术，2021年2月18日出院。

2021年3月2日患者造口周围皮肤潮红、散在破溃（图21-1），排泄物频繁渗漏，疼痛难忍，就诊于我院造口门诊。

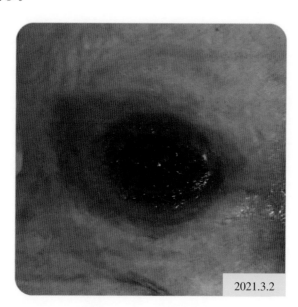

2021.3.2

图21-1 肠造口正面观

二、护理过程

（一）第一阶段评估及处理（2021.3.2—2021.3.4）

1．评估

（1）全身评估

一般状况：体温36.2 ℃，脉搏72次/分，呼吸18次/分，血压108/56 mmHg。

身高 160 cm，体重 48 kg，BMI 18.75 kg/m²。

既往史：2014 年行"宫颈癌根治术"，术后行放射治疗，具体方案不详；否认高血压、糖尿病、肾病病史；否认肝炎、结核等传染病史。

药物、食物过敏史：青霉素及头孢类药物过敏；否认食物过敏史。

家族遗传病史：无。

心理社会及家庭状况：患者表情淡漠，拒绝回答任何问题并拒绝做相关检验检查，焦虑自评量表（SAS）评分为 56 分。全程由其孩子陪同就诊。

（2）造口评估

评估项目	评估内容
类型	回肠单腔临时性造口（图 21-2）
位置	右上腹
大小	15 mm × 20 mm（图 21-3）
排泄口最低黏膜高度	平卧位时高于腹壁平面 2 mm（图 21-4）
形状	椭圆形
颜色	红色
排放口方向	6 点钟位置
排泄物性状	黄色稀便，约 1200 ml/d
造口周围皮肤	0 ～ 12 点钟方向：宽约 2.5 cm 范围内潮红、散在破溃
黏膜皮肤缝合处	无分离、出血等异常情况
DET 评分	9 分

DET 评分（2021 年 3 月 2 日）

评估内容	底盘覆盖下造口周围皮肤变色 / 被侵蚀 / 组织增生的面积				严重程度		总分
	正常（0 分）	＜ 25%（1 分）	25% ～ 50%（2 分）	＞ 50%（3 分）	1	2	
D- 变色				3		2	5
E- 侵蚀		2				2	4
T- 组织增生	0						0

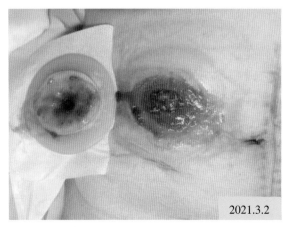

图 21-2　回肠单腔临时性造口

2021.3.2

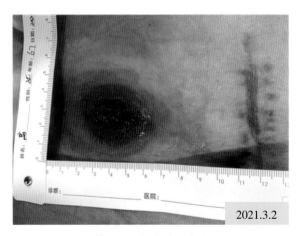

图 21-3　测量造口大小

2021.3.2

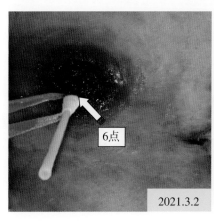
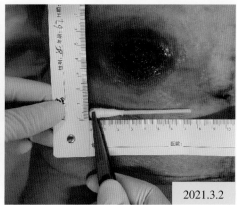

图 21-4　测量排泄口最低黏膜高度

（3）疼痛评估

患者主诉疼痛部位位于造口周围，为针刺痛，活动时疼痛数字评定量表评分 3 分，严重影响日常起居生活；换药时主诉 NRS 疼痛评分 5 分。

2．处理措施

移除造口底盘后，用柔软纸巾清除排泄物，再用 0.9% 氯化钠清洁造口及造口周围皮肤。皮肤受损处喷涂造口护肤粉，吸收造口周围皮炎的渗出液，改善皮肤炎症反应，待干后去除未被吸收的粉剂。喷涂无酒精皮肤保护膜，形成透明膜状保护层，起到隔离排泄物的作用。选择防漏贴环围绕于造口根部，填平造口周围皮肤凹陷处，确保底盘与皮肤紧密贴附。使用凸面底盘及造口腰带，使造口黏膜被动抬高，纠正最低排泄口高度不足的缺陷（图 21-5）。

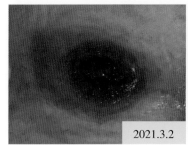
生理盐水清洁

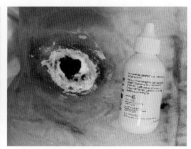
喷涂造口护肤粉

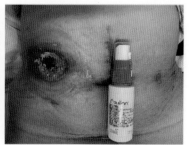
喷涂皮肤保护膜

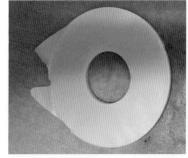
防漏贴环

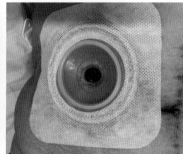
粘贴凸面底盘

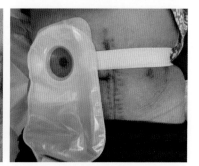
造口腰带加压固定

图 21-5　第一阶段处理过程

3．第一阶段效果评价

针对性使用造口用品隔离保护创面，预防渗漏，造口周围皮肤糜烂得到控制，创面逐渐缩小。

4．患者教育

（1）指导患者及其家属按正规流程进行造口居家护理。在裁剪造口底盘前注意测量造口大小，底盘裁剪孔径以大于造口根部 1 ～ 2 mm 为宜。可选择使用防漏贴环或防漏膏填补皮肤皱褶，避免排泄物渗漏。如揭除底盘困难，可用黏胶去除喷剂后再揭除。

（2）观察造口底盘粘贴效果，一旦发现排泄物渗漏，需及时更换。更换过程中，注意观察造口及造口周围皮肤情况、底盘浸渍情况，使用造口腰带时，注意预防压力性损伤的发生。

（3）指导患者及家属，当造口袋内排泄物达 1/3 容量或有气体充盈时，立即排放造口袋内排泄物及气体。

（4）指导患者饮食均衡，可适量进食富含膳食纤维食物，如红薯、麦片等以达到粪便成形的目的，但须加工精细，细嚼慢咽；避免食用易产气、易致腹泻及刺激性食物。每日保持至少 2000 ml 液体摄入，预防脱水和食物堵塞。

（5）加强与患者及其家属的沟通，详细向患者讲解出现此类情况的原因及处理方法，鼓励患者和家属积极参与造口护理，增强其治疗的信心。

（二）第二阶段评估及处理（2021.3.5—2021.3.8）

1．评估

（1）全身评估

经过 2 天的造口护理和饮食调整，患者 3 月 5 日再次就诊时可与护士进行有关疾病问题的交流，并主动表达自身感受。评估患者一般状况：体温 36 ℃，脉搏 68 次 / 分，呼吸 18 次 / 分，血压 110/56 mmHg。

（2）造口评估

评估项目	评估内容
类型	回肠单腔临时性造口
位置	右上腹
大小	15 mm × 20 mm
排泄口最低黏膜高度	平卧位高于腹壁平面 2 mm
形状	椭圆形
颜色	红色
排放口方向	6 点钟
排泄物性状	黄色稀便，约 1000 ml/d
造口周围皮肤	0 ～ 12 点钟方向：上皮化、色素沉着 5 ～ 10 点钟方向：散在破溃 底盘边缘表皮潮红、散在破溃（图 21-6）
黏膜皮肤缝合处	无分离、出血等异常情况
DET 评分	8 分
NRS 评分	静息时 1 分，换药时 2 分

DET 评分（2021 年 3 月 5 日）

评估内容	底盘覆盖下造口周围皮肤变色 / 被侵蚀 / 组织增生的面积				严重程度		总分
	正常（0 分）	< 25%（1 分）	25% ～ 50%（2 分）	> 50%（3 分）	1	2	
D- 变色				3		2	5
E- 侵蚀		1				2	3
T- 组织增生	0						0

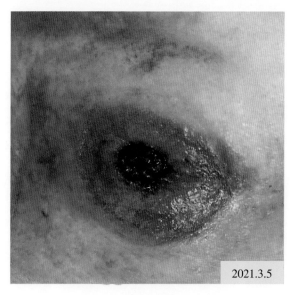

图 21-6　第二阶段造口正面观

2．处理措施

移除造口底盘后，先用柔软纸巾清洁排泄物，应用黏胶去除擦纸清除皮肤上残留的黏胶，避免刺激皮肤所致的二次损伤。0.9% 氯化钠清洁造口及造口周围皮肤。受损处喷涂造口护肤粉，待干后去除未被吸收的粉剂。喷撒无酒精皮肤保护膜，使用防漏贴环填平造口周围皮肤凹陷处，粘贴凸面底盘，造口腰带加压固定（图 21-7）。

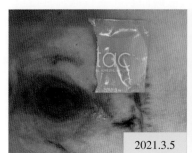
黏胶去除擦纸清除残余黏胶

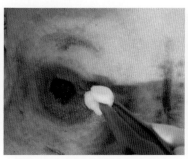
生理盐水清洁

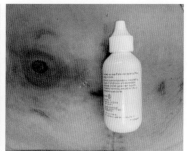
喷涂造口护肤粉

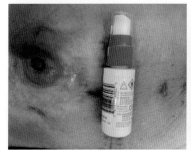
喷涂无酒精皮肤保护膜

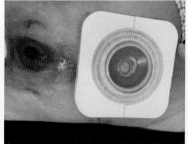
选择可塑凸面底盘

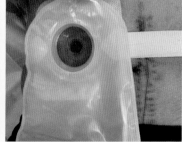
造口腰带加压固定

图 21-7　第二阶段处理过程

3．第二阶段效果评价

刺激性皮炎创面继续缩小，但部分造口底盘边缘皮肤出现红斑及表浅皮肤损伤。

4．患者教育

除第一阶段健康教育内容外，告知彻底清洁皮肤的重要性，指导黏胶去除擦纸的应用方法。

三、整体效果评价

经过三次历时 7 天的精心护理，患者造口周围皮肤破溃完全愈合、潮红消失；同时造口黏膜高度也从平卧位时的 2 mm 升高到 5 mm（图 21-8）。

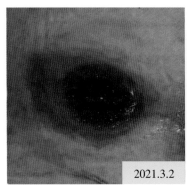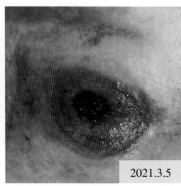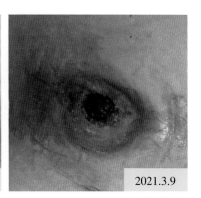

图 21-8　整体效果评价

四、案例讨论

该患者为回肠末端造口，术后早期排泄量大且稀薄，排泄口最低黏膜高度较低，且造口周围腹壁凹陷，影响造口底盘粘贴的稳固性，容易发生排泄物渗漏，浸渍侵蚀造口周围皮肤。使用防漏贴环填平造口周围皮肤凹陷处，选择凸面底盘可使造口周围组织下压，造口黏膜相对突出，配合佩戴造口腰带可增强底盘与防漏贴环和皮肤黏合的牢固性、有效性，防止排泄物经此处漏出而对皮肤造成损伤。

针对新发皮肤损伤，与患者及家属沟通后分析其原因，主要为更换造口底盘时为清除皮肤上残留的黏胶，用力擦拭所致。因此护理措施中选用黏胶去除擦纸，对皮肤无刺激、避免疼痛、迅速干燥、不影响底盘粘贴效果。

五、三级预防

有研究显示，回肠造口高度宜高于腹壁皮肤表面 2 cm，以减少排泄物漏出，造成刺激性皮炎。术后几周内，随着造口水肿的消退和腹部轮廓的改变，指导患者及时调整造口底盘的选择和底盘开口的大小，合理膳食，积极改善饮食和排泄状况。

该患者是发生造口周围刺激性皮炎的高危人群，二级预防应指导患者严密观察和评估造口及造口周围皮肤情况，对皮炎的发生做到早发现、早诊断、早干预。正确剪裁底盘中心孔的大小，底盘使用时间不宜超过 5 天，出现渗漏时及时更换。

使用凸面底盘，能减少造口周围皮肤问题，防止造口周围刺激性皮炎重复出现，鼓励患者和家庭照顾者参与造口的居家护理，提高患者生活质量，做好三级预防。

六、知识链接

（一）造口周围皮肤并发症

造口周围皮肤并发症（peristomal skin complications，PSCs）包括刺激性皮炎、过敏性皮炎、机械性损伤、毛囊炎、放射性皮炎等，是造口术后患者常面临的问题，其发生率为 16% ~ 77%。PSCs 不仅会引起患者疼痛、降低患者生活质量，还给医疗资源造成很大的负担。

（二）肠造口周围皮肤评估工具

SACS（Studio Alterazioni Cutanee Stomali）工具是意大利 PSCs 研究团队于 2007 年开发的，被称为造口周围皮肤问题研究工具（study on peristomal skin disorders）或造口周围皮肤损伤评估工具（peristomal skin lesions assessment instrument）。该工具包含 2 个方面的内容——皮肤损伤程度和造口周围皮肤损伤的范围。造口周围皮肤损伤程度（lesion，L）被分为 5 类。充血性损伤（L1）：皮肤红肿伴皮肤完整；糜烂性损伤（L2）：开放性损伤病变未累及皮下组织，部分皮层损失；溃疡性损伤（L3）：开放性损伤累及皮下组织，全层皮肤缺损；溃疡性损伤（L4）：全层皮肤损伤，伴或不伴有坏死组织；增殖性损伤（L5）：皮肤异常增生，如出现肉芽肿、草酸结晶等。造口周围皮肤正常时，记为"完整"。造口周围皮肤损伤的范围根据部位确定的位置（topography，T）被分成 I ~ V 象限，T I：造口左上象限周围皮肤，造口方向 12 ~ 3 点；T II：造口左下象限周围皮肤，造口方向 3 ~ 6 点；T III：造口右下象限周围皮肤，造口方向 6 ~ 9 点；T IV：造口右上象限周围皮肤，造口方向 9 ~ 12 点；T V：所有象限的造口周围皮肤。因此，在描述 PSCs 时需要说明皮肤损伤的类型和发生位置。

（李佩涛）

22

一例结肠造口周围刺激性皮炎患者的护理

一、简要病史

患者女性，63 岁。因直肠癌于 2011 年行腹腔镜探查、粘连松解、腹会阴联合直肠癌根治、结肠造口术。

2019 年 2 月 5 日因造口周围皮肤潮红、破损、疼痛就诊于造口门诊，诊断为刺激性皮炎（图 22-1）。

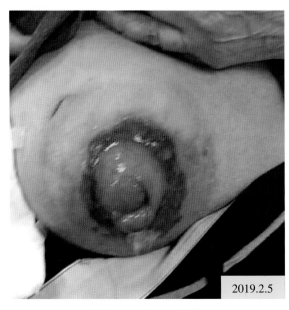

2019.2.5

图 22-1　造口正面观

二、护理过程

（一）第一阶段评估及处理（2019.2.5—2019.2.12）

1. 评估

（1）全身评估

一般状况：体温 36.3 ℃，脉搏 76 次 / 分，呼吸 15 次 / 分，血压 125/83 mmHg。身高 160 cm，

体重 62 kg，BMI 24.0 kg/m²。

既往史：类风湿关节炎 14 年，口服艾拉莫德 25 mg BID。虽病情控制平稳，但手部关节轻微畸形，活动受限，未进行过自我护理。

药物、食物过敏史：无。

家族遗传病史：无。

心理社会及家庭状况：心理状态良好，照护者为子女，患者本人无法完成造口自我护理。

（2）造口评估

评估项目	评估内容
位置	左下腹
类型	结肠单腔永久性造口
颜色	红润
排泄口最低黏膜高度	平卧时高于腹壁平面 20 mm
形状	圆形
大小	直径 30 mm
黏膜皮肤缝合处	正常
造口周围皮肤	0 ~ 12 点钟方向红肿、破溃 大量清亮稀薄渗出液
排泄物	褐色水样便量 1200 ~ 1600 ml/d
DET 评分	10 分
NRS 评分	静息时 2 分，操作时 3 分

造口旁疝的评估：患者取立位可见肠造口周围局部隆起，直径约 6 cm，为中型疝，左右腹部外形不对称，用手按压肿块并嘱患者咳嗽时有膨胀性冲击感。平卧腹肌松弛后肠造口周围局部隆起完全消失。询问患者无造口周围不适或胀痛等不适。

2．处理措施

（1）全身治疗

遵医嘱延续类风湿关节炎治疗方案，在不增加患者痛苦的前提下，加强患肢功能锻炼，如手指关节操、腕部关节操，可改善关节灵活性，保持关节功能。如在锻炼过程中出现关节疼痛或其他不适，需停止运动，注意休息。

（2）局部处理

移除底盘后，清洁造口及造口周围创面、皮肤（图 22-2），剪裁藻酸盐敷料置于造口周围皮肤破损处（图 22-3），吸收渗液，以促进伤口愈合，缓解伤口疼痛。皮肤上层覆盖水胶体敷料（图 22-4），起到固定内层敷料的同时隔离排泄物的作用。最后粘贴平面造口底盘（图 22-5）衔接造口袋。嘱患者隔日就诊。

3．第一阶段效果评价

应用湿性愈合理念，隔离排泄物，增加造口护理频次后，皮肤侵蚀及红肿范围缩小（图 22-6）。

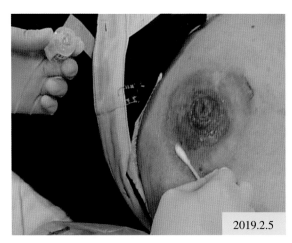

2019.2.5

图 22-2 清洁造口及周围皮肤

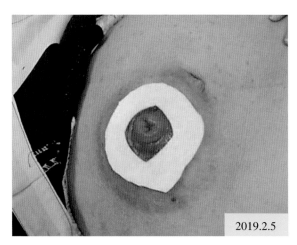

2019.2.5

图 22-3 应用藻酸盐敷料

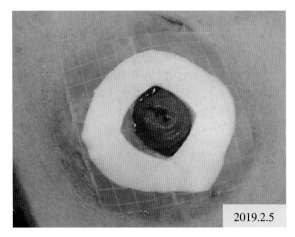

2019.2.5

图 22-4 覆盖水胶体敷料

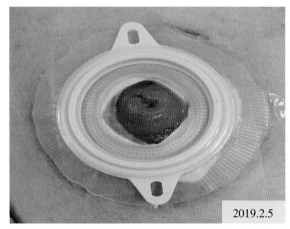

2019.2.5

图 22-5 粘贴造口底盘

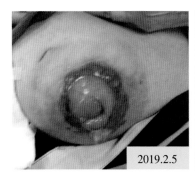

2019.2.5

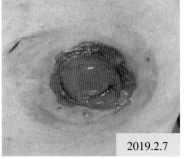

2019.2.7

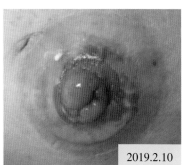

2019.2.10

图 22-6 第一阶段治疗进展

第一阶段治疗效果评价

日期	2019.2.5	2019.2.7	2019.2.10
造口周围皮肤	0～12点钟方向 红肿、破溃 大量清亮稀薄渗出	0～12点钟方向 破溃 中量清亮稀薄渗出	7～5点钟方向 破溃 少量清亮稀薄渗出
DET 评分	10分	9分	8分
NRS 评分	静息时2分 换药时3分	静息时1分 换药时2分	静息时1分 换药时1分

4. 患者教育

（1）观察造口底盘粘贴效果，一旦发现排泄物渗漏，需及时更换。

（2）造口袋内排泄物达 1/3 或有气体充盈时，宜立即排放造口袋内排泄物及气体。

（3）正确使用造口腹带。

（4）避免进食或少食易产气食物和易引起便秘或腹泻的食物。可适量进食富含膳食纤维食物，如红薯、燕麦、小米等，但须加工精细，细嚼慢咽，改善排泄物性状，避免进食木耳、蘑菇、芹菜等不易消化及纤维过长、易成团食物。少食多餐，控制体重。

（5）指导家属鼓励并协助患者参与到日常造口护理中，完成力所能及的操作，以备遇有紧急情况能及时应对。

（二）第二阶段评估及处理（2019.2.13—2019.2.19）

1. 评估

（1）全身评估

身体状况无明显变化。

（2）造口评估

评估项目	评估内容
位置	左下腹
类型	结肠单腔永久性造口
颜色	红润
排泄口最低黏膜高度	平卧时高于腹壁平面 20 mm
形状	圆形
大小	直径 28 mm
黏膜皮肤缝合处	正常
造口周围皮肤	7～4点钟方向 散在破溃、周围新生上皮组织覆盖（图 22-7）
排泄物	褐色软便
DET 评分	7分
NRS 评分	静息时0分，操作时1分

2. 处理措施

移除底盘后，清洁造口及造口周围皮肤，由于侵蚀范围缩小，渗出减少，但新生上皮组织脆弱，为保持伤口适度湿润，保护、促进上皮修复，不再使用藻酸盐敷料，覆盖水胶体敷料后

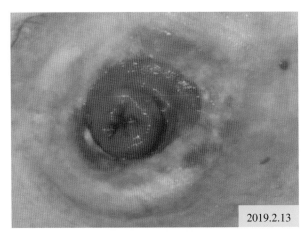

2019.2.13

图 22-7　散在破溃、周围新生上皮组织覆盖

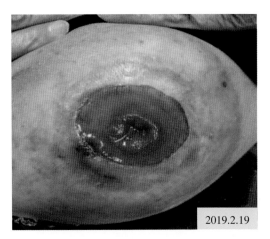

2019.2.19

图 22-8　第二阶段治疗效果

粘贴平面造口底盘，衔接造口袋。嘱患者每 3 ~ 5 天进行造口护理，根据排泄物性状调整造口护理频次。

3. 第二阶段效果评价

造口周围刺激性皮炎痊愈（图 22-8），造口排气排便正常，患者已基本掌握常规自我护理操作。

4. 患者教育

（1）间隔 3 ~ 5 天更换造口底盘，如排泄物性状稀薄，应适当缩短底盘更换时间。

（2）预防造口旁疝进展，指导患者造口腹带的应用方法及注意事项，加强腹部肌肉锻炼，合理饮食，积极控制体重。明确并及时解除可能引起腹压增高的因素，如剧烈咳嗽、大笑、重体力劳动等。指导患者咳嗽、打喷嚏时双手按压造口周围以对抗骤增的腹腔内压力。

（3）强调自我护理的重要性，指导患者积极参与造口护理。

三、整体效果评价

历时 2 周，造口周围刺激性皮炎痊愈，排气排便正常（图 22-9）。患者本人已基本掌握常规自我护理操作。对于伴发的造口旁疝，患者及家属表示理解。

四、案例讨论

该患者术后 8 年造口护理良好，突发造口周围刺激性皮炎，分析其原因是患者认为无法自我护理造口，由于照护者出差，患者 1 周余未更换底盘；又因进食生冷食物导致水样便。有效收集排泄物、定时进行造口护理是预防及治疗造口周围刺激性皮炎的关键。

同时，造口患者掌握自我护理技能也是至关重要的；可积极、主动、有效地预防并发症发生，提升生活质量。

此次就诊时患者已合并造口旁疝却未佩戴造口腹带，加之患者肥胖，导致腹内压升高，升高的腹压持续作用于造口周围腹壁，使腹腔内容物突出。为避免造口旁疝进展，就诊过程中指导患者控制体重，正确佩戴造口腹带，避免做增加腹压的运动。

五、三级预防

控制危险因素是预防造口周围刺激性皮炎的关键，需指导患者及家属正确完成造口护理操

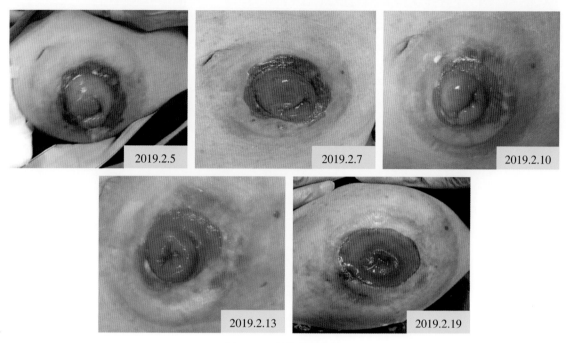

2019.2.5 　　2019.2.7 　　2019.2.10

2019.2.13 　　2019.2.19

图 22-9　整体效果评价

作；掌握造口及造口周围皮肤异常表现；合理膳食，避免腹泻；造口底盘常规更换天数为 3 ~ 5 天，如患者出现排泄物性状稀薄，应适当缩短底盘更换时间。

该患者是发生造口周围刺激性皮炎、造口旁疝的高危人群，二级预防应严密观察、评估患者造口及造口周围皮肤情况，指导患者正确佩戴造口腹带。造口周围皮肤如出现颜色改变，伴有瘙痒或疼痛感，甚至出现破损，须及时就诊，做到早发现、早诊断，及时针对局部和全身情况给予干预措施，控制病情发展。

避免导致增加腹压的因素，防止造口旁疝加重，关注造口排气排便情况及腹部体征，警惕肠梗阻、肠绞窄等情况，做好三级预防。

六、知识链接

造口周围皮肤评估工具——DET 评分

评估内容包含颜色改变（D）、浸渍/溃疡（E）、组织增生（T）三个症状和受影响的造口周围皮肤面积、造口周围皮肤受损的严重程度两个维度。其中每个症状得分 = 受影响面积得分 + 严重程度得分，分值 0 ~ 5 分。受影响的面积分值为 0 ~ 3 分；严重程度分值为 0 ~ 2 分。DET 总分 = D 分 + E 分 + T 分，最高分为 15 分，最低分为 0 分，分数越高说明皮肤损害的程度越重。

评估时首先用造口皮肤测量尺测量并计算确定造口周围皮肤受影响的面积，以腹部另一侧正常的皮肤为参照，0 分 = 没有颜色改变，1 分 ≤ 25%，2 分 = 25% ~ 50%，3 分 ≥ 50%。其次评估受损严重程度，严重程度依据 DET 评估表中的定义及照片确定严重程度的分数，只有面积分数在 1 ~ 3 分时才做其严重程度的评估；在大面积轻度损伤的范围内有一小部分属于严重损伤时，不管损伤的部分有多少，均按照最高的严重程度计分。

DET 评分内容及标准

项目	受影响面积	得分	严重程度	得分
D- 颜色改变	没有颜色改变	0	没有颜色改变	0
	< 25%	1	有颜色改变	1
	25% ~ 50%	2	有颜色改变，伴有并发症	2
	> 50%	3	（疼痛、发亮、皮肤硬化、发热、痒、烧灼感）	
E- 浸渍 / 溃疡	没有浸渍 / 溃疡	0	没有浸渍 / 溃疡	0
	< 25%	1	损伤只到表皮层	1
	25% ~ 50%	2	损伤到表皮层和真皮层伴有并发症（渗出、出血或溃疡）	2
	> 50%	3		
T- 组织增生	没有组织增生	0	没有组织增生	0
	< 25%	1	组织增生高于皮肤水平，伴有并发症（渗出、出血或溃疡）	1
	25% ~ 50%	2		2
	> 50%	3		

（张　雪）

23 一例回肠膀胱术后造口周围肉芽肿患者的护理

一、简要病史

患者男性，67 岁，2011 年 3 月因膀胱癌行膀胱全切回肠膀胱术。

2020 年 4 月 18 日，因造口边缘湿疣状皮肤组织增生加重（图 23-1）并伴有疼痛 5 个月来我院泌尿外科门诊就诊。泌尿外科申请专科护理会诊。

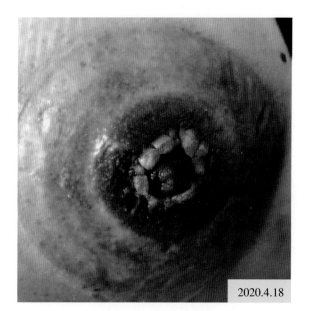

2020.4.18

图 23-1　造口正面观

二、护理过程

（一）第一阶段评估及处理（2020.4.18—2020.4.21）

1. 评估

（1）全身评估

一般状况：体温 36.3 ℃，脉搏 89 次 / 分，呼吸 17 次 / 分，血压 150/91 mmHg。身高 172 cm，体重 87.5 kg，BMI 29.6 kg/m^2。

既往史：高血压 20 余年，口服缬沙坦 80 mg QD8、美托洛尔 25 mg QD8，血压控制在（125 ～ 135）/（75 ～ 85）mmHg。心脏支架术后 14 年，口服阿司匹林 100 mg QD8。

食物、药物过敏史：无。

家族遗传病史：无。

心理社会及家庭状况：患者就诊过程中有痛苦面容，语速快，SAS 评分 55 分。患者家庭经济状况尚可，日常生活起居由伴侣照顾。家属拒绝留取相关血化验检查。

（2）造口评估

评估项目	评估内容
位置	右下腹
类型	回肠膀胱造口
颜色	红润

续表

评估项目	评估内容
形状	椭圆形
大小	24 mm × 18 mm
排泄口最低黏膜高度	平卧时高于腹壁平面 5 mm
造口周围皮肤	0 ~ 12 点钟方向，距造口周围 15 mm 色素沉着
黏膜皮肤缝合处	0-12 点钟方向皮肤组织增生 （最大 6 mm × 5 mm，最小 2 mm × 2 mm）
排泄物	淡黄色尿液，约 1900 ml/d
NRS 评分	静息时 2 分，操作时 4 分
DET 评分	7 分

2．处理措施

（1）全身治疗

遵医嘱给予患者口服降压药缬沙坦 80 mg QD8、美托洛尔 25 mg QD8，控制血压在正常范围内；口服阿司匹林 100 mg QD8，抗血小板凝聚。关心、安慰及鼓励患者，向患者讲述处理方案，使其消除紧张、焦虑。

（2）局部处理

移除底盘后，观察底盘背面浸渍情况，黏胶变色超过底盘面积的 1/3。0.9% 氯化钠清洁造口及周围皮肤，聚维酮碘消毒；肉芽肿顶端较大，但根部与皮肤相连的蒂较薄。用止血钳夹住肉芽肿根部阻断血运，手术剪沿钳夹边缘处剪除增生组织。由于患者口服阿司匹林，用无菌纱布持续压迫创面止血 5 min，整个操作过程中密切观察出血情况。重组人表皮生长因子外用溶液喷涂于创面，促进组织修复，待干后喷涂多聚长效抗菌膜液材（敷）料，起到有效杀菌长效抑菌的作用，剪裁水胶体敷料覆盖造口周围创面，起到吸收渗液、隔离尿液的作用。选择凸面柔软底盘，佩戴造口腹带，突出造口以便更好地收集尿液（图 23-2）。将剪除的增生组织留取标本送病理学检查，嘱患者隔日就诊。

3．第一阶段效果评价

通过使用手术剪和止血钳去除造口周围肉芽肿，造口周围皮肤趋于平坦，增加了底盘与皮肤间的密闭性，便于有效收集尿液，患者对治疗方法满意（图 23-3）。

4．患者教育

（1）观察造口周围创面，一旦发生出血，应立即压迫止血并及时就诊。

（2）指导患者及家属正确剪裁底盘，保持底盘中心孔边缘光滑，孔径应大于造口根部 1 ~ 2 mm。

（3）密切观察造口底盘粘贴效果，一旦发现尿液渗漏，需及时更换，防止浸渍造口周围皮肤及创面。

（4）造口袋内尿液达 1/3 容量时，及时排放尿液，夜间尿袋下端衔接引流袋。

（5）正确佩戴造口腹带，预防尿液渗漏。

（二）第二阶段评估及处理（2020.4.22—2020.5.8）

1．评估

（1）全身评估

患者就诊时面带微笑，能平和地交流造口相关问题，积极表达自身感受，主诉未发生渗漏。

（2）造口评估

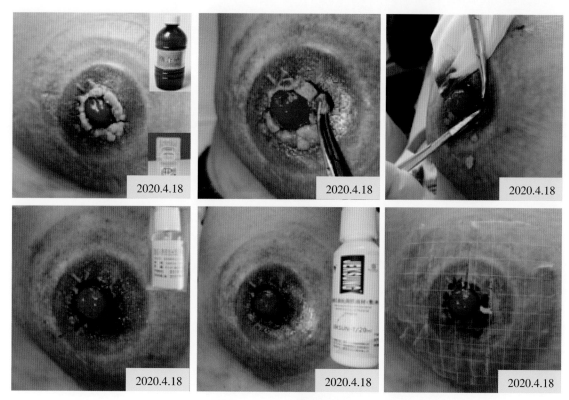

图 23-2   第一阶段处理过程

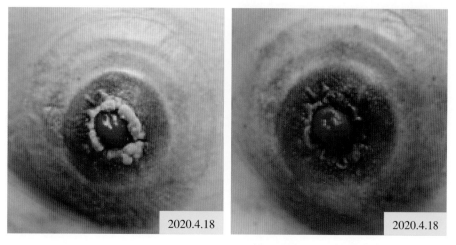

图 23-3   第一阶段治疗进展

评估项目	评估内容
位置	右下腹
类型	回肠膀胱造口
颜色	红润
形状	椭圆形
大小	24 mm × 18 mm
排泄口最低黏膜高度	平卧时高于腹壁平面 5 mm

续表

评估项目	评估内容
造口周围皮肤	色素沉着较前颜色变浅、范围缩小（图 23-4）
黏膜皮肤缝合处	原增生肉芽剪除，创面基本愈合
排泄物	淡黄色尿液，约 1900 ml/d
NRS 评分	静息时 0 分，操作时 1 分
DET 评分	3 分

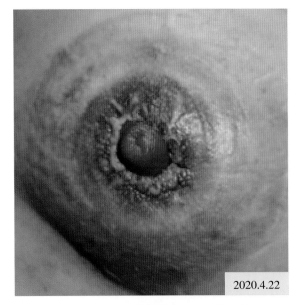

2020.4.22

图 23-4　色素沉着较前颜色变浅、范围缩小

2．处理措施

（1）全身治疗

同第一阶段。

（2）局部处理

清洁造口周围皮肤，喷洒重组人表皮生长因子外用溶液及多聚长效抗菌膜液材（敷）料，造口根部使用防漏贴环，预防渗漏（图23-5）。选择凸面柔软底盘及尿路造口袋（图23-6），佩戴造口腹带。嘱患者居家期间每3～4天更换一次造口底盘。

3．第二阶段效果评价

通过规律地更换造口底盘，患者造口周围创面已愈合，皮肤表面基本平坦，色素沉着明显减轻。

4．患者教育

（1）进行更换造口袋的操作考核，针对存在的问题进一步指导患者及家属掌握造口袋的正确更换流程。

（2）关注造口周围皮肤的情况，有效地收集尿液，及时更换造口底盘，预防刺激性皮炎的

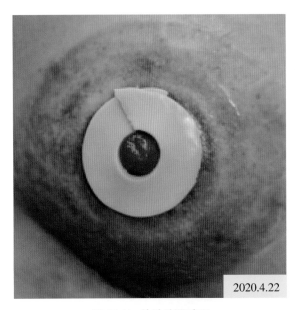

2020.4.22

图 23-5　粘贴防漏贴环

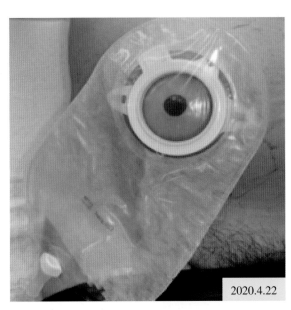

2020.4.22

图 23-6　佩戴尿路造口袋

发生。

（3）预防造口旁疝的发生，指导患者及家属造口腹带的应用方法及注意事项，加强腹部肌肉锻炼，控制体重。明确并及时解除可能引起患者腹压增高的因素，如剧烈咳嗽、大笑、重体力劳动、排便困难等。指导患者咳嗽、打喷嚏时双手按压造口周围以对抗骤增的腹腔内压力。

（4）关注自身疾病，多食新鲜蔬菜、水果，补充维生素C，预防泌尿系感染，建议每日饮水量2000 ml左右。

三、整体效果评价

经过历时20天的精心护理，去除造口周围肉芽肿，创面完全修复，患者和家属可正确使用造口附件用品，患者造口周围皮肤平坦，色素沉着明显减轻。病理结果回报为炎性肉芽组织，患者焦虑状态得到缓解（图23-7）。

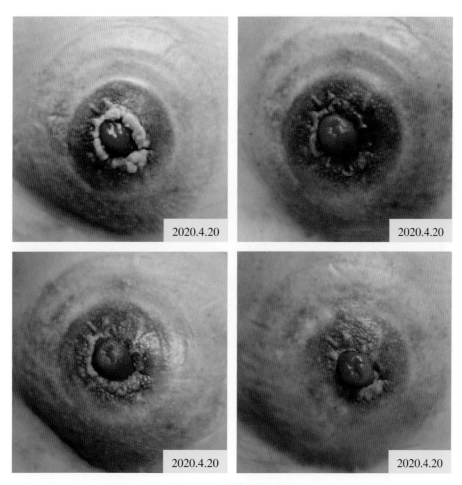

图 23-7　整体效果评价

四、案例讨论

该患者术后9年余，一直未掌握正确的造口底盘裁剪方法，使尿液长期浸渍造口周围皮肤，产生炎性刺激，导致造口周围肉芽肿的发生，所以本次护理过程中对患者和家属全面、细致地讲解、示范了自我护理方法，通过操作考核评价教育效果。

患者长期口服阿司匹林，在操作前需测量血压；操作过程中关注患者有无心前区不适、头晕、心悸等主诉，去除肉芽肿动作准确，避免造成大创口；操作后观察 30 min，创面无明显出血后方可离开。

患者 BMI 29.6 kg/m²，肥胖状态，腹部膨隆明显，术后预防造口旁疝的发生尤为重要，使患者掌握造口腹带的应用方法及相关预防措施。

由于造口周围疼痛明显，增生组织性质不明确且逐渐增大，加重了患者的心理负担。一方面嘱家属多体贴、关心患者，适时进行安慰、鼓励；另一方面在护理过程中耐心倾听患者的疼痛主诉；积极鼓励患者面对疾病，及时沟通治疗效果、检查结果，建立对医护人员的信任。

五、三级预防

避免尿液渗漏刺激周围皮肤是避免造口周围肉芽肿的关键，该患者及家属对造口底盘裁剪、预防渗漏的居家护理掌握欠佳，需指导其正确完成造口自我护理过程，学会造口底盘裁剪方法，熟知皮肤异常表现及应对措施。

针对已发生造口周围肉芽肿，充分评估其位置、大小、数量、软硬度、出血情况等，采取相应处理措施，促进创面愈合。首次处理肉芽肿时应留取标本送病理检查。

该患者同样是发生造口周围潮湿相关性皮炎、造口旁疝的高危人群，应严密观察造口周围皮肤状况，有无红肿、破溃，使用造口护肤粉、皮肤保护膜、防漏贴环对皮肤进行保护并预防；使用凸面底盘配合造口腹带加压固定；同时合理饮食，适当运动，控制体重，避免腹压增高的因素，预防造口旁疝。

六、知识链接

（一）造口黏膜肉芽肿的定义

造口黏膜肉芽肿是发生在黏膜与皮肤交界处息肉样的增生，易出血，通常为良性组织。

（二）造口黏膜肉芽肿病因

1．缝线反应：造口周围缝线未完全脱落，缝线刺激引起造口黏膜炎性改变，组织细胞增生，产生造口周围黏膜肉芽肿。

2．底盘裁剪：造口底盘裁剪不合适，过小或不整齐的边缘刺激纤维组织增生，产生造口周围黏膜肉芽肿。

3．底盘材质：坚硬的底盘刺激造口边缘。

（赵小钰）

24 一例回肠造口坏死继发 皮肤黏膜分离患者的护理

一、简要病史

患者男性，63岁。2019年12月因溃疡性结肠炎保守治疗中突发肠道穿孔、出血，急诊行"腹腔镜探查，开腹全结肠切除＋末端回肠造口术"。术后病理结果显示为"外周T细胞淋巴瘤，非特指型"。因全身状况差，无法接受放化疗，遂放弃外周T细胞淋巴瘤治疗。

2020年7月29日患者造口周围皮肤溃烂（图24-1、图24-2），疼痛难忍，造口渗漏频繁，就诊于造口门诊。

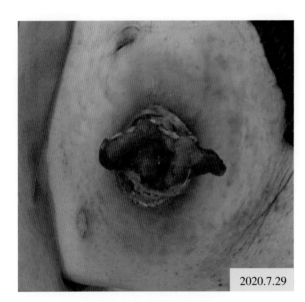
图 24-1 造口正面观

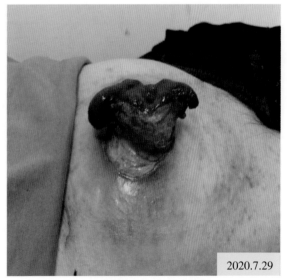
图 24-2 造口侧面观

二、护理过程

（一）第一阶段评估及处理（2020.7.29—2020.8.18）

1. 评估

（1）全身评估

一般状况：体温36.8℃，脉搏88次/分，呼吸17次/分，血压135/83 mmHg。身高171 cm，体重 49 kg，BMI 16.8 kg/m²，NRS 2002 为 5 分。

既往史：诊断外周 T 细胞淋巴瘤 7 月余，放弃治疗；否认高血压、冠心病、糖尿病等合并症。

药物、食物过敏史：无。

家族遗传病史：无。

心理社会及家庭状况：患者痛苦面容，就诊过程中坐立不安、气促，SAS 评分 95 分。孩子工作繁忙，日常生活起居由老伴照顾。家属拒绝留取相关血化验检查及异常增生组织病理检测。

（2）造口评估

评估项目	评估内容
位置	右下腹
类型	回肠单腔永久性造口
颜色	外 1/3 黄色、内 2/3 红色
排泄口最低黏膜高度	平卧时高于腹壁平面 40 mm
形状	基底部椭圆形，顶端牛角形
大小	45 mm × 35 mm
黏膜皮肤缝合处	部分深层分离
造口周围皮肤	红、肿、热、痛
排泄物	褐色水样便，1500 ～ 2000 ml/d

（3）分离处创面评估

评估项目	评估内容
分离位置	0 ～ 12 点钟方向
分离深度	10 点钟方向 1.3 cm（图 24-3）
分离宽度	10 点钟方向 3 cm（图 24-4）
伤口床组织类型	100% 黄色坏死组织
渗出液	大量脓性液
伤口边缘	正常
气味	恶臭
伤口周围皮肤	红、肿、热、痛
NRS 评分	静息时 3 分　换药时 7 分
伤口细菌培养	大肠埃希菌 +++

2．处理措施

（1）多学科会诊

因患者病情复杂，局部造口肠管及分离处伤口均被黄色坏死组织覆盖，感染严重，全身状况较差，于是由专科护士启动多学科会诊。普外科医生评估后建议患者取病理，明确异常增生组织是否存在肿瘤转移，但家属拒绝。腹盆腔 CT 结果显示肠管坏死未深入腹腔，且目前肠造口功能正常，加之外周 T 细胞淋巴瘤（peripheral T-cell lymphoma，PTCL）是来源于胸腺后不同阶段的生物学行为及临床表现具有明显异质性的一类恶性淋巴肿瘤，诊断时多为晚期且进展迅速，

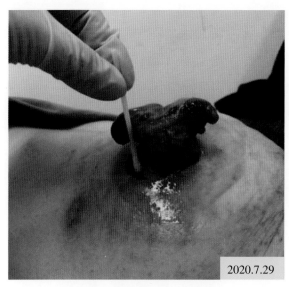

2020.7.29

图 24-3　分离处伤口深度测量

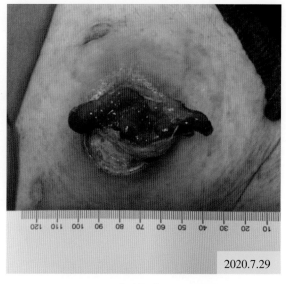

2020.7.29

图 24-4　分离处伤口宽度测量

即使接受高强度的治疗，治愈率仍较低。家属对淋巴瘤治疗持消极态度，故决定保守治疗，以控制感染、伤口治疗及造口护理为主，同时关注腹部症状及体征。伤口治疗中心医生给予的伤口处理意见为控制感染、等待组织分界。营养科医生则给予增加餐次及口服乳清蛋白粉的治疗意见。造口护理方面以逐步去除坏死组织、预防造口渗漏、控制感染为主。

（2）全身治疗

遵医嘱指导患者口服头孢地尼胶囊（世扶尼）0.1 g BID 全身抗炎，口服美沙拉嗪肠溶片（惠迪）1 g TID 治疗残存于回肠末端的溃疡性结肠炎。同时给予布洛芬缓释胶囊 0.4 g/4～6 h 口服一次缓解疼痛，提高患者生活质量。每日分别于 9：30、14：30 和 20：30 冲服肠内营养粉剂安素及在三餐中各加入乳清蛋白粉（含量 80% 以上）9～10 g，改善营养状况。关注患者心理状态，及时沟通治疗进展及伤口转归情况，帮助其建立战胜疾病的信心。

（3）局部处理

移除底盘后，清洁造口及造口周围皮肤，使用保守性锐器清创后喷洒多聚长效抗菌膜液材（敷）料，起到有效杀菌、长效抑菌的作用，内层伤口呈空腔状，将亲水纤维银剪碎后填充，充分接触伤口床，释放银离子杀菌，再覆盖无边泡沫敷料，吸收大量渗液，外层粘贴水胶体敷料，起到固定内层敷料的同时隔离排泄物、便于粘贴底盘的作用。由于排放口降低且敷料有厚度，为患者选择凸面底盘＋造口腹带，突出造口更好地收集排泄物（图 24-5）。对于坏死肠管则使用造口护肤粉进行自溶性清创。嘱患者每日就诊换药。

3. 第一阶段效果评价

通过保守性锐器清创、自溶性清创，有效收集排泄物，隔离保护创面后，红肿逐渐消退、渗出减少、坏死组织脱落，伤口感染得到控制（图 24-6）。

第一阶段治疗效果评估数据

日期	2020.8.6	2020.8.9	2020.8.12	2020.8.15
排泄口最低黏膜高度	平卧时与腹壁平面平齐	平卧时与腹壁平面平齐	平卧时低于腹壁平面1 mm	平卧时低于腹壁平面2 mm
分离宽度	3 cm	2.9 cm	2.9 cm	2.8 cm
分离深度	1.7 cm	1.7 cm	1.6 cm	1.6 cm
周围皮肤	红、肿、痛	红	轻微红斑	轻微红斑

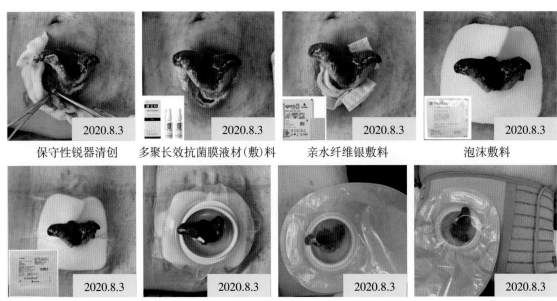

| 保守性锐器清创 | 多聚长效抗菌膜液材（敷）料 | 亲水纤维银敷料 | 泡沫敷料 |

水胶体敷料　　　　　　　　凸面造口底盘+造口袋+造口腹带

图 24-5　第一阶段处理过程

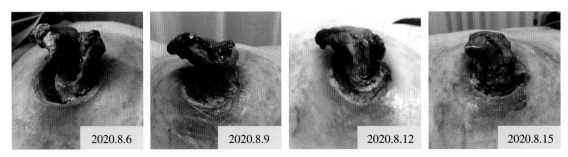

图 24-6　第一阶段治疗进展

4．患者教育

（1）观察造口底盘粘贴效果，一旦发现排泄物渗漏，需及时更换造口底盘后与专科护士联系，尽快到医院进行伤口及造口护理。

（2）造口袋内排泄物达 1/3 满时，或有气体充盈，宜立即排放造口袋内排泄物及气体。

（3）可适量进食富含膳食纤维食物，如红薯、燕麦、小米等，但须加工精细，细嚼慢咽，改善排泄物性状，避免进食木耳、蘑菇、芹菜等不易消化及纤维过长、易成团食物。

（4）正确佩戴造口腹带。

（5）每日早、中、晚需摘除造口袋，清洁肠管及底盘上排泄物后喷洒适量造口护肤粉，促进肠管坏死组织脱落。

（二）第二阶段评估及处理（2020.8.19—2020.10.6）

1．评估

（1）全身评估

经过 20 天的营养支持，患者体重上升至 51 kg，BMI 17.4 kg/m^2，营养状况得到改善。通过适当增加膳食纤维的摄入，排泄物为褐色糊状，降低了造口护理难度。

患者就诊时面带微笑，能平和地交流疾病相关问题，积极表达自身感受，SAS 评分 68 分。

（2）造口评估

评估项目	评估内容
位置	右下腹
类型	回肠单腔永久性造口（图 24-7）
颜色	外 2/3 黄黑色、内 1/3 红色
排泄口最低黏膜高度	平卧时低于腹壁平面 2 mm
形状	基底部圆形
大小	直径 35 mm
黏膜皮肤缝合处	部分深层分离
造口周围皮肤	色素沉着
排泄物	褐色糊状便

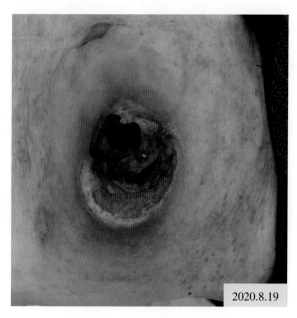

2020.8.19

图 24-7　第二阶段造口正面观

（3）分离处创面评估

评估项目	评估内容
分离位置	0 ～ 12 点钟方向
分离深度	10 点钟方向 0.8 cm
分离宽度	10 点钟方向 2.8 cm
伤口床组织类型	大于 75% 红色肉芽组织 小于 25% 黄色坏死组织
渗出液	中量血性液
伤口边缘	正常
气味	无法分辨
伤口周围皮肤	色素沉着
NRS 评分	静息时 1 分，换药时 4 分

2．处理措施

（1）多学科会诊

8月19日评估发现造口肠管坏死已深达肌层（图24-8），且肠管1～5点钟方向出现新发坏死（图24-9），为避免肠管坏死深入腹腔继发肠瘘导致腹腔内感染，故再次邀请相关科室医生进行多学科会诊，探讨是否需要行造口重建术。普外科医生评估后认为目前造口功能仍属正常，且患者已无法耐受手术治疗，经与家属沟通后，仍采取保守治疗，密切观察肠管坏死趋势及腹部症状和体征。伤口治疗中心医生建议继续清除残余坏死组织，促进肉芽组织生长及上皮修复。

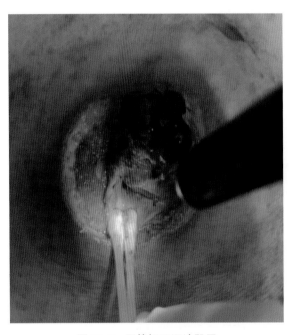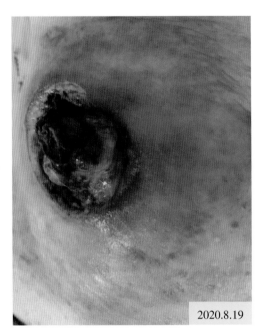

2020.8.19

图 24-8　肠管坏死深达肌层　　　　　图 24-9　肠管新发坏死

（2）全身治疗

同第一阶段。

（3）局部处理

由于感染已控制、坏死组织完全清除、渗出减少，为了保持伤口适度湿润，不再使用泡沫敷料。保守性锐器清创后，喷洒多聚长效抗菌膜液材（敷）料。填塞亲水纤维银敷料后周围皮肤使用无酒精皮肤保护膜，外层覆盖水胶体敷料（图24-10）。选择凸面造口底盘及造口袋，佩戴造口腹带。每日仍使用造口护肤粉喷洒坏死肠管促进自溶性清创；嘱患者隔日换药。

3．第二阶段效果评价

造口肠管坏死组织部分脱落，深层分离处创面深度及创面整体面积减小，周边有上皮组织覆盖（图24-11），造口排气排便正常。

4．患者教育

（1）嘱患者如出现高热、腹痛、造口排气排便异常，须及时就医。

（2）创面痊愈且造口完全恢复生机后，如排泄口因瘢痕挛缩导致患者小指无法通过时须及时就诊。

（3）造口周围皮肤如出现颜色改变、伴有瘙痒或疼痛感，甚至出现破损，须及时就诊。

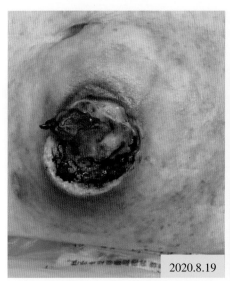
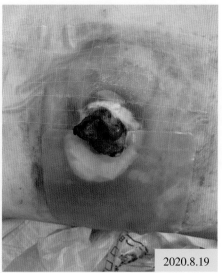

2020.8.19   2020.8.19

图 24-10　第二阶段处理过程

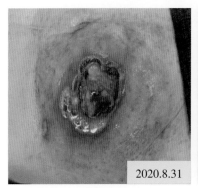
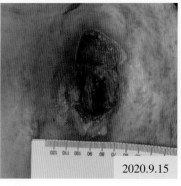
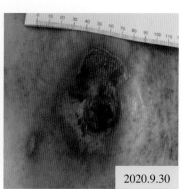

2020.8.31   2020.9.15   2020.9.30

图 24-11　第二阶段治疗进展

三、整体效果评价

历时 2 月余，造口旁伤口基本愈合，造口肠管回缩，但功能仍正常（图 24-12）。对于后续可能发生的造口周围潮湿相关性皮炎及造口狭窄等并发症还应持续关注，做到早期识别、早期治疗，提高患者生活质量。

四、案例讨论

当面对复杂的造口并发症时，抓住主要矛盾、分阶段处理问题可化繁为简。分析该患者发生肠管坏死的原因，考虑与溃疡性结肠炎残存于回肠末端及恶性肿瘤未做进一步治疗、全身转移有关。所以整体治疗原则不是改变患者的预后，而是尽可能提升患者生活质量。针对伤口治疗，回肠造口易造成营养吸收障碍，愈合能力差，且排泄物稀薄、量多、富含蛋白酶，对于伤口愈合均是不可忽视的影响因素。预防渗漏、避免排泄物污染伤口是控制感染的关键。

当感染控制、营养状况改善后，伤口处理则需根据渗液量调整敷料使用，维持伤口适度湿

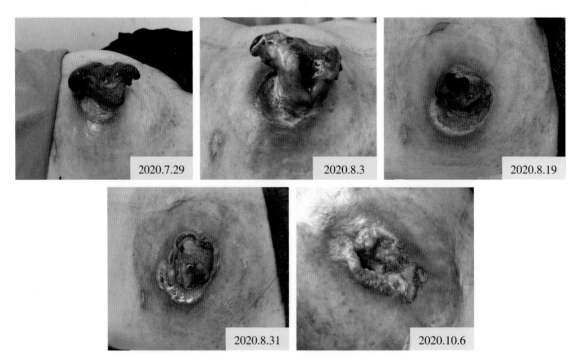

| 2020.7.29 | 2020.8.3 | 2020.8.19 |
| 2020.8.31 | 2020.10.6 |

图 24-12　整体效果评价

润，促进肉芽组织生长和上皮修复。针对肠管坏死，使用造口护肤粉进行自溶性清创的同时指导患者及家属严密观察造口排气排便功能、腹腔内感染迹象至关重要，如发生肠瘘或造口回缩至腹腔内，须及时就诊。

还要把人看作生物、心理、社会的统一体，在正确的时机借助多学科诊疗模式，为患者制定更加专业、个性化的治疗护理方案，遵医嘱给予全身及局部抗感染治疗，同时改善营养状况，才可相得益彰。

五、三级预防

控制危险因素是预防造口坏死继发皮肤黏膜分离的关键，该患者造口坏死考虑与溃疡性结肠炎残存于回肠末端及恶性肿瘤未做进一步治疗、全身转移有关。需指导患者及家属正确完成造口护理操作，掌握异常造口表现，合理膳食，积极改善营养状况，配合恶性肿瘤治疗。

该患者是发生造口坏死及皮肤黏膜分离的高危人群，二级预防应严密观察、评估患者病情，对肠造口坏死及皮肤黏膜分离做到早发现、早诊断，及时针对局部和全身情况给予干预措施，控制病情发展。

通过规范治疗与专科护理，防止病情恶化，预防造口狭窄、造口周围皮肤潮湿相关性皮炎及肠瘘的发生，提高患者生活质量，做好三级预防。

六、知识链接

伤口评估三角

伤口评估三角是用于评估和管理伤口所有区域的框架，包括伤口床、伤口边缘和伤口周围皮肤（图 24-13），是能够指导临床医务人员在整个伤口愈合过程中获得全面评估和管理的工具。

伤口评估三角识别三个明显不同但相互联系的区域，分别需要不同的方法：

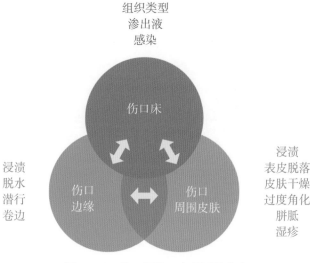

图 24-13　伤口评估三角项目及内容

　　伤口床：查找肉芽组织迹象，同时清除死亡或失活组织，控制渗出液程度和减少伤口中的生物负载。

　　伤口边缘：通过减少死腔、潜行、增厚或卷边、清创以及改善渗出液管理，减少伤口愈合障碍，将浸渍风险降至最低。

　　伤口周围皮肤：补充干燥皮肤水分，避免接触渗出液，尽可能减轻伤害。

（张　雪）

25 一例结肠造口缺血坏死继发皮肤黏膜分离患者的护理

一、简要病史

患者男性，70 岁，2019 年 7 月因乏力伴食欲减退 6 月余，排便困难 2 月余，发现直肠肿物 1 日，平诊收入我院普外科，诊断为直肠癌伴肝转移。2019 年 8 月在全麻下行"腹腔镜肝右后叶部分切除、左外叶切除、腹会阴联合直肠癌根治、结肠造口术"。术后 3 天病情平稳，由 ICU 转回普外科病房，更换造口袋时发现造口中度缺血坏死（图 25-1）。

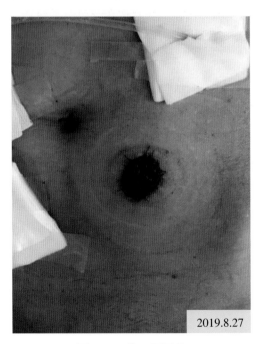

2019.8.27

图 25-1　造口正面观

二、护理过程

（一）第一阶段评估及处理（2019.8.27—2019.8.31）

1. 评估

（1）全身评估

一般状况：体温 36.8 ～ 37 ℃，脉搏 76 ～ 88 次/分，呼吸 14 ～ 17 次/分，血压（118 ～

128）/（66 ～ 69）mmHg。身高 169 cm，体重 65 kg，BMI 22.8 kg/m²，NRS 2002 为 5 分。

既往史：否认高血压、冠心病、糖尿病等合并症。

药物、食物过敏史：无。

家族遗传病史：无。

心理社会及家庭状况：患者情绪乐观、积极配合治疗；由老伴及子女照护。

检查结果：

项目	检验值	参考值
白蛋白	35.4 g/L	40 ～ 55 g/L
总蛋白	49.8 g/L	65 ～ 85 g/L
丙氨酸氨基转移酶	290 U/L	7 ～ 40 U/L
天冬氨酸氨基转移酶	68 U/L	13 ～ 35 U/L
总胆红素	23.4 μmol/L	3.4 ～ 23.3 μmol/L
白细胞	3.57×10^9/L	$(3.5 ～ 9.5) \times 10^9$/L
红细胞	2.58×10^{12}/L	$(3.8 ～ 5.1) \times 10^{12}$/L
血红蛋白	72 g/L	130 ～ 175 g/L
血小板	60×10^9/L	$(125 ～ 350) \times 10^9$/L
中性粒细胞百分数	80.1%	40% ～ 75%

（2）造口评估

评估项目	评估内容
位置	左下腹
类型	结肠单腔永久性造口
颜色	外 2/3 紫黑色、内 1/3 红色
排泄口最低黏膜高度	平卧时与腹壁平面平齐
形状	圆形
大小	直径 30 mm
黏膜皮肤缝合处	4 ～ 12 点钟方向部分浅层分离
造口周围皮肤	0 ～ 12 点钟方向刺激性皮炎
DET 评分	2 分
排泄物	褐色水样便，100 ～ 300 ml/d

肠造口缺血坏死的评估：使用聚光手电筒照射外露肠造口黏膜，0 ～ 6 点钟方向黏膜红润，可透光，6 ～ 12 点钟方向黏膜紫黑色，无法透光。经探查腹壁下造口走行后，将透明试管涂抹液状石蜡润滑后从肠造口插入，使用手电筒垂直照射肠腔内（图 25-2），观察肠腔内黏膜红润，血运良好。评估为中度缺血坏死。

（3）分离处创面评估

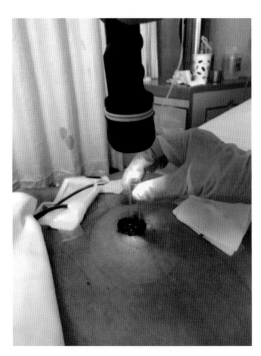

图 25-2 手电筒垂直照射肠腔内

评估项目	评估内容
分离位置	4 ~ 12 点钟方向
分离深度	7 点钟方向 0.2 cm
分离宽度	缝线未拆除宽度无法评估
分离创面伤口床组织类型	无法评估
渗出液	无法判断
伤口边缘	正常
气味	恶臭
伤口周围皮肤	正常
NRS 评分	静息时 1 分，操作时 2 分

2. 处理措施

（1）全身治疗

遵医嘱给予患者头孢哌酮钠舒巴坦钠（舒普深）3 g、0.9% 氯化钠注射液 100 ml BID 静脉输液；脂肪乳氨基酸（17）葡萄糖（11）注射液（卡文）1440 ml QD8、白蛋白 10 g BID 静脉输液，改善营养状况；异甘草酸镁注射液（天晴甘美）100 mg、5% 葡萄糖注射液 12.5 g QD8 静脉输液，改善肝功能。输入悬浮红细胞 400 ml 补充血容量。

（2）局部处理

移除底盘，0.9% 氯化钠清洁造口及造口周围皮肤，使用造口护肤粉喷洒于造口坏死肠管处，促进坏死组织自溶性清创，喷洒于造口周围皮肤上静置 10 min 后去除皮肤上未吸收的粉剂。造口周围皮肤均匀涂抹无酒精皮肤保护膜，形成透明膜状保护层。粘贴凸面可塑造口底盘，衔接造口袋，佩戴造口腹带（图 25-3），使肠管黏膜被动抬高，便于更好地收集排泄物。嘱患者隔日换药。

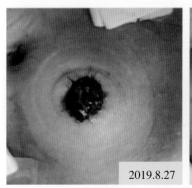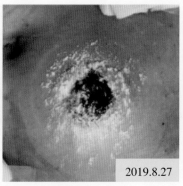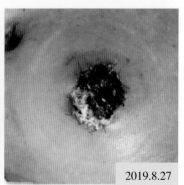

| 生理盐水清洁 | 喷洒造口护肤粉 | 涂抹皮肤保护膜 |

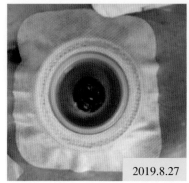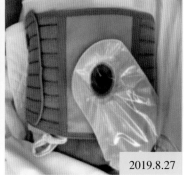

使用可塑凸面底盘+造口腹带

图 25-3　第一阶段处理过程

3．第一阶段效果评价

通过自溶性清创、有效收集排泄物后，肠管上坏死组织逐渐脱落，刺激性皮炎愈合（图25-4）。

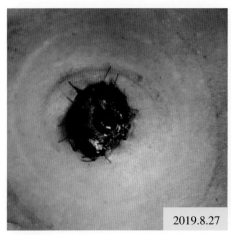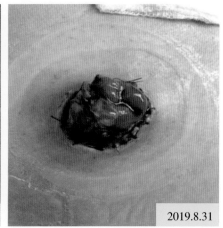

图 25-4　第一阶段治疗效果

4．患者教育

（1）每天早、中、晚摘除造口袋，清洁肠管及底盘上排泄物后将造口护肤粉喷洒在肠管坏死组织上，促进自溶性清创。

（2）密切观察造口底盘粘贴效果，一旦发现排泄物渗漏，需及时更换。

（3）正确佩戴造口腹带。

（二）第二阶段评估及处理（2019.9.1—2019.10.6）

1. 评估

（1）全身评估

患者生命体征平稳，仍保持乐观情绪、积极配合治疗。

检查结果：

项目	检验值	参考值
白蛋白	35.8 g/L	40 ~ 55 g/L
总蛋白	45.1 g/L	65 ~ 85 g/L
丙氨酸氨基转移酶	72 U/L	7 ~ 40 U/L
天冬氨酸氨基转移酶	35 U/L	13 ~ 35 U/L
总胆红素	15.5 μmol/L	3.4 ~ 23.3 μmol/L
白细胞	6.25×10^9/L	$(3.5 ~ 9.5) \times 10^9$/L
红细胞	3.66×10^{12}/L	$(3.8 ~ 5.1) \times 10^{12}$/L
血红蛋白	103 g/L	130 ~ 175 g/L
血小板	134×10^9/L	$(125 ~ 350) \times 10^9$/L
中性粒细胞百分数	77.8%	40 ~ 75%

（2）造口评估

评估项目	评估内容
位置	左下腹
类型	结肠单腔永久性造口
颜色	外 1/3 黄色、内 2/3 红色
排泄口最低黏膜高度	平卧时高于腹壁平面 5 mm
形状	圆形
大小	直径 29 mm
黏膜皮肤缝合处	部分浅层分离
造口周围皮肤	正常
排泄物	黄色软便

（3）分离处创面评估

评估项目	评估内容
分离位置	4 ~ 11 点钟方向
分离深度	7 点钟方向 0.4 cm
分离宽度	7 点钟方向 2 cm
潜行	7 点钟方向 0.4 cm

续表

评估项目	评估内容
伤口床组织类型	大于 75% 黄色坏死组织
	小于 25% 红色肉芽组织
渗出液	中量脓性液
伤口边缘	正常
气味	恶臭
伤口周围皮肤	正常
NRS 评分	静息时 1 分，操作时 2 分

2. 处理措施

（1）全身治疗

同第一阶段。

（2）局部处理

清洁及消毒后，拆除 4 ～ 11 点钟方向皮肤黏膜缝合处缝线，采取保守性锐器清创去除坏死组织，将银离子藻酸盐敷料填塞至潜行及分离处伤口床内，释放银离子长效杀菌。喷洒造口护肤粉，涂抹无酒精皮肤保护膜，将防漏贴环覆盖于造口根部，防止排泄物污染分离处创面。使用凸面可塑底盘衔接造口袋，佩戴造口腹带（图 25-5）。

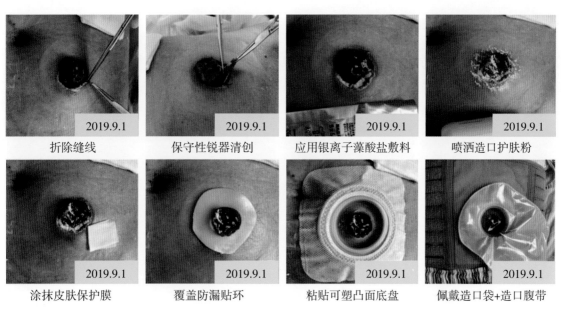

图 25-5 第二阶段处理过程

3. 第二阶段效果评价

造口肠管坏死组织逐渐脱落，部分浅层分离处创面深度及创面整体面积减小（图 25-6），造口排气排便正常，未发生造口回缩及造口狭窄。

4. 患者教育

（1）创面愈合后通常会有瘢痕形成，有发生造口狭窄的可能性，须定期复查，如果发生造口狭窄，应及时就医，掌握扩张造口的方法，保持排便通畅，避免因扩张造口损伤肠管。

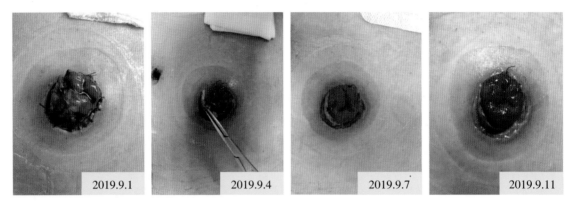

图 25-6　第二阶段治疗进展

（2）更换造口底盘时关注造口周围皮肤的情况，有效地收集排泄物，预防渗漏。如出现皮肤颜色改变、伴有疼痛感，甚至出现破损，须及时就诊。

三、整体效果评价

历时 21 天，造口肠管坏死组织完全脱落，造口旁分离处创面愈合，排泄口最低黏膜高度有所改善，平卧时高于腹壁平面 5 mm（图 25-7）。

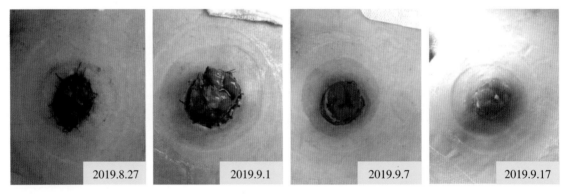

图 25-7　整体效果评价

四、案例讨论

术后早期发生造口缺血坏死，考虑与肠管血液供应不足有关。与手术医生沟通，分析该患者发生原因，与手术中缝扎肠系膜血管操作有关。经透光试验进行造口评估，可见肠腔内血运良好，判断患者为中度造口缺血坏死，给予自溶性清创及保守性锐器清创，逐步清除疏松的坏死组织，密切观察肠造口黏膜坏死趋势。

术后早期发生肠造口缺血坏死，皮肤黏膜缝合处尚未愈合，不可急于拆除全部缝线，避免造口完全回缩至腹腔内。因该患者发生肠造口缺血坏死的病因并非缝线过紧，与手术医生沟通后仅拆除无效缝线。

针对造口缺血坏死继发皮肤黏膜分离，预防渗漏、避免排泄物污染分离处创面、维持伤口适度湿润是预防感染、促进上皮修复的关键。

对于患者术后早期排泄口黏膜高度过低的问题，使用凸面底盘可有效改善黏膜高度，便于患者居家自我护理，降低造口周围发生刺激性皮炎的风险，提高生活质量。

五、三级预防

控制危险因素是预防造口坏死继发皮肤黏膜分离的关键，该患者造口坏死考虑与肠管血运障碍有关。手术中应保护肠管血运，仔细处理边缘动脉及肠脂垂，避免过分修建造口缘的脂肪及系膜组织，避免造口过小压迫肠管而影响血运；术后早期要注意观察肠造口边缘缝线松紧度，过紧时须拆除。

造口术后 24 ~ 48 h 严密观察造口黏膜的颜色，做到每班交接并记录，对肠造口坏死及皮肤黏膜分离做到早发现、早诊断，及时针对局部和全身情况给予干预措施，控制病情进展。

指导患者继续应用凸面底盘，每次更换造口袋时观察排泄口黏膜高度；皮肤黏膜分离创面愈合后，指导患者每周自查一次，及时发现造口狭窄迹象；还应指导患者避免抬举重物等腹压增高的因素，积极治疗咳嗽、排尿困难等症状，使用造口腹带或无孔腹带预防造口旁疝的发生，提高患者生活质量，做好三级预防。

六、知识链接

（一）透光试验

可以通过玻璃试管插入造口，电筒垂直照射观察、斜侧照黏膜。具体方法：检查时以聚光手电筒对外露肠造口黏膜从斜侧方照射，观察黏膜颜色、有无透光；液状石蜡润滑戴手套的小指，轻柔插入造口内探查肠管走行方向，将液状石蜡润滑后的玻璃试管插入肠管内，用手电筒照射，观察肠腔内血运情况（图 25-8）。

（二）扩张造口方法

戴手套用小指（开始时先用小指，慢慢好转后改用示指）涂润滑剂轻轻进入造口，深度为 2 ~ 3 cm。深度造口狭窄的患者，手指扩张时应注意指尖进入造口的深度超过造口深部紧缩处。每次手指扩张的时间为手指进入造口后停留 5 ~ 10 分钟，每日扩张 1 ~ 2 次，对于瘢痕体质的患者，需要长期进行。手指扩张时需注意：避免黏膜出血；疼痛不适时，要立即停止；不可使用锐器扩张；手指扩张时可依次从小指、示指到拇指进行。

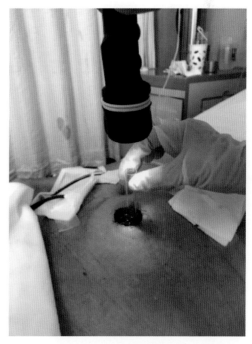

图 25-8　手电筒照射观察肠腔内血运

（张　雪）

26 一例结肠造口缺血坏死合并皮肤黏膜分离患者的护理

一、简要病史

患者女性，54 岁，2018 年 10 月因宫颈鳞状细胞癌、G3 同步放化疗、静脉化疗后 1 月余，阴道流液 1 个月，平诊收入我院妇科。2018 年 10 月 26 日行开腹探查、粘连松解、全盆腔廓清术、右盆壁粒子置入术、结肠造口术。

术后禁食、水期间造口排泄物为少量肠液，11 月 2 日恢复饮食后排泄物逐渐增加。11 月 12 日更换底盘时发现造口黏膜上的"附着物"无法清除干净，擦拭黏膜时有少量出血，申请专科护理会诊（图 26-1、图 26-2）。

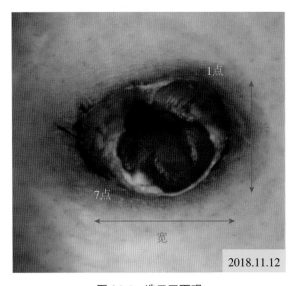

图 26-1　造口正面观

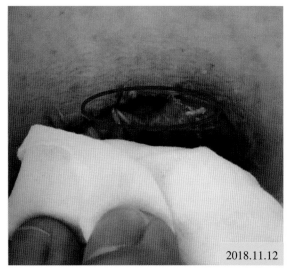

图 26-2　造口侧面观

二、护理过程

（一）第一阶段评估及处理（2018.11.12—2018.11.16）

1. 评估

（1）全身评估

一般状况：体温 36.8 ℃，脉搏 66 次 / 分，呼吸 18 次 / 分，血压 115/66 mmHg。身高 168 cm，体重 49 kg，BMI 17.4 kg/m²。

既往史：高血压 2 年，口服苯磺酸氨氯地平片 5 mg QD8，血压控制在（110 ~ 140）/（60 ~ 85）mmHg；颈动脉粥样硬化 1 年，未采取治疗措施；右侧乳腺结节切除术后 10 年；左侧髌骨骨折术后 8 年。

药物、食物过敏史：无。

家族遗传病史：无。

心理社会及家庭状况：患者痛苦面容，对预后及今后的生活充满担忧。孩子工作繁忙，日常生活起居由老伴照顾。

检查结果：

项目	检验值	参考值
白细胞	8.67×10^9/L	$(3.5 \sim 9.5) \times 10^9$/L
血红蛋白	94 g/L	130 ~ 175 g/L

（2）造口评估

评估项目	评估内容
位置	左下腹
类型	结肠永久性单腔造口
颜色	外 2/3 黄色、内 1/3 红色
排泄口最低黏膜高度	平卧位时与腹壁平面齐平
形状	椭圆形
大小	25 mm × 40 mm
黏膜皮肤缝合处	7 ~ 1 点钟方向浅层分离
造口周围皮肤	完好
排泄物	褐色水样便，约 800 ml/d

（3）分离处创面评估

评估项目	评估内容
分离位置	7 ~ 1 点钟方向
分离深度	10 点钟方向 1 cm
分离创面伤口床组织类型	100% 黄色坏死组织
渗出液	少量清亮稀薄液
伤口边缘	正常
气味	无味
NRS 评分	操作时 3 分，静息时 1 分

2．处理措施

（1）全身治疗

患者可进半流食，1500 ml/d；给予肠内营养粉剂（安素）250 ml QD 口服。关注患者心理状态，及时沟通治疗进展及转归情况，帮助其建立战胜疾病的信心。

（2）局部处理

移除底盘后，清洁造口及造口周围皮肤。用透光试验方法观察患者腹壁下肠造口黏膜呈鲜红色，无坏死迹象。拆除造口周围无效缝线，聚维酮碘消毒分离处创面，保守性锐器清创清除疏松的黄色坏死组织，将亲水纤维银剪裁后填充至分离创面内，充分接触伤口床，释放银离子杀菌。造口护肤粉喷洒于肠管坏死黏膜上促进自溶性清创。皮肤保护膜涂抹在造口周围皮肤上，形成透明膜状保护层。防漏贴环紧密贴合造口根部，隔离保护分离处创面。粘贴凸面底盘，衔接造口袋，应用造口腰带加压固定，纠正排泄口黏膜低平状态，有效地收集排泄物（图 26-3）。造口底盘每 2 天更换一次。

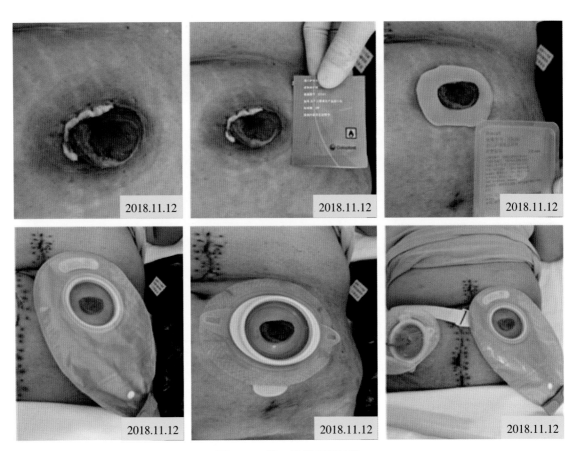

图 26-3　第一阶段处理过程

3．第一阶段效果评价

通过保守性锐器清创及自溶性清创，有效收集排泄物，隔离保护创面后，创面渗出液减少，坏死组织逐渐脱落（图 26-4）。

日期	2018.11.12	2018.11.14	2018.11.16
黏膜颜色	外 2/3 黄色、内 1/3 红色	外 1/4 黄色、内 3/4 红色	外 1/4 黄色、内 3/4 红色
分离位置	7～1 点钟方向	7～12 点钟方向	8～11 点钟方向
分离深度	1 cm	0.8 cm	0.5 cm
分离创面伤口床组织类型	100% 黄色坏死组织	50% 黄色坏死组织 50% 红色肉芽组织	25% 黄色坏死组织 75% 红色肉芽组织

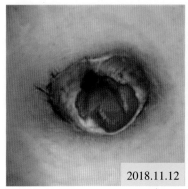 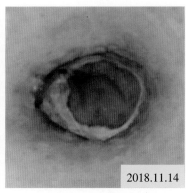 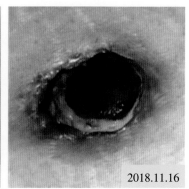

图 26-4　第一阶段治疗进展

4．患者教育

（1）观察造口底盘粘贴效果，一旦发现排泄物渗漏，需及时更换。

（2）造口袋内排泄物达 1/3 容量，或有气体充盈时，及时排放排泄物及气体。

（3）正确佩戴造口腰带，避免对侧输尿管皮肤造口受压、影响尿液引流及底盘粘贴效果。

（4）每天早、中、晚需摘除造口袋，清洁肠管及底盘上排泄物后，在暴露的肠管上喷洒适量造口护肤粉促进坏死组织脱落。

（5）可适量进食富含膳食纤维食物，如红薯、燕麦、小米等，须加工精细，细嚼慢咽，改善排泄物性状，避免进食木耳、蘑菇、芹菜等不易消化及纤维过长、易成团食物。

（6）调节心态，积极配合治疗及护理。

（二）第二阶段评估及处理（2018.11.17—2018.11.23）

1．评估

（1）全身评估

一般状况：体温 36 ℃，脉搏 72 次 / 分，呼吸 19 次 / 分，血压 113/64 mmHg。患者能够积极表达自身感受。

检查结果：

项目	检验值	参考值
白细胞	5.85×10^9/L	$(3.5 \sim 9.5) \times 10^9$/L
血红蛋白	105 g/L	130～175 g/L

（2）造口评估

评估项目	评估内容
位置	左下腹
类型	结肠永久性单腔造口
颜色	外 1/4 黄色、内 3/4 红色
排泄口最低黏膜高度	平卧位时与腹壁平面齐平
形状	椭圆形
大小	25 mm × 40 mm
黏膜皮肤缝合处	10 点钟方向浅层分离（图 26-5）
造口周围皮肤	完好
排泄物	褐色软便

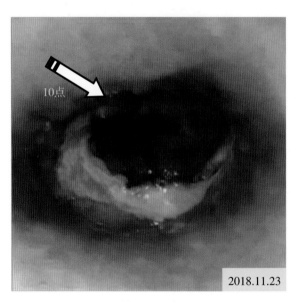

图 26-5　第二阶段造口正面观

（3）分离处创面评估

评估项目	评估内容
分离位置	10 点钟方向
分离深度	10 点钟方向 0.1 cm
分离创面伤口床组织类型	100% 红色肉芽组织
渗出液	无
伤口边缘	正常
气味	无味
NRS 评分	操作时 1 分，静息时 0 分

2．处理措施

（1）全身治疗

同第一阶段。

（2）局部处理

移除底盘后，清洁造口及造口周围皮肤。聚维酮碘消毒分离处创面，将造口护肤粉喷洒于坏死黏膜上及造口周围皮肤上，10 min 后去除造口周围皮肤上未被吸收的粉剂。皮肤保护膜涂抹于造口周围皮肤上，粘贴可塑凸面底盘，衔接造口袋（图 26-6），应用造口腰带加压固定。

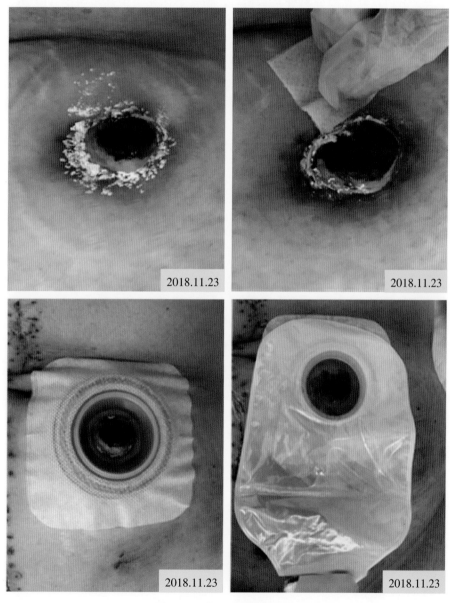

图 26-6　第二阶段处理过程

3．第二阶段效果评价

皮肤黏膜分离处逐渐愈合，肠管上黄色坏死组织逐渐脱落。患者适当增加膳食纤维的摄入，排泄物性状为黄色软便，降低了造口护理难度。

4．患者教育

（1）仍需每日 3 次摘除造口袋，清洁肠管及底盘上排泄物后喷洒适量造口护肤粉，促进坏死组织脱落。

（2）创面愈合后通常会有瘢痕形成，有发生造口狭窄的可能性，须定期复查。如发生造口狭窄，应掌握扩张造口的方法，避免因扩张造口损伤肠管。

三、整体效果评价

历时 11 天，造口皮肤黏膜分离处基本愈合，肠管上坏死组织逐步脱落（图 26-7）。患者能按要求定时喷洒造口护肤粉，掌握常规更换造口袋的操作方法。

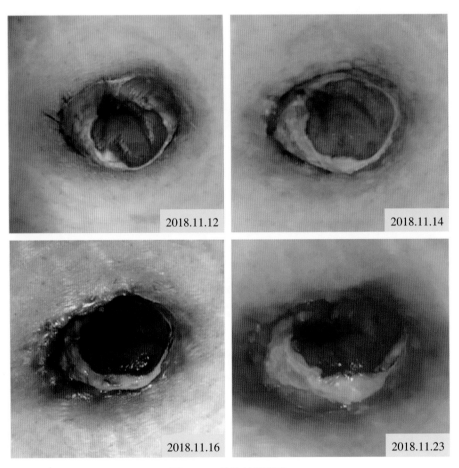

图 26-7　整体效果评价

四、案例讨论

皮肤黏膜分离患者肠造口周围创面极少再次缝合，主要依靠伤口敷料维持分离创面内湿性平衡，进而促进创面的愈合。该患者因缝线缝合不能充分暴露出分离的创面，且外露肠管部分缺血坏死，所以拆除无效缝线，充分暴露出分离创面进行处理，并观察肠管血运情况，逐步清除坏死组织。

患者肠造口皮肤黏膜分离为部分、浅层分离，预防渗漏、避免排泄物污染创面是预防感染、促进创面愈合的关键。通过饮食的调节，使排泄物由稀薄变为成形软便，可降低造口护理难度。

遵循伤口处理的 TIME 原则，去除创面坏死组织，根据创面愈合的程度选择适宜的敷料，维持伤口适度湿润，促进肉芽组织生长及上皮组织修复。

五、三级预防

皮肤黏膜缺血坏死的主要原因为术中损伤结肠边缘动脉或缝扎肠系膜血管不当，引起肠管血液供应不足，导致肠造口黏膜的缺血坏死，继发皮肤黏膜分离。所以术中应保护好肠管的血运，仔细处理边缘动脉及肠脂垂，避免过分修剪造口缘的脂肪及系膜组织。

一旦发生肠造口缺血坏死合并皮肤黏膜分离，护士应及时分析原因，观察患者腹部体征及生命体征变化，发现异常及时报告医生协助处理。促进创面愈合的同时做好隔离保护，预防粪水渗漏至创面而增加感染的危险。

指导患者定期复查，及早发现有无造口狭窄并采取相应措施；伴随着身体的康复，营养状况改善，患者腹部脂肪层增厚，造口黏膜高度及腹部外形也会随之变化，因此还需关注由此导致的造口内陷；避免腹压增高的因素，应用造口腹带预防造口旁疝的发生。

六、知识链接

（一）肠造口缺血坏死

肠造口缺血坏死是造口术后最严重的并发症，由于供应造口部位肠管血液循环受到影响所致，一般发生在术后 24 ~ 48 h。临床表现为造口黏膜暗红色、紫色、苍白，严重者黏膜完全变黑，有异常臭味，部分患者会有腹膜刺激症状、全身症状（发热、白细胞计数升高）等表现。国内研究显示其发生率为 2.3% ~ 17%。

（二）肠造口坏死的观察及护理

1. 应评估缺血 / 坏死的范围、黏膜颜色等。

2. 宜选用两件式透明造口袋。

3. 宜遵医嘱去除造口周围碘仿纱布，或将缺血区域缝线拆除 1 ~ 2 针，观察血运恢复情况。

4. 造口局部缺血 / 坏死范围 < 2/3 者，可在缺血 / 坏死黏膜上涂洒造口护肤粉。

5. 造口缺血 / 坏死范围 ≥ 2/3 或完全坏死者，应报告医生协助处理。

（吕　颀）

27 一例结肠造口缺血坏死合并皮肤黏膜分离患者的护理

一、简要病史

患者女性，74 岁。直肠癌新辅助放化疗后 3 个月，于 2021 年 10 月 11 日在全麻下行腹腔镜腹会阴联合直肠癌根治、结肠造口术。术后恢复好，造口相关评估均正常，10 月 20 日出院。10 月 27 日因造口颜色改变、周围疼痛、散发恶臭味（图 27-1）就诊于造口门诊。

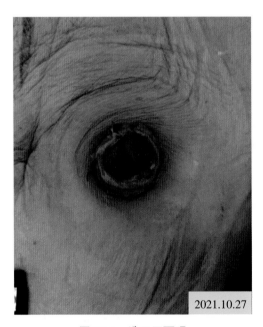

2021.10.27

图 27-1 造口正面观

二、护理过程

（一）第一阶段评估及处理（2021.10.27—2021.10.31）

1. 评估

（1）全身评估

一般状况：体温 36.5 ℃，脉搏 68 次 / 分，呼吸 16 次 / 分，血压 127/66 mmHg，身高 160 cm，体重 58 kg，BMI 22.7 kg/m^2。餐后血糖：11.3 mmol/L。

既往史：糖尿病 9 年，口服阿卡波糖（拜唐苹）100 mg TID，空腹血糖控制在 5.1 ～

7.4 mmol/L，餐后 2 小时血糖控制在 6.8 ～ 11.0 mmol/L。

药物、食物过敏史：无。

家族遗传病史：无。

心理社会及家庭状况：心理状况良好；儿子工作繁忙，主要由儿媳照顾，遵医性较差。

（2）造口评估

评估项目	评估内容
位置	左下腹
类型	结肠单腔永久性造口
颜色	外 1/3 黄色、内 2/3 红色
排泄口最低黏膜高度	平卧时高于腹壁平面 15 mm
形状	圆形
大小	直径 30 mm
黏膜皮肤缝合处	完全浅层分离
造口周围皮肤	完好无破损、皮肤松弛、皱褶较多
排泄物	黄色糊状便

（3）分离处创面评估

评估项目	评估内容
分离位置	0 ～ 12 点钟方向
分离深度	1 点钟方向 0.8 cm（图 27-2）
分离宽度	1 点钟方向 0.3 cm
伤口床组织类型	＞ 75% 红色肉芽组织 ＜ 25% 黄色坏死组织
渗出液	无法判断
伤口边缘	浸渍
NRS 评分	静息时 2 分，操作时 3 分

2．处理措施

（1）全身治疗

遵医嘱进半流食，每日三餐后冲服肠内营养粉剂（安素），改善营养状况。减少进食粗纤维或易造成堵塞的食物；避免进食或少食易产气食物和易引起便秘或腹泻的食物。腹部伤口换药 2 ～ 3 次 / 天；同时延续原糖尿病治疗方案。

（2）局部处理

清洁排泄物后，应用聚维酮碘消毒分离处创面，拆除 9 ～ 3 点钟方向造口周围缝线（图 27-3），使用保守性锐器清创去除分离处伤口

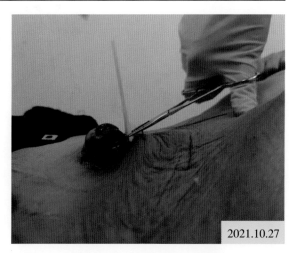

2021.10.27

图 27-2　分离处创面深度测量

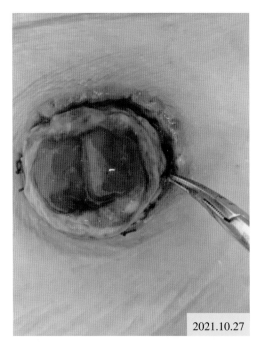

图 27-3　拆除部分缝线

床内坏死组织。喷洒多聚长效抗菌膜液材（敷）料，起到有效杀菌及长效抑菌的作用。由于肠管上坏死组织包裹紧密，喷涂造口护肤粉进行自溶性清创，同时使造口周围皮肤保持干燥。伤口床内填塞羧甲基纤维素钠银离子敷料，可释放银离子杀菌并吸收伤口渗液，同时促进肉芽组织生长。去除未被吸收的造口护肤粉后涂抹无酒精皮肤保护膜，形成透明膜状保护层，隔离排泄物保护皮肤。造口根部粘贴防漏贴环，抚平周围皮肤皱褶再粘贴造口底盘，并在衔接造口袋前再次向坏死肠管上喷洒造口护肤粉以促进自溶性清创（图 27-4）。嘱患者隔日就诊。

3．第一阶段效果评价

由于患者 10 月 29 日因个人原因未能复诊，11 月 1 日再次就诊时造口底盘已渗漏，周围皮肤发生刺激性皮炎，DET 评分 5 分。造口及分离处伤口坏死组织减少，分离处伤口床深度变浅，1 点钟方向分离深度为 0.7 cm。

4．患者教育

（1）每日早、中、晚取下造口袋，清洁造口后喷洒造口护肤粉，促进自溶性清创。

（2）造口袋内排泄物达 1/3 满或有气体充盈时，应立即排放造口袋内排泄物及气体。

（3）勤观察造口底盘密封性，如发现渗漏须及时更换。

（4）每 3 ～ 5 天更换一次造口底盘，排泄物性质稀薄时适当增加更换频次。

（5）强调粘贴造口底盘的方法，指导家属抚平皮肤皱褶后再粘贴底盘。

（6）监测血糖，按时服用降糖药物，控制饮食，适量运动。

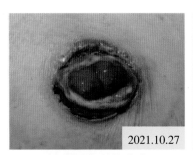

喷洒多聚长效抗菌膜液体（敷料）

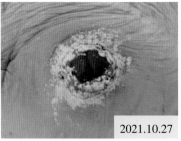

应用造口护肤粉

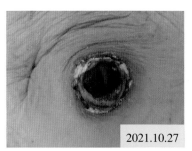

填塞羧甲基纤维素钠银敷料

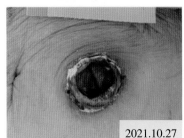

涂抹皮肤保护膜

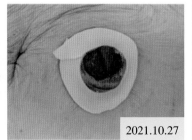

粘贴防漏贴环

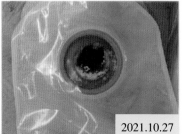

应用可塑底盘+造口袋造口护肤粉喷洒肠管

图 27-4　第一阶段处理过程

（二）第二阶段评估及处理（2021.11.01—2021.11.10）

1. 评估

（1）全身评估

与第一阶段无明显变化。

（2）造口评估（图 27-5）

评估项目	评估内容
位置	左下腹
类型	结肠单腔永久性造口
颜色	外 1/3 黄色、内 2/3 红色
排泄口最低黏膜高度	平卧时高于腹壁平面 15 mm
形状	圆形
大小	直径 29 mm
黏膜皮肤缝合处	完全浅层分离
造口周围皮肤	皮肤松弛、皱褶较多 9 ~ 3 点钟方向刺激性皮炎 （DET 评分：5 分）
排泄物	黄色糊状便

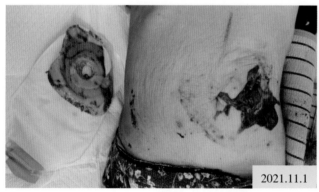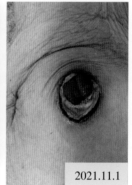

图 27-5　第二阶段造口评估

（3）分离处创面评估

评估项目	评估内容
分离位置	0 ~ 12 点钟方向
分离深度	1 点钟方向 0.7 cm
分离宽度	1 点钟方向 0.3 cm
伤口床组织类型	> 75% 红色肉芽组织 < 25% 黄色坏死组织
渗出液	无法判断
伤口边缘	浸渍
NRS 评分	静息时 2 分，操作时 3 分

2．处理措施

（1）全身治疗

同第一阶段。

（2）局部处理

清洁排泄物后，应用聚维酮碘消毒分离处创面，使用保守性锐器清创去除分离创面内疏松坏死组织；喷洒多聚长效抗菌膜液材（敷）料；肠管上坏死组织包裹紧密，仍选择喷洒造口护肤粉进行自溶性清创，同时应用于周围皮肤，可保持干燥；伤口床内填塞羧甲基纤维素钠银离子敷料；去除周围皮肤上未被吸收的造口护肤粉后涂抹皮肤保护膜、粘贴水胶体敷料，起到吸收少量渗液、保护皮肤免受排泄物及创面渗出液浸渍的作用。造口根部围绕防漏贴环，抚平周围皮肤皱褶后粘贴造口底盘，并在衔接造口袋前向坏死肠管上喷洒造口护肤粉以促进自溶性清创（图 27-6）。嘱患者隔日就诊。

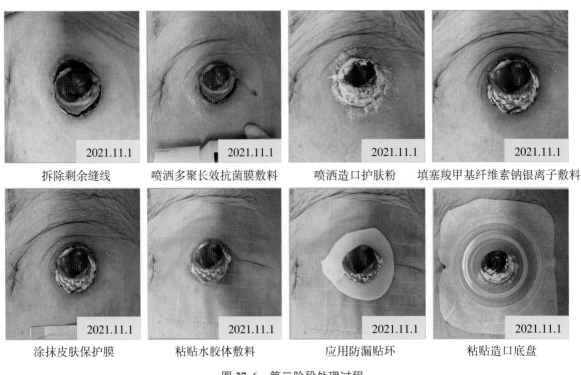

| 拆除剩余缝线 | 喷洒多聚长效抗菌膜敷料 | 喷洒造口护肤粉 | 填塞羧甲基纤维素钠银离子敷料 |
| 涂抹皮肤保护膜 | 粘贴水胶体敷料 | 应用防漏贴环 | 粘贴造口底盘 |

图 27-6　第二阶段处理过程

3．第二阶段效果评价

造口肠管坏死组织脱落，浅层分离处创面深度及创面面积缩小，周围皮肤刺激性皮炎愈合（图 27-7）。患者及家属依从性提高，深切认识到造口并发症对于患者身心健康及生活质量的不良影响。

4．患者教育

（1）告知造口坏死伴皮肤黏膜分离、造口回缩及造口周围皮肤刺激性皮炎等并发症的临床表现及不良影响。

（2）强调密切观察造口底盘密封性，如发现渗漏需及时更换。

（3）强调每日仍早、中、晚取下造口袋，清洁造口后于分离处创面及坏死肠管上喷洒造口护肤粉，促进自溶性清创。

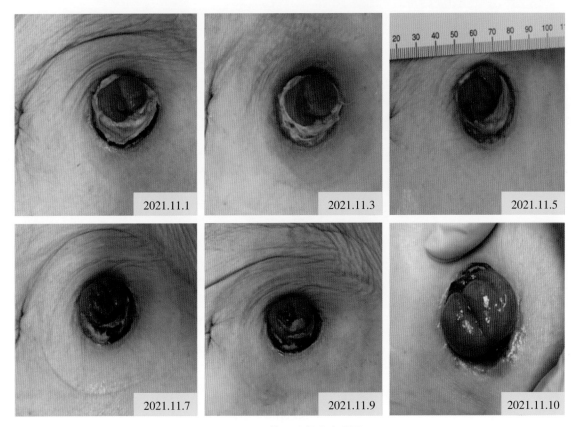

图 27-7 第二阶段治疗进展

（三）第三阶段评估及处理（2021.11.11—2021.11.17）

1. 评估

（1）全身评估

无异常改变。

（2）造口评估（图 27-8）

评估项目	评估内容
位置	左下腹
类型	结肠单腔永久性造口
颜色	红润
排泄口最低黏膜高度	平卧时高于腹壁平面 15 mm
形状	圆形
大小	直径 25 mm
黏膜皮肤缝合处	部分浅层分离
造口周围皮肤	皮肤松弛、皱褶较多 完好无破损
排泄物	黄色糊状便

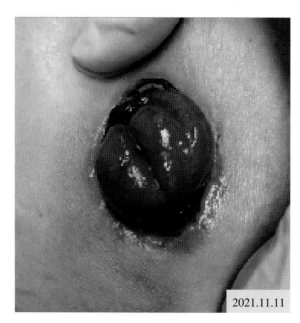

2021.11.11

图 27-8　造口正面观

（3）分离处创面评估

评估项目	评估内容
分离位置	11 ～ 12 点钟方向、3 ～ 6 点钟方向
分离深度	5 点钟方向 0.4 cm
分离宽度	5 点钟方向 0.2 cm
伤口床组织类型	100% 红色肉芽组织
渗出液	极少量淡血性液
伤口边缘	正常
NRS 评分	0 分

2．处理措施

（1）全身治疗

同第一阶段治疗。

（2）局部处理

清洁造口及造口周围皮肤，向伤口床内及周围皮肤上喷洒造口护肤粉，静置 10 min 后去除未被吸收的粉剂，周围皮肤涂抹无酒精皮肤保护膜，造口根部粘贴防漏贴环，抚平周围皮肤皱褶后粘贴造口底盘并衔接造口袋。嘱家属每 3 天进行一次造口护理。

3．第三阶段效果评价

造口肠管黏膜红润，皮肤黏膜分离创面完全愈合，周围皮肤完好无破损（图 27-9），造口排气排便均正常。

4．患者教育

（1）指导患者家属应用造口护肤粉、皮肤保护膜及防漏贴环进行造口护理。

（2）每 3 天更换一次造口底盘，密切观察造口底盘密封性，如有渗漏及时更换。

（3）创面愈合后通常会有瘢痕形成，有发生造口狭窄的可能性，须定期复查，如果发生造

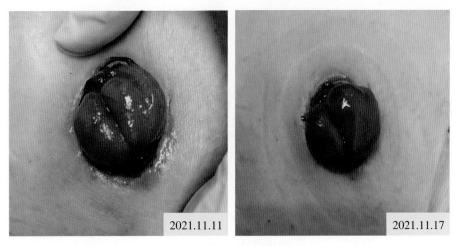

图 27-9 第三阶段效果评价

口狭窄应及时就医，掌握扩张造口的方法，保持排便通畅，避免因扩张造口损伤肠管。

（4）预防造口旁疝的发生，指导造口腹带的应用方法及注意事项，合理饮食，避免腹压增高因素。

三、整体效果评价

历时 1 个月，造口坏死组织完全脱落，颜色红润，皮肤黏膜分离处创面完全愈合，周围皮肤完好无破损（图 27-10）。患者家属能正确演示造口袋更换流程、复述健康教育内容。

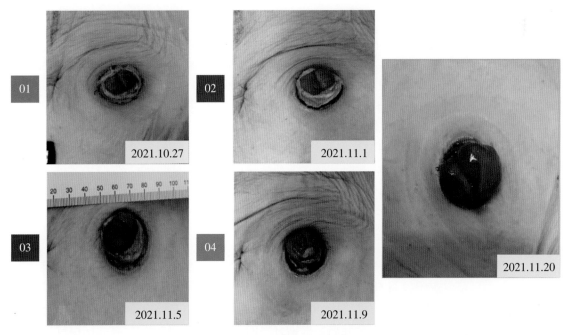

图 27-10 整体效果评价

四、案例讨论

该患者出院时造口相关评估均正常，1周后发生造口坏死伴皮肤黏膜分离。经与家属沟通得知出院后1周内未进行造口护理，未更换造口袋导致排泄物渗漏。肠造口排泄物含有大量细菌，持续污染造口周围，导致皮肤黏膜缝合处感染；红肿针孔逐渐变大致皮肤糜烂，伤口面积扩大不易愈合。患者糖尿病史9年，有文献指出，糖尿病伴随的代谢异常等因素会导致伤口愈合困难。该患者术前还接受了新辅助放疗，放疗不仅可以直接引起肿瘤细胞损伤、抑制肿瘤血管的再生及封闭淋巴管，还会对周围正常组织产生不良影响。这些危险因素相互叠加，导致该患者发生了造口并发症。

因此，该病例的主要问题在于患者及家属遵医性差、对于造口并发症诱因及造成的危害完全不了解。在护理造口的同时要注重患者及家属的健康教育，加深对造口并发症的认识。强调日常造口护理注意事项、控制血糖相关注意事项及造口并发症对于患者身心健康和生活质量的不良影响，使患者及家属知晓预防及治疗造口并发症的重要性。

该患者属完全浅层分离，但高龄、腹壁皮肤松弛、肌肉力量薄弱，且为永久性结肠造口，存在发生造口旁疝的危险因素。因此，还需识别并及时解除可能引起腹压增高的因素，如剧烈咳嗽、大笑、重体力劳动、排便困难等。指导患者咳嗽、打喷嚏时双手按压造口周围以对抗骤增的腹腔内压力。

健康教育中还应注重操作细节的演示及强调，如粘贴造口底盘时抚平皮肤皱褶的手法，提高自我护理能力。

同时，应指导家属多关心、关爱患者，及早发现异常。在面对并发症时，护士、患者及家属更应多沟通、相互信任协力合作，才可三方同心、其利断金。

五、三级预防

控制危险因素是预防造口坏死伴皮肤黏膜分离的关键，该患者造口坏死伴皮肤黏膜分离考虑与糖尿病史、术前新辅助放疗及家属遵医性差有关。因此围术期积极采取应对措施改善肠壁水肿情况，纠正低蛋白血症，控制高血压、糖尿病等基础病症；加强住院期间健康宣教及出院后延续性护理，使患者及家属真正理解、知晓，切实有效地做好并发症预防。

该患者是发生造口坏死及皮肤黏膜分离的高危人群，二级预防应全面评估患者既往病史及相关治疗，严密观察造口黏膜颜色及皮肤黏膜缝合处愈合情况，加强营养，对肠造口坏死及皮肤黏膜分离做到早发现、早诊断，及时针对局部和全身情况给予干预措施，控制病情进展。

还需指导患者避免腹压增高的因素，积极治疗咳嗽、腹胀等情况，使用造口腹带或无孔腹带预防造口旁疝的发生。

六、知识链接

（一）肠造口皮肤黏膜分离的定义

皮肤黏膜分离是指肠造口黏膜与腹壁皮肤的缝合处分离，使之形成不同程度的伤口。根据分离的环周范围分为部分分离和完全分离，根据分离的解剖深度分为浅层分离和深层分离。

（二）肠造口皮肤黏膜分离的分类

1．根据分离环周范围分类

（1）部分分离：肠造口环周的部分皮肤与黏膜分离。

（2）完全分离：肠造口环周的全部皮肤与黏膜分离。

2．根据分离解剖深度分类

（1）浅层分离：分离深度发生在腹壁皮肤及皮下脂肪层。

（2）深层分离：分离深度到达腹直肌前鞘甚至突破肌肉及腹膜。

（三）肠造口皮肤黏膜分离并发症的观察和指导

1．造口回缩的观察与预防

指导患者每次更换造口底盘时观察排泄口最低黏膜高度，必要时使用凸面底盘及腰带或造口腹带固定。

2．造口狭窄的观察与预防

深层皮肤黏膜分离伤口愈合后，瘢痕组织挛缩易导致肠造口狭窄。因此，当创面愈合后，应指导患者每周自查一次，掌握扩肛方法，一旦发现有狭窄迹象应及时就诊。

3．造口旁疝的观察与预防

皮肤黏膜分离处腹壁薄弱，应避免抬举重物等腹内压增高的因素，积极治疗咳嗽、排尿困难等情况，使用造口腹带或无孔腹带预防造口旁疝的发生。

4．造口脱垂的观察与预防

完全分离且深层分离时，造口肠管处于游离状态，腹内压突然增高易导致肠管脱垂，应避免腹内压突然增高的动作，咳嗽时保护好造口。

（张　雪）

28 一例横结肠造口回缩合并皮肤黏膜分离患者的护理

一、简要病史

患者女性，77 岁，曾于 2020 年 8 月 5 日因肠梗阻行横结肠袢式造口术，2021 年 2 月行肠造口还纳术，同年 3 月再次因肠梗阻、胰腺炎入院行保守治疗，后症状缓解。

2021 年 5 月 17 日患者因腹痛急诊入院，生命体征不稳定，意识模糊，血压 80/54 mmHg，血生化各项指标均异常，增强 CT 提示肠梗阻，急诊在全麻下行横结肠袢式造口术（图 28-1、图 28-2）。

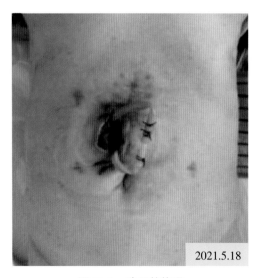

图 28-1　造口整体观

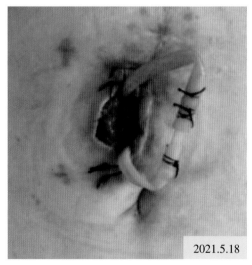

图 28-2　造口局部观

二、护理过程

（一）第一阶段评估及处理（2021.5.18—2021.5.21）

1. 评估

（1）全身评估

一般状况：体温 37.3 ℃，脉搏 66 次 / 分，呼吸 18 次 / 分，血压 133/80 mmHg，BMI 22.2 kg/m^2。

腹部查体：全腹软，无压痛反跳痛及肌紧张。

既往史：高血压 22 年，苯磺酸氨氯地平片 5 mg QD8 口服，血压控制在（120 ~ 130）/（70 ~ 75）mmHg。

药物、食物过敏史：无。

家族遗传病史：无。

心理社会及家庭状况：患者因多次手术，情绪低落，对后续治疗、康复缺乏信心，SAS 评分 65 分。孩子长期在国外工作，无法陪伴照顾家中老人，患者平日还要照顾久病老伴的日常生活起居。

检查结果：

项目	检验值	参考值
白细胞	$11.55 \times 10^9/L$	$(3.5 \sim 9.5) \times 10^9/L$
血红蛋白	98 g/L	130 ~ 175 g/L
中性粒细胞百分比	80.4%	40% ~ 75%
白蛋白	23.6 g/L	40 ~ 55 g/L
总蛋白	50 g/L	65 ~ 85 g/L

（2）造口评估

评估项目	评估内容
位置	右上腹
类型	横结肠永久性袢式造口
颜色	红润
排泄口最低黏膜高度	平卧位时低于腹壁平面 10 mm
形状	不规则形
大小	35 mm × 30 mm
黏膜皮肤缝合处	0 ~ 12 点钟方向分离
造口周围皮肤	红、肿、热、痛
支撑棒	移位状态
排泄物	黄色水样便，约 1500 ml/d

（3）分离处创面评估

评估项目	评估内容
分离位置	0 ~ 12 点钟方向
分离深度	3 点钟方向 1.5 cm（图 28-3） 9 点钟方向 1.2 cm（图 28-4）
分离宽度	0 cm
分离处创面伤口床组织类型	100% 红色肉芽组织

续表

评估项目	评估内容
渗出液	少量淡黄色稀薄液
伤口边缘	轻度浸渍、无潜行
气味	无法判断
NRS评分	操作时2分 静息时1分

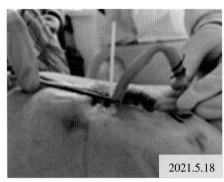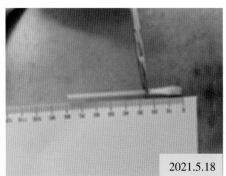

图28-3 分离处创面3点钟方向深度测量

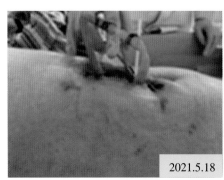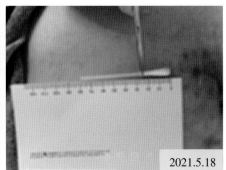

图28-4 分离处创面9点钟方向深度测量

（4）手术缝合切口评估

评估项目	评估内容
切口位置	造口旁0点钟方向
	造口旁6点钟方向
切口长度	0点、6点钟方向均是1cm（图28-5）
渗出液	无
切口边缘	正常
切口周围皮肤	红肿

2. 处理措施

（1）全身治疗

遵医嘱给予患者注射用亚胺培南西司他丁钠（泰能）0.5 g＋0.9% 氯化钠100 ml Q8h 静脉输

液；禁食禁水期间，给予脂肪乳氨基酸（17）葡萄糖（11%）注射液（卡文）1440 ml 及白蛋白 20 g QD8 肠外营养支持。

（2）局部处理

清洁排泄物后，应用聚维酮碘消毒手术切口及分离处创面，将造口护肤粉喷洒于分离处，可吸收少量渗出液、促进组织生长。皮肤保护膜喷洒在造口周围皮肤上，形成透明膜状保护层。水胶体敷料覆盖于缝合伤口及造口周围皮肤上，起到隔离保护作用。脐部及造口边缘处使用防漏膏填充腹壁凹陷区域，粘贴凸面底盘，衔接造口袋，指导患者双手适度按压在底盘边缘以增加底盘与皮肤的贴合度，再应用造口腰带及造口腹带加压纠正造口回缩状态（图 28-6），有效地收集排泄物。

（3）心理护理

因多次手术，无亲人照顾，担心老伴日常生活无法自理，故协助患者通过微信和视频电话形式与老伴沟通交流，委托亲属去家中照顾老伴生活起居，联系护工照顾患者，解除了患者心中的顾虑，使其安心接受治疗。

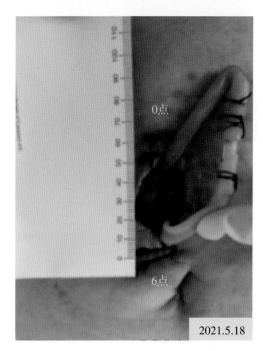

图 28-5　手术缝合切口长度测量

3．第一阶段效果评价

支撑棒虽然处于移位状态，但仍能起到预防造口回缩的作用，暂时予以保留。通过自溶性清创，隔离保护创面，有效收集排泄物，创造良好的愈合环境，造口周围皮肤红肿逐渐消退。

4．患者教育

（1）随时观察造口底盘粘贴效果，一旦发现排泄物渗漏，需及时更换造口底盘。

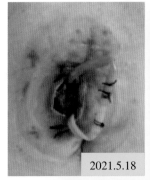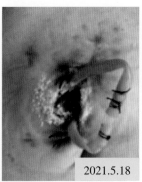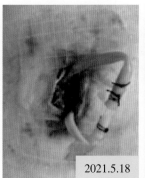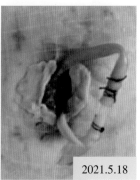

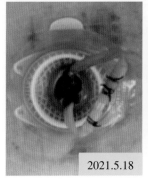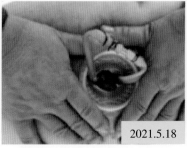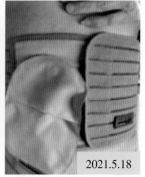

图 28-6　第一阶段处理过程

（2）造口袋内排泄物达 1/3 容量，或有气体充盈时，及时排放排泄物及气体。

（3）正确佩戴造口腰带及造口腹带。

（4）调整心态，积极配合治疗及护理。

（二）第二阶段评估及处理（2021.5.22—2021.6.7）

1. 评估

（1）全身评估

一般状况：体温 37 ℃，BMI 22.2 kg/m^2。患者能积极表达自身感受。

检查结果：

项目	检验值	参考值
白细胞	6.93 × 10^9/L	(3.5 ~ 9.5) × 10^9/L
血红蛋白	100 g/L	130 ~ 175 g/L
中性粒细胞百分比	79.9%	40% ~ 75%
白蛋白	27.9 g/L	40 ~ 55 g/L
总蛋白	57 g/L	65 ~ 85 g/L

（2）造口评估（图 28-7）

评估项目	评估内容
位置	右上腹
类型	横结肠永久性袢式造口
颜色	红润
排泄口最低黏膜高度	平卧位时低于腹壁平面 10 mm
形状	不规则形
大小	35 mm × 30 mm
黏膜皮肤缝合处	0 ~ 12 点钟方向分离
造口周围皮肤	红肿
支撑棒	移位状态
排泄物	黄色水样便，约 800 ml/d

（3）分离处创面评估

评估项目	评估内容
分离位置	0 ~ 12 点钟方向
分离深度	0 ~ 12 点钟方向均为 1 cm
分离宽度	3 点钟方向 0.2 cm
	9 点钟方向 1.2 cm
分离处创面伤口床组织类型	75% 黄色坏死组织
	25% 红色肉芽组织

评估项目	评估内容
渗出液	少量淡黄色稀薄液
伤口边缘	浸渍、无潜行
气味	无法判断
NRS 评分	操作时 2 分，静息时 0 分

（4）手术缝合切口评估

手术缝合切口对合不良，但其长度、渗出液、切口边缘、切口周围皮肤无变化（图 28-8）。

2．处理措施

（1）全身治疗

遵医嘱给予注射用头孢曲松钠（罗氏芬）2 g + 0.9% 氯化钠 100 ml QD8 静脉输液；复方氨基酸注射液（18AA-Ⅱ）（乐凡命）250 ml、中 / 长链脂肪乳注射液（C6 ~ 24）250 ml 及白蛋白 10 g QD8 肠外营养支持，给予肠内营养粉剂（安素）250 ml QD 口服。

（2）局部处理

移除底盘后，清洁造口及造口周围皮肤。聚维酮碘消毒手术切口及分离处创面，保守性锐器清创清除分离处黄色坏死组织。喷洒多聚长效抗菌膜液材（敷）料，达到有效杀菌及长效抑菌的作用。将造口护肤粉喷洒于造口周围皮肤上，10 min 后去除未被吸收的粉剂。将亲水纤维银剪裁后填充至分离创面内，充分接触伤口床，释放银离子杀菌。皮肤保护膜喷洒在造口周围皮肤上，形成透明膜状保护层。水胶体敷料覆盖于缝合切口及造口周围皮肤上，起到隔离保护作用。脐部及造口边缘处使用防漏膏填充腹壁凹陷区域，粘贴凸面底盘（图 28-9），衔接造口袋，应用造口腰带及造口腹带加压纠正造口回缩状态，有效地收集排泄物。

3．第二阶段效果评价

通过保守性锐器清创、自溶性清创的方法，皮肤黏膜分离处黄色坏死组织逐步脱落，渗出减少，愈合后拆除支撑棒。隔离保护创面，有效收集排泄物后，缝合切口周围皮肤红肿逐渐消退（图 28-10）。

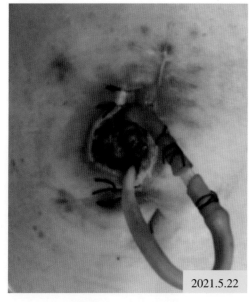

图 28-7　造口正面观

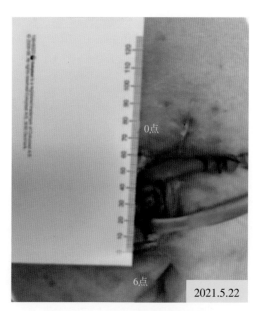

图 28-8　手术缝合切口长度测量

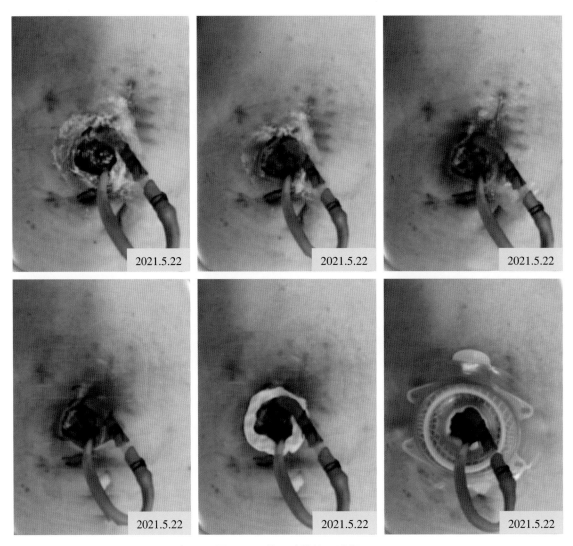

图 28-9　第二阶段处理过程

日期	2021.5.22	2021.5.24	2021.5.28	2021.5.31	2021.6.7
排泄口最低黏膜高度 (平卧位时低于腹壁平面)	10 mm	5 mm	5 mm	3 mm	3 mm
皮肤黏膜分离深度	1 cm	1 cm	0.5 cm	—	—
分离处创面 伤口床组织类型	75% 黄色坏死组织 25% 红色肉芽组织	25% 黄色坏死组织 75% 红色肉芽组织	100% 红 色 肉 芽 组织	—	—

4.患者教育

（1）如出现体温升高、恶心、呕吐、腹痛、腹胀、造口排气排便异常，须及时就医。

（2）创面愈合后通常会有瘢痕形成，有发生造口狭窄的可能性，须定期复查。如果发生造口狭窄，应掌握扩张造口的方法，保持排便通畅，避免因扩张造口损伤肠管。

（3）继续关注造口周围皮肤的情况，有效地收集排泄物，预防渗漏。

（4）伴随着身体的康复，营养状况改善，患者腹部脂肪层增厚，造口黏膜高度及腹部外形也会随之变化，因此还需关注由此导致的造口内陷。

（5）预防腹壁切口疝及造口旁疝的发生，指导患者造口腹带的应用方法及注意事项，加强腹部

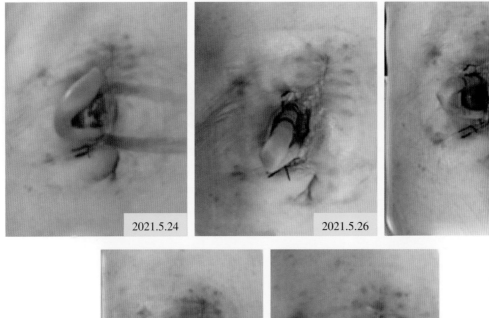

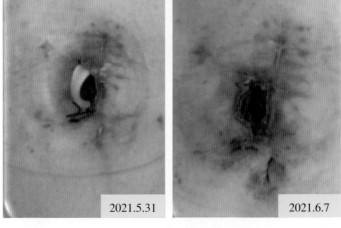

图 28-10　第二阶段处理效果

肌肉锻炼，合理饮食，积极控制体重。明确并及时解除可能引起患者腹内压增高的因素，如剧烈咳嗽、大笑、重体力劳动、排便排尿困难等。指导患者咳嗽、打喷嚏时双手按压造口周围以对抗骤增的腹腔内压力。

三、整体效果评价

经过 20 天的精心护理，患者皮肤黏膜分离及缝合处切口完全愈合。虽然排泄口最低黏膜高度仍低于腹壁平面，但肠管黏膜高度已突出于腹壁平面，且排泄功能正常（图 28-11）。后期居家自我护理，患者操作手法不够娴熟，造口周围出现刺激性皮炎表现，所以还要继续关注并预防其他并发症的发生。

四、案例讨论

导致该患者造口回缩的主要原因是多次手术、肠梗阻，腹腔内粘连严重，肠管无法充分游离，允许提拉至腹壁建立造口的肠段有限，肠管张力较高，该患者肠造口回缩的程度处于腹壁筋膜层以上。支撑棒虽处于移位状态，但为防止造口进一步回缩，术后早期还需继续保留。支撑棒和缝合切口方向是一致的，如强行将支撑棒复位，有缝合切口裂开的风险，会进一步加重分离程度，因此需依据分离创面愈合情况选择适宜的时机拆除支撑棒。

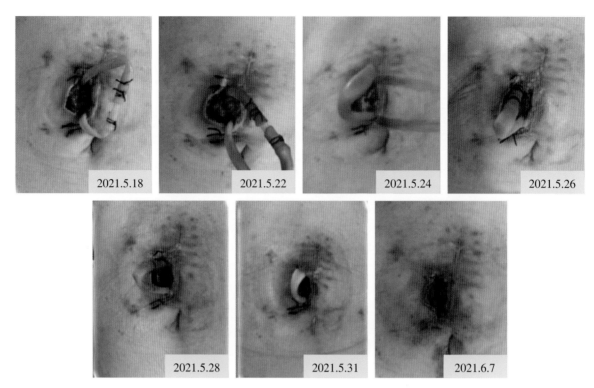

图 28-11 整体效果评价

患者多次手术，造口旁有既往手术瘢痕，且距脐较近，均会影响底盘粘贴效果。造口形状不规则以及排泄物稀薄也是容易发生渗漏的因素。造口黏膜与皮肤为完全、浅层分离，且造口建立在手术切口上，因此有效地收集排泄物、预防渗漏、避免污染切口是顺利愈合的关键。选用凸面底盘并配合造口腰带加压固定，使造口基底部膨出，以利于排泄物的收集。

患者高龄，皮肤松弛、多皱，皮下脂肪减少，皮脂腺、汗腺分泌减少，皮肤干燥，易破损，增加了护理难度。护理过程中应动作轻柔，选择不含酒精的清洁用品及造口附件用品。造口周围皮肤有皱褶，先将皱褶部位的皮肤抚平后再粘贴造口底盘。

整个过程还要密切关注患者的营养及心理状况。根据患者营养指标，给予肠外、肠内营养支持及饮食相关指导。从患者的语言、行为中分析患者的心理变化及心理需求，给予热情关怀和心理疏导，鼓励患者多与医务人员交流，倾诉内心痛苦及忧虑，通过有效的交谈稳定患者的情绪，让患者从容地接受现实，以积极的心态配合治疗。

五、三级预防

肠造口回缩的主要原因是外科手术技术方面，如肠系膜游离过短，牵出肠造口肠段长度不足或筋膜层缝合张力过高等。如具备条件，手术中应充分游离肠管，保证肠造口处肠段无张力。

一旦发生造口回缩，护士应及时观察患者造口高度、腹部体征及生命体征变化，发现异常及时报告医生协助处理。应选用凸面底盘并配合造口腰带加压固定。

熟练掌握肠造口自我护理技能，预防渗漏所致的造口周围刺激性皮炎；定期复查，及早发现有无造口狭窄并采取相应措施；通过合理饮食、适当运动，避免体重急剧增加以致肠造口内陷；避免腹内压增高的因素，应用造口腹带预防造口旁疝及腹壁切口疝是做好三级预防的关键。

六、知识链接

1. 造口回缩概述

造口回缩为造口黏膜内陷低于皮肤表层以下，可分为早期（急性）及晚期（慢性）回缩，常见于单腔结肠造口，发生率约为6%，回肠造口回缩发生率为1.5% ～ 10%。

2. 造口回缩的观察及护理

（1）应评估回缩的程度、造口底盘和周围皮肤的浸渍情况。

（2）可使用凸面底盘并佩戴造口腰带或造口腹带固定。

（3）回缩合并狭窄者，应报告医生。

（吕　颀）

29 一例结肠造口皮肤黏膜分离合并造口周围腹壁脓肿患者的护理

一、简要病史

患者女性，59 岁。以"排便习惯改变伴下腹疼痛 1 年半"，于 2021 年 10 月 13 日平诊入院。行电子结肠镜、全腹部 CT 平扫、胸部平扫 + 高分辨率 CT（HRCT）、超声造影及血肿瘤标志物等检查后诊断为：乙状结肠腺癌合并不全梗阻（cT4N3M1，腹腔广泛转移）、双肺多发转移。拟行术前新辅助化疗。

2021 年 10 月 19 日，患者腹痛，腹部 X 线（站立位）：中上腹部见多个弓形充气扩张肠曲，其内见长短不一的气液平面，呈阶梯状排列。急诊于全麻下行"结肠部分切除术 + 乙状结肠姑息性切除术 + 左下腹永久性单腔降结肠造口术 + 阑尾切除术"。

2021 年 10 月 22 日，患者造口排出大量褐色糊状便，周围皮肤潮红，皮温高，可触及皮下硬结（图 29-1、图 29-2），NRS 评分 3 分。白细胞计数 $16.21 \times 10^9/L$ ↑；超敏 C 反应蛋白 45.380 mg/L ↑。诊断：造口周围皮肤黏膜部分分离、腹壁脓肿。

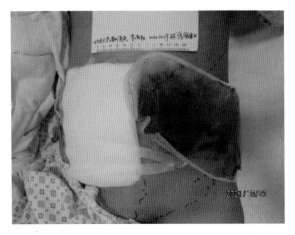

图 29-1　造口周围皮肤正面观

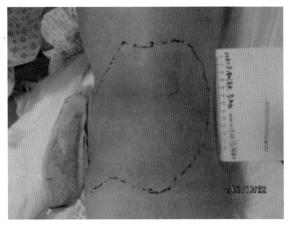

图 29-2　造口周围皮肤侧面观

二、护理过程

（一）第一阶段评估及处理（2021.10.22—2021.10.28，住院期间）

1. 评估

（1）全身评估

一般状况：体温 36.9 ℃，脉搏 92 次 / 分，呼吸 20 次 / 分，血压 105/72 mmHg。身高 168 cm，体重 50 kg，BMI 17.7 kg/m^2，NRS 2002 评分为 5 分。

既往史：子宫肌瘤未予治疗；否认高血压、冠心病、糖尿病等合并症。

药物、食物过敏史：无。

家族遗传病史：无。

心理社会及家庭状况：患者心理状态平稳，家庭关系和睦，经济状况良好。向来不愿意麻烦他人，即便专科护士在床旁评估患者腹部体征及造口周围皮肤情况时，也多次阻止其丈夫询问病情、寻求医护人员帮助。

（2）腹部评估：腹部饱满，未见腹壁静脉曲张，左下腹结肠造口周围皮肤红肿，向下蔓延至耻骨联合、左侧蔓延至腰背部；腹壁柔软，左侧腹部及腰背部红肿区域皮温高、压痛，可触及散在硬结，不伴肌紧张；叩诊鼓音；听诊肠鸣音 4 次 / 分。

（3）造口评估

评估项目	评估内容
位置	左下腹
类型	永久性单腔降结肠造口
颜色	红润
排泄口最低黏膜高度	平卧时高于腹壁平面 15 mm
形状	基底部椭圆形
大小	42 mm × 45 mm，轻度水肿
黏膜皮肤缝合处	6 ～ 10 点钟方向分离
造口周围皮肤	红、肿、热、痛、局部硬结 向下蔓延至耻骨联合 向左侧蔓延至腰背部
排泄物	褐色糊状便，300 ～ 700 ml/d

（4）分离处创面评估

评估项目	评估内容
分离位置	6 ～ 10 点钟方向
分离深度	7 点钟方向 1.5 cm
分离宽度	7 点钟方向 0.3 cm
伤口床组织类型	50% 黄色，50% 红色
渗出液	大量黄色脓性液
气味	恶臭
NRS 评分	静息时 3 分，换药时 5 分
伤口细菌培养	金黄色葡萄球菌

2．处理措施

（1）启动多学科诊疗模式

患者因进展期乙状结肠腺癌合并急性肠梗阻，行降结肠单腔造口术后第 3 天，造口局部皮肤黏膜分离，周围广泛皮肤软组织感染严重。胃肠外科医生评估后建议低位开窗引流，留取伤口分泌物细菌培养＋药物敏感试验，全身用药控制感染，同时关注腹部症状及体征。营养专科护士分析患者造口术后腹壁感染导致代谢消耗增加约30%，能量补充维持 35 kcal/（kg·d），采取肠内、肠外相结合的营养支持方案，每日供给热量可达 2000 kcal。造口治疗师探查造口下缘袋状潜行（图 29-3）后，建议造口护理方面须有效阻隔排泄物渗漏，在不干扰造口底盘粘贴情况下，6 点位方向、距离造口下缘 7.0 cm 处局麻下低位腹壁开窗（图 29-4），行改良式负压伤口治疗，留置双腔冲洗引流导管（一次性胃管＋输液延长管＋脂质水胶体硫酸银油纱，1.5 cm 宽度、不离断剪裁后包裹导管）（图 29-5、图 29-6），形成密闭系统。

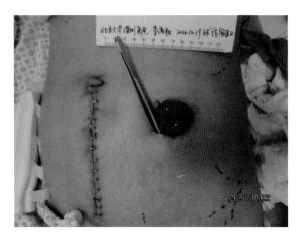

图 29-3　探查造口下缘袋状潜行深度

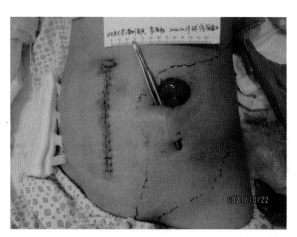

图 29-4　局麻下行低位腹壁开窗引流

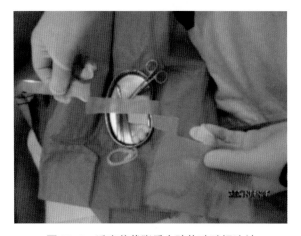

图 29-5　适度剪裁脂质水胶体硫酸银油纱

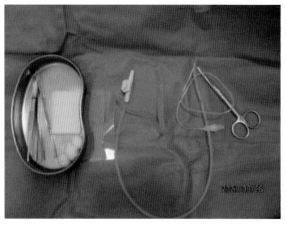

图 29-6　包裹缠绕自制双腔冲洗引流管

（2）全身治疗

遵医嘱静脉注射拉氧头孢 1 g＋吗啉硝唑氯化钠注射液 0.5 g BID 全身抗感染治疗；艾司奥美拉唑 40 mg BID＋奥曲肽注射液 0.6 mg 静脉持续泵入抑酸治疗；氟比洛芬酯 50 mg BID 止痛；白眉蛇毒血凝酶 1 kU QD 止血治疗；瑞能营养液每次 50 ml，间隔 1 h，少量多次口服，卡文 1440 ml QD 静脉输液，改善营养状况；溴己新葡萄糖注射液 4 mg BID 祛痰等对症治疗。关注患者心理状态，及时沟通治疗进展及伤口转归情况，帮助其树立战胜疾病的信心。

（3）局部处理

移除一件式造口袋底盘后，清洁造口及造口周围皮肤，探查分离创面潜行范围及深度，清理深处脓腔。遵循无菌操作原则，专科医生局麻下在预定位置腹壁开窗，留置自制双腔冲洗引流导管，导管插入深度 5.0 cm，距离肠造口 2.0 cm，避免接触、损伤肠管，选用银离子泡沫敷料外部填充（在负压封闭伤口治疗中可较好地传导压力、过滤，保护局部皮肤），使用一件式造口袋将引流管口及泡沫敷料封闭在内，造口袋开窗两处，分别引出冲洗导管（输液延长管）和负压导管（一次性胃管），妥善固定，必要时用生理盐水冲洗，负压导管接墙壁中心负压源，压力持续维持在 –75 mmHg，治疗期间密切观察病情变化。

遵循佩戴 - 揭除 - 检查（ARC）原则及国内外凸面用品使用共识更换造口袋。坐位评估（图29-7）造口周边皮肤存在浅沟壑，为避免排泄物渗漏，为患者选择可塑贴环、两件式凸面造口护理用品及腰带，突出造口更好地收集排泄物（图 29-8）。

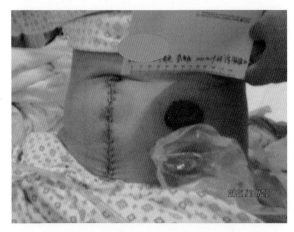

图 29-7　坐位评估造口周围腹壁褶皱

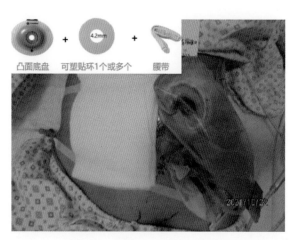

图 29-8　使用凸面造口护理用品

3．第一阶段效果评价

2021 年 10 月 23 日（术后第 4 天，改良式负压伤口治疗后第 1 天），有效收集造口排泄物，隔离保护创面后，红肿范围缩小，硬结有所消退，24 h 引流褐色浑浊液 100 ml，局部感染得到控制（图 29-9、图 29-10）。

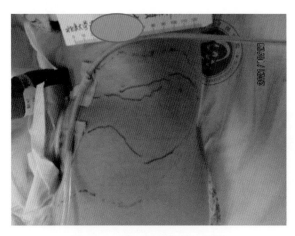

图 29-9　造口周围皮肤正面观

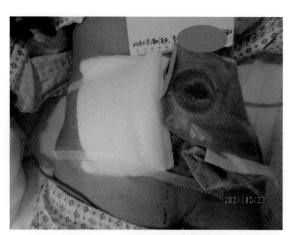

图 29-10　造口周围皮肤侧面观

2021 年 10 月 26 日（术后第 7 天，改良式负压伤口治疗后第 4 天），造口周围皮肤红肿、硬结完全消退，引流淡血性液 20 ml/d（图 29-11、图 29-12）。专科医疗护理协同干预，局麻下对造口 6 ～ 10 点钟方向皮肤黏膜分离处进行缝合（图 29-13、图 29-14）。继续改良式负压伤口治疗，腹壁导管插管深度 3.0 cm，距离肠造口边缘 5.0 cm，逐渐消除造口下缘袋状潜行，继续使用凸面造口护理用品。

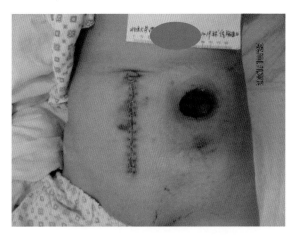

图 29-11　造口周围皮肤正面观

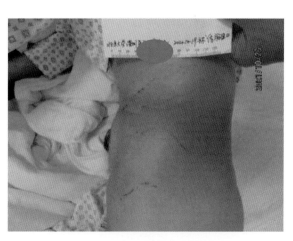

图 29-12　造口周围皮肤侧面观

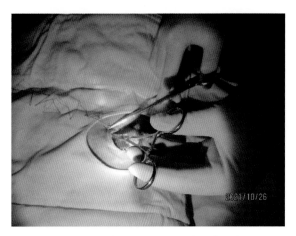

图 29-13　缝合造口根部部分皮肤黏膜分离创面

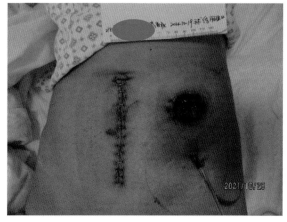

图 29-14　部分皮肤黏膜分离创面缝合后

2021 年 10 月 28 日，患者及家属已掌握造口袋更换方法，携带便携式负压泵出院，落实造口门诊复诊计划，指导互联网医院专科护理咨询，必要时线下专科护理门诊复诊。

第一阶段治疗效果评估

项目 \ 日期	2021.10.22	2021.10.25
白细胞计数（WBC）（×10⁹/L）[（3.5 ～ 9.5）×10⁹/L]	16.21 ↑	10.20 ↑
中性粒细胞百分数（%）（40% ～ 75%）	89.5 ↑	65.7
淋巴细胞百分数（%）（20% ～ 50%）	5.8 ↓	17.7 ↓
单核细胞百分数（%）（3.0% ～ 10.0%）	3.5	10.7 ↑

续表

日期 项目	2021.10.22	2021.10.25
超敏 C 反应蛋白（mg/L）（0 ~ 10 mg/L）	45.380 ↑	45.320 ↑
白蛋白（g/L）（40 ~ 55 g/L）	30.2 ↓	38.9 ↓
前白蛋白（mg/L）（180 ~ 350 mg/L）	135.7 ↓	177.8 ↓
造口下缘袋状潜行	3 ~ 9 点钟方向 进深 2.0 ~ 12.0 cm	4 ~ 7 点钟方向 进深 2.0 ~ 5.0 cm
伤口引流液的性状、量	褐色浑浊、100 ml/d	淡血性、20 ml/d

4．患者教育

（1）指导手卫生相关知识及床边隔离措施。

（2）发现排泄物渗漏及时通知护士。

（3）排泄物达造口袋 1/3 容量或有气体充盈时，宜立即排放造口袋内排泄物及气体。

（4）根据患者造口周围脓肿恢复情况，保障每日 2000 ml 以上水分供给，少食葱、姜、蒜等香辛料，减少异味产生；可适量进食富含膳食纤维食物，如红薯、燕麦、小米等改善排泄物性状；进食香菇、芹菜等不易消化食物，须细嚼慢咽、切碎后食用。

（二）第二阶段评估及处理（2021.10.29—2020.11.8，伤口造口专科护理门诊）

2021.11.1（术后第 2 天，改良式负压伤口治疗后第 10 天）

1．评估

（1）全身评估

患者体重上升至 52 kg，BMI 18.4 kg/m²，营养状况得到改善。来自家庭的关怀、鼓励，延续性专科护理的支持，患者就诊时面带微笑，积极表达自身感受。

（2）造口评估

评估项目	评估内容
位置	左下腹
类型	永久性单腔结肠造口
颜色	红润
排泄口最低黏膜高度	平卧时高于腹壁平面 12 mm
形状	基底部圆形
大小	直径 40 mm
黏膜皮肤缝合处	部分浅层分离
造口周围皮肤	轻度潮红
排泄物	褐色糊状便

（3）分离处创面评估

评估项目	评估内容
分离位置	6 ~ 10 点钟方向缝线固定 12 ~ 3 点钟方向原手术缝线松脱

续表

评估项目	评估内容
分离深度	2 点钟方向 0.5 cm
分离宽度	2 点钟方向 0.8 cm
伤口床组织类型	50% 黄色，50% 红色
渗出液	淡血性
伤口边缘	正常
NRS 评分	静息时 0 分，换药时 2 分

2．处理措施

（1）全身治疗

依据术中病理结果，于 11 月 4 日开始执行 mFOLFOX6 化疗方案：奥沙利铂 130 mg、亚叶酸钙 0.6 g、氟尿嘧啶 0.6 g/3.7 g 48 h 泵入。

（2）局部处理

再次自造口下端引流管开口处重新置入导管，插管深度 1.0 cm，继续行改良式负压伤口治疗，连续负压模式，负压维持 –75 mmHg（图 29-15、图 29-16）。造口护理方面：常规清洁造口及周围皮肤，造口根部 6 ~ 10 点钟方向皮肤黏膜缝线固定良好，12 ~ 3 点钟方向原手术缝线松脱，浅层皮肤黏膜分离，使用造口护肤粉 + 皮肤保护膜 + 可塑贴环封闭局部创面，促进肉芽组织生长（图 29-17），继续使用两件式凸面造口袋（图 29-18）+ 腰带，落实专科护理门诊复诊计划。

2021 年 11 月 8 日（术后第 20 天，改良式负压伤口治疗后第 17 天），患者结肠造口排出褐色成形便。评估造口及周围皮肤情况，腹壁引流管在造口袋内已脱出，引流管口愈合，拆除造口周围缝线（图 29-19、图 29-20）。

3．第二阶段效果评价

患者血常规、血白蛋白及前白蛋白均已恢复正常。肠造口排气排便正常，造口周围部分皮肤黏膜分离愈合，引流管口上皮组织覆盖，造口周围腹壁脓肿治愈。

4．患者教育

（1）如出现高热、腹痛、造口排气排便异常，须及时就医。

（2）造口周围皮肤如出现颜色改变、完整性受损，或伴有瘙痒、疼痛感，须及时就诊。

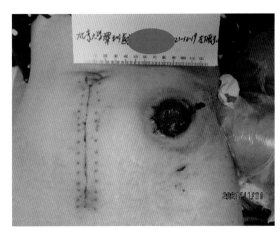

图 29-15　左侧腹壁引流管开口潜行处理

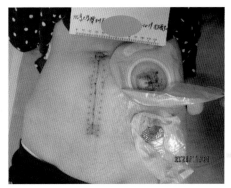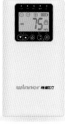

图 29-16　使用家庭便携式负压泵治疗

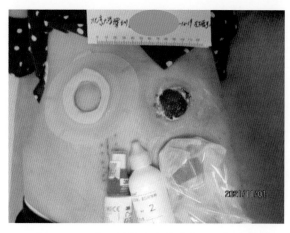

图 29-17　造口周缘皮肤黏膜浅层分离处理

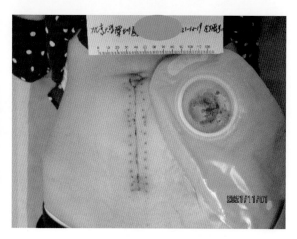

图 29-18　凸面造口护理用品的使用

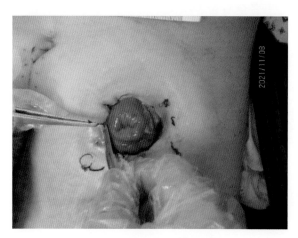

图 29-19　拆除造口周缘缝线

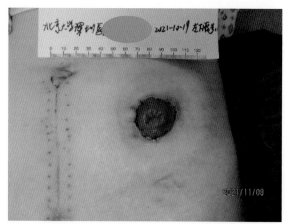

图 29-20　评估造口无回缩，周围皮肤正常

（3）注重体重管理，预防腹内压升高，识别造口旁疝征象。指导造口腹带的正确佩戴方法（图29-21），强调起床前佩戴好腹带。

（4）落实伤口造口门诊复诊计划，术后半年每月复诊1次，半年至1年每3个月复诊1次，1年后每半年复诊1次，不适随诊。

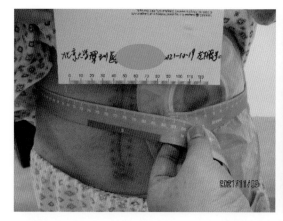

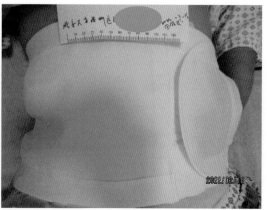

图 29-21　佩戴无孔腹带

三、整体效果评价

历时 17 天，造口周围皮肤黏膜分离创面愈合，造口周围腹壁脓肿消失，造口肠管无回缩、狭窄。

四、案例讨论

面对造口患者术后初期造口及周围皮肤并发症，通过循证思维，抓住主要矛盾，分阶段处理问题，预防潜在并发症发生的风险。

分析该患者发生腹壁脓肿原因：术前出现急性肠梗阻，无法常规肠道准备，急诊情况下行姑息手术左下腹永久性单腔降结肠造口术，术后初期排出大量褐色糊状便，排泄物浸渍皮肤黏膜缝合部位，污染创面，导致局部感染并向深部组织蔓延，引起造口周围皮下感染，形成腹壁脓肿，甚至存在全身菌血症、败血症的风险。加之患者全身营养状况差，营养风险评估、血白蛋白及前白蛋白显示异常，均是影响皮肤黏膜缝合创面愈合的相关因素。

综合上述因素，术后初期需注重观察造口活力，造口肠黏膜颜色、排便性状，以及对可能出现造口周围皮下或腹腔感染等潜在并发症建立预见性护理思维模式。

针对造口周围腹壁脓肿进行充分引流的同时，预防渗漏、避免排泄物污染伤口是控制感染的关键。控制感染、改善营养状况的同时，利用改良式负压伤口治疗优势，在保障安全的前提下，促进伤口周围的血液循环，有效管理渗液，缓解组织水肿，促进胶原合成和细胞的迁徙以及清洁和净化伤口而加速愈合。

通过医护一体化协作，在正确的时机借助多学科诊疗模式，为患者制定专业、个性化的治疗护理方案，提供身体、心理、社会的全人照护，给予全身及局部抗感染治疗，改善营养状况才可相得益彰，加速康复。

五、三级预防

控制危险因素是预防肠造口皮肤黏膜分离和腹壁脓肿形成的关键。术后初期通过护士亲自做—指导做—参与做，指导患者及家属正确完成造口护理操作，掌握异常造口及周围皮肤并发症表现，延续专科护理工作，通过微信群、互联网医院线上咨询、国家肠造口健康教育管理平台等提供健康教育指导，合理膳食，积极改善营养状况，配合恶性肿瘤治疗。

该患者是发生皮肤黏膜分离和造口周围脓肿的高危人群，二级预防应严密观察、评估患者病情，做到早发现、早诊断，及时针对局部和全身情况给予干预措施，控制病情发展。

对于后续可能发生的造口周围潮湿相关性皮炎、造口脱垂、造口旁疝等并发症还应持续关注，做到早期识别、早期治疗，提高患者生活质量。

六、知识链接

肠造口周围脓肿

（一）定义

肠造口周围脓肿是由于造口周围皮肤破损、细菌感染引起的造口周围组织感染。由于创腔在造口边缘，极易被排泄物渗入，导致创腔加深或愈合困难，是肠造口护理的难题。

（二）临床表现

肠造口周围脓肿常发生在皮下及腹壁中，腹腔内脓肿少见，其发生原因为结肠造口腹壁缝合时缝针刺入过深，穿过肠壁及缝线过度牵拉肠壁导致局灶性坏死；肠祥拖出腹壁时污染腹壁，特别是急诊手术，肠道准备不充分，且肠管已在腹腔内切开，更容易使腹壁发生感染；双腔造口时肠祥切开太早，造口周围尚未形成保护性黏膜，少许排泄物及肠液顺着肠管与腹壁的缝隙渗入皮下，形成皮下脓肿；造口狭窄及肠祥处理不当，血运不佳致肠管坏死也可引起脓肿。造口周围脓肿的临床表现有：造口周围皮肤红肿，皮温较高，有压痛，按压有波动感，从皮肤黏膜缝合处或造口旁切口缝合处有少量或大量脓液流出，探查可见局部脓腔形成。造口周围脓肿最初往往是皮肤切口感染，表现为潮红、肿痛，继而形成脓肿，部分自行穿破、脓液流出。

（潘　莉）

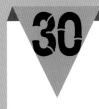

一例肠造口邻近腹壁切口患儿的护理

一、简要病史

患儿女性，8岁，2015年诊断为炎症性肠病。2019年8月20于外院行开腹探查，肠粘连松解，升结肠穿孔修补，末端回肠单腔造口术。2019年8月27日以回肠造口术后7天平诊收入我院儿科病房。2019年8月28日自诉造口处疼痛，造口底盘渗漏频繁，申请专科护理会诊（图30-1）。

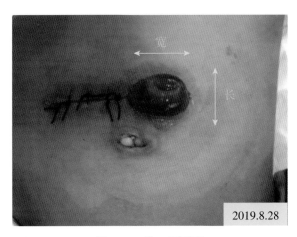

图30-1　造口正面观

二、护理过程

（一）第一阶段评估及处理（2019.8.28—2019.8.29）

1. 评估

（1）全身评估

一般状况：体温37.2 ℃，脉搏80次/分，呼吸17次/分，血压110/60 mmHg。身高135 cm，体重22.4 kg，BMI 12.3 kg/m^2。

个人史：剖宫产，出生体重3350 g。运动功能发育正常。

药物、食物过敏史：无。

家族遗传病史：无。

心理社会及家庭状况：患儿痛苦面容，拒绝沟通，拒绝任何人碰触，因造口底盘渗漏频繁，无法下地活动。日常生活起居由父亲照顾。

检查结果：

项目	检验值	参考值
白细胞	16.84×10^9/L	$(3.5 \sim 9.5) \times 10^9$/L
血红蛋白	83 g/L	130 ~ 175 g/L
中性粒细胞百分比	81.7%	40% ~ 75%
白蛋白	29 g/L	40 ~ 55 g/L
总蛋白	57.9 g/L	65 ~ 85 g/L

（2）造口评估

评估项目	评估内容
位置	左上腹
类型	回肠临时性单腔造口
颜色	红润
排泄口最低黏膜高度	平卧位时高于腹壁平面 15 mm
形状	椭圆形
大小	20 mm × 28 mm
黏膜皮肤缝合处	完好
造口周围皮肤	造口 9 点钟方向紧邻手术缝合切口
排泄物	黄色稀便，约 500 ml/d

（3）手术缝合切口评估

评估项目	评估内容
切口位置	造口旁 9 点钟方向
切口长度	4.5 cm
渗出液	少量清亮稀薄液
切口边缘	切缘对合好，针孔处轻度红肿
视觉模拟评分法（Visual analogue scale，VAS）评分	操作时 7 分，静息时 3 分

2．处理措施

（1）全身治疗

遵医嘱给予患儿注射用头孢曲松钠（罗氏芬）1.8 g +5% 葡萄糖 100 ml QD8、奥硝唑氯化钠注射液 50 ml Q12 h 静脉输液。50% 葡萄糖 170ml+5% 葡萄糖 300 ml + 小儿复方氨基酸注射液（19AA-Ⅰ）373 ml + 中/长链脂肪乳注射液（力保肪宁）112 ml + 10% 氯化钠 18 ml + 15% 氯化钾 10 ml + 注射用水溶性维生素 10 ml + 脂溶性维生素注射液 10 ml QD8 静脉输液。半流食、全营养配方粉每次 100 ml，3 ~ 4 次/天。

（2）局部处理

为了减轻患儿疼痛，应用黏胶去除剂后移除造口底盘。为增加患儿的舒适度，应用湿纸巾蘸取温水后清洁造口及造口周围皮肤。常规消毒手术缝合切口，重组人表皮生长因子外用溶液喷洒在手术切口处，外层粘贴水胶体敷料，可以吸收少量渗液，形成保护屏障，且使局部外形相对平坦，为粘贴造口底盘建立有利环境。造口护肤粉喷洒在造口周围皮肤上，10 min 后去除多余粉剂。脐部与造口的距离很近，用防漏贴环填平凹凸不平的脐部。为防止排泄物渗漏污染切口，应用防漏贴环紧密围绕在造口根部以增加密闭性。粘贴自备一件式造口底盘。用长型大棉签从造口袋开口处进入，环形轻压底盘，既能减轻患儿的疼痛感，又能使底盘粘贴牢固。指导患儿双手适度按压在底盘边缘以增加底盘与皮肤的贴合度（图 30-2），再包扎造口腹带。

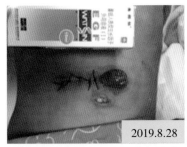
应用重组人表皮生长因子外用溶液

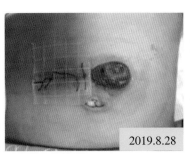
粘贴水胶体敷料

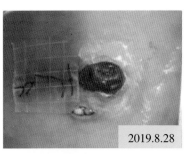
喷洒造口护肤粉

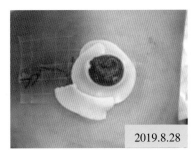
应用防漏贴环

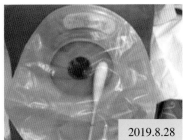
粘贴一件式造口袋

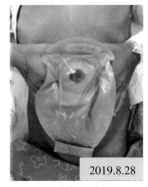
环形轻压底盘

图 30-2　第一阶段处理过程

（3）心理护理

与患儿沟通后，了解其最迫切的需求和最关注的问题，与之产生共情，告诉她需要和叔叔阿姨（医生、护士）一起努力战胜困难，构建友好的护患关系。

3．第一阶段效果评价

护理操作过程注重患儿的感受，一件式造口底盘材质柔软，且避免两件式造口用品在扣合时按压的疼痛，提高了患儿的舒适感。注重缝合切口的隔离保护，创造良好的愈合环境，有效收集排泄物。造口底盘未发生渗漏，患儿主诉疼痛感减轻。

4．患者教育

（1）指导患儿家属观察造口底盘粘贴效果，一旦发现排泄物渗漏，需及时告知护士予以更换，以避免排泄物对患儿皮肤的刺激。

（2）造口袋内排泄物达 1/3 容量，或有气体充盈时，及时排放排泄物及气体。

（3）指导患儿及家属正确佩戴造口腹带。

（4）指导家属积极配合，鼓励患儿增强战胜疾病的信心。

（二）第二阶段评估及处理（2019.8.30—2019.9.3）

1．评估

（1）全身评估

一般状况：体温 36.8 ℃，脉搏 78 次 / 分，呼吸 18 次 / 分，血压 105/60 mmHg，会诊时患儿面带微笑，能下床自由活动，主动与护士交流。

入量：2423 ml；尿量：1850 ml。

检查结果：

项目	检验值	参考值
白细胞	9.3×10^9/L	$(3.5 \sim 9.5) \times 10^9$/L
血红蛋白	98 g/L	130 ~ 175 g/L
中性粒细胞百分比	74%	40% ~ 75%

（2）造口评估

同第一阶段（图 30-3）。

（3）手术缝合切口评估

手术缝合切口距离造口根部远端 3 cm 处有少量清亮稀薄液渗出，VAS 评分操作时 3 分、静息时 0 分，其他同第一阶段。

2．处理措施

（1）全身治疗

半流食、全营养配方粉每次 150 ml（7 勺 + 210 ml 温水），4 ~ 5 次 / 天。

（2）局部处理

应用黏胶去除剂后移除造口底盘，用湿纸巾蘸取温水后清洁造口及造口周围皮肤。常规

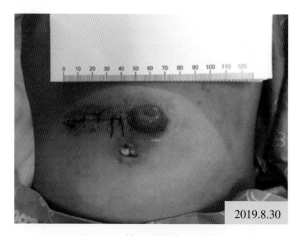

图 30-3　第二阶段造口正面观

消毒手术缝合切口，重组人表皮生长因子外用溶液喷洒在手术切口处。喷洒多聚长效抗菌膜液材（敷）料，达到有效杀菌、长效抑菌的作用。造口护肤粉喷洒在造口周围皮肤上，10 min 后去除未被吸收的粉剂。避开手术切口，将皮肤保护膜应用于造口周围皮肤上，形成透明膜状保护层。针对缝合切口局部渗出，应用泡沫敷料覆盖，加强对局部渗液的吸收。粘贴水胶体敷料，使局部外形相对平坦。防漏贴环填平凹凸不平的脐部，并将防漏贴环紧密围绕在造口根部以增加密闭性，粘贴一件式造口底盘，包扎造口腹带（图 30-4）。

3．第二阶段效果评价

缝合切口逐渐愈合，局部渗出液得到有效管理，底盘粘贴牢固。

4．患者教育

同第一阶段。

（三）第三阶段评估及处理（2019.9.4—2019.9.10）

1．评估

（1）全身评估

一般状况：体温 36.5 ℃，脉搏 84 次 / 分，呼吸 17 次 / 分，血压 112/67 mmHg。身高 135 cm，体重 24 kg，BMI 13 kg/m^2。

患儿主动参与到护理过程中，提出希望每天都能更换一个新的造口袋。

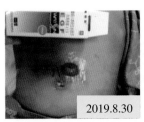
2019.8.30
应用多聚长效抗菌膜液材（敷料）

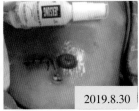
2019.8.30
喷洒造口护肤粉

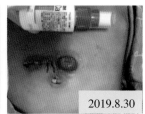
2019.8.30
应用皮肤保护膜

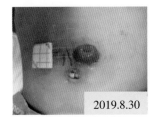
2019.8.30
远端覆盖泡沫敷料

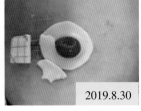
2019.8.30
粘贴水胶体敷料及防漏贴环

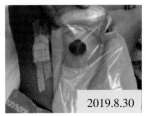
2019.8.30
粘贴一件式造口袋

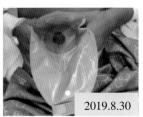
2019.8.30
环形轻压底盘

图 30-4　第二阶段处理过程

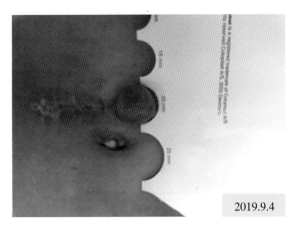
2019.9.4

图 30-5　造口正面观

（2）造口评估

造口排泄物为黄色软便，其他同第一阶段（图 30-5）。

（3）手术缝合切口评估

拆除手术切口缝线，距离造口根部 3 cm 处手术缝合切口对合不良，有少量清亮稀薄液渗出，无空洞、潜行；VAS 评分操作时 2 分、静息时 0 分。其他同第一阶段。

2．处理措施

（1）全身治疗

同第二阶段。

（2）局部处理

应用黏胶去除剂后移除造口底盘，用湿纸巾蘸取温水后清洁造口及造口周围皮肤。常规消毒手术缝合切口，遵医嘱拆除切口缝线。重组人表皮生长因子外用溶液、多聚长效抗菌膜液材（敷）料喷洒于手术切口处。造口护肤粉喷洒在造口周围皮肤上，10 min 后去除未被吸收的粉剂，皮肤保护膜应用于造口周围皮肤上。针对切口局部渗出较前减少，内层选择藻酸盐敷料吸收切口渗出液，外层使用水胶体敷料固定。防漏贴环填平凹凸不平的脐部并围绕在造口根部以增加密闭性。粘贴风琴可塑型平面底盘，衔接造口袋（图 30-6），包扎造口腹带。

3．第三阶段效果评价

经过营养支持，患儿体重上升至 24 kg，BMI 13 kg/m^2，营养状况得到改善。两件式风琴可塑型平面底盘在衔接造口袋时避免了卡环扣合引起的疼痛，且可以每天更换造口袋，满足了患儿的需求。缝合伤口基本愈合，底盘未发生渗漏。

4．患者教育

（1）患儿即将出院，指导患儿家属正确使用风琴可塑型平面底盘，将底盘粘贴好后，用拇指和示指将风琴卡环向上提拉，沿着卡扣扣合造口袋即可，扣合后将风琴拉环缩放回造口底盘。

（2）给予患儿的日常生活指导，包括沐浴、饮食、衣着、活动等。

（3）切口部分由于瘢痕形成，指导家属剪裁水胶体敷料覆盖切口及瘢痕，再粘贴造口底盘。继续关注造口周围皮肤情况，有效地收集排泄物，预防渗漏。

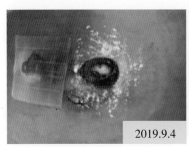

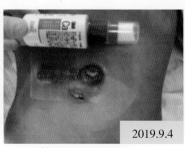

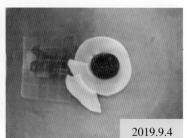

应用伤口敷料及造口护肤粉　　　　喷洒皮肤保护膜　　　　　　粘贴防漏贴环

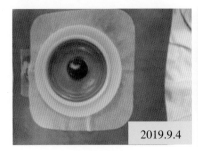

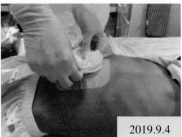

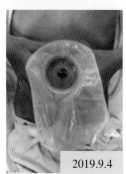

使用风琴可塑平面底盘　　　　　　衔接造口袋　　　　　　　　环形轻压底盘

图 30-6　第三阶段处理过程

（4）预防腹壁切口疝及造口旁疝的发生，指导患儿及家属造口腹带的应用方法及注意事项。明确并及时解除可能引起患儿腹内压增高的因素，如剧烈咳嗽、运动、大笑等。指导患儿咳嗽、打喷嚏时双手按压造口周围以对抗骤增的腹腔内压力。

三、整体效果评价

经过 14 天精心、专业的护理，患儿排泄物渗漏、疼痛问题均得以解决（图 30-7），心理状态和活动能力也得到了改善，从最初的拒绝沟通，拒绝任何人碰触身体，拒绝下床活动，转变为性格逐渐开朗，与人正常交流，自主活动。

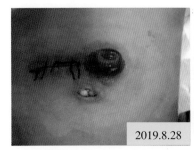

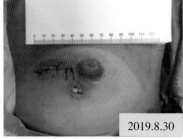

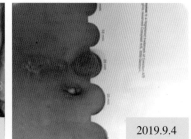

图 30-7　整体效果评价

四、案例讨论

小儿肠造口手术多是急诊手术，部分疾病无法进行术前定位，造口位置根据病变部位及手术类型而不同，多与伤口毗邻。该患儿的造口即建立在手术切口上，且距离脐部很近，均会影响底盘粘贴效果。排泄物稀薄也是容易导致渗漏的因素。因此有效地收集排泄物、预防渗漏、避免污染切口是顺利愈合的关键。有研究结果显示，藻酸盐、水胶体两种湿性愈合敷料均具有吸收性，两者联合应用可吸收渗液的 12 ~ 17 倍，有效控制手术切口的渗液，从而避免或减少切口的感染。

小儿皮肤薄、表皮和真皮连接不紧密、渗透性高，很容易发生撕脱伤及造口相关性皮炎，增加了护理难度。护理过程中，动作轻柔，应用黏胶去除剂降低撕脱伤的发生率，选择不含酒精的清洁用品及造口附件用品，提高患儿的舒适度。

整个过程中还要密切关注患儿的营养及心理状况。根据患儿营养指标，给予其肠外、肠内营养支持及饮食相关指导。患儿 8 岁，正是人格形成阶段，有独立的思想，需要尊重、平等地和她沟通。切口换药及更换底盘时伴有疼痛可导致患儿出现强烈的心理应激，如不能有效应对，可诱发焦虑、抑郁、担忧等负面情绪反应，提升护理工作难度。针对患儿的心理特点，鼓励她用手比做心形放在造口底盘边缘，通过手的温度，增加底盘的贴合度。从患儿的语言、行为中分析其心理变化及心理需求，给予热情关怀和心理疏导，鼓励其多与医务人员交流，解除其痛苦及忧虑，以积极的心态配合治疗。

五、三级预防

在病情允许的情况下，做好术前定位。肠造口与手术切口通常在同一水平面上，垂直切口时造口置于切口的最下段；水平切口时造口尽量置于切口的最外侧。

指导家属正确完成造口护理操作，预防切口感染的同时，尽量减轻患儿的疼痛感，增加舒适度。指导患儿合理膳食，积极改善营养状况，促进手术切口愈合。

二期造口还纳手术前，熟练掌握肠造口护理技能，预防造口周围皮肤潮湿相关性皮炎的发生；避免腹内压增高的因素，应用造口腹带预防造口旁疝及腹壁切口疝，提高患儿生活质量，做好三级预防。

六、知识链接

（一）女孩 2 ~ 20 岁身高、体重、BMI 参考值

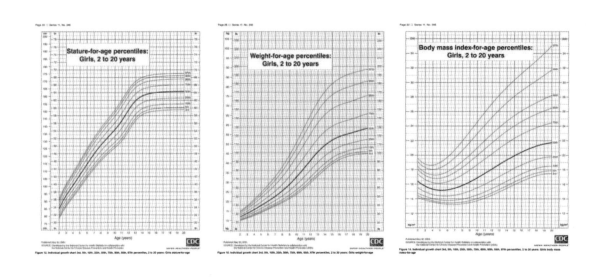

（二）小儿皮肤的生理学特点

真皮层的结缔组织和皮下脂肪使皮肤有一定张力和弹性，能缓冲机械刺激。而小儿结缔组织和皮下脂肪发育不完善，要预防机械性损伤。由于小儿皮肤的防御功能差，对外界刺激抵抗力低，易于受伤和感染，因此小儿皮肤感染的发病率较高。

（吕　颀）

参考文献

[1] Martins L，Tavernelli K，Serrano JLC. Introducing a peristomal skin assessment tool [J]. WCET J，2008，28（7）：8.

[2] 孙继红，刘冉，吕宏宏. 家庭亲密度对肠造口患儿心理韧性的影响 [J]. 临床与病理杂志，2017，37（2）：372-378.

[3] 丁炎明，徐洪莲. 造口护理学 [M]. 北京：人民卫生出版社，2017.

[4] Colwell J C，McNichol L，Boarini J. North America Wound，Ostomy，and Continence and Enterostomal Therapy Nurses Current Ostomy Care Practice Related to Peristomal Skin Issues [J]. J Wound Ostomy Continence Nurs，2017，44（3）：257-261.

[5] 胡爱玲. 泌尿造口护理与康复指南 [M]. 北京：人民卫生出版社，2017.

[6] Regietered Nurses's Association Ontario（RNAO）. Ostomy care and management [EB/OL]. (2009-08-01)[2018-09-22]. http：//rnao. ca/bpg/guidelines/ostomy-care-management.

[7] United Ostomy Associations of America. Urostomy Guide. [EB/OL]. https：//www. ostomy. org/. 2018. 3.

[8] 王泠，胡爱玲. 伤口造口失禁专科护理 [M]. 北京：人民卫生出版社，2018.

[9] 王淑霞，陈瑞平，李晓君，等. 银离子敷料在肠造口周围皮炎护理中的应用 [J]. 护士进修杂志，2018，33（12）：3.

[10] 陈智，张轲，易波，等. 肠系膜静脉血栓致肠坏死一例并文献复习 [J]. 中华普通外科杂志，2018，33（4）：2.

[11] 戴敬娟，刘春兰. 肠造口儿童群体的护理研究进展 [J]. 护士进修杂志，2019，34（6）：519-521.

[12] 陈亚红，赵新明，白艳玲，等. 肠造口周围发生感染因素分析 [J]. 中国实验诊断学，2020，4（9）：1504-1506.

[13] 张楠，韩月皎，苏莉莉，等. 儿童肠造口延续性护理现状及研究进展 [J]. 中国护理管理，2020，20（8）：1183-1187.

[14] 陈海婷，蔡朋株，梁霞，等. 成人肠造口患者造口周围刺激性皮炎预防与管理循证实践 [J]. 护士进修杂志，2021，36（19）：1729-1734.

[15] 胡爱玲，郑美春，李伟娟. 现代伤口与肠造口临床护理实践 [M]. 2版. 北京：中国协和医科大学出版社，2018：332-351.

[16] 宋琴芬，刘春娥，尹光啸，等. 肠造口病人渗漏护理的研究进展 [J]. 护理研究，2020，34（17）：3096-3098.

[17] Antoniou SA，Agresta F，Garcia Alamino JM，et al. European Hernia Society guidelines on

prevention and treatment of parastomal hernias [J]. Hernia, 2017, 22 (1): 183-198.

[18] 封蔓, 曹松海, 解红锋, 等. 肠造口病人造口旁疝非手术预防及管理的最佳证据总结 [J]. 护理研究, 2021, 35 (17): 3042-3047.

[19] 张惠芹, 黄漫容, 郑美春. 伤口造口失禁患者个案护理 [M]. 北京: 中国医药科技出版社, 2017: 412-419.

附　录

造口底盘、造口袋简介

类别	商品名称	特性	使用要点	照片
平面造口底盘	特舒二件式平面造口底盘	双螺旋黏胶，安全亲肤。加强型黏胶，抗腐蚀性强，过敏发生率低	需将尺寸匹配的造口袋组合起来才能使用；适用于高于皮肤造口，标准造口；因黏胶热塑性，佩戴后用手捂住几分钟，粘贴更紧密。中心孔剪裁须大于造口根部 1~2 mm，中心孔剪裁完毕后，应用手指将底盘中心孔粗糙面捋平	
平面造口底盘	胜舒二件式平面造口底盘	具有亲肤层及保护层双层黏胶，粘贴牢固、防止松脱，较强的柔韧性、抗腐蚀性及吸收性。易揭除，可减少残胶和疼痛	需将尺寸匹配的造口袋组合起来才能使用；适用于高于皮肤造口，标准造口；因黏胶热塑性，佩戴后用手捂住几分钟，粘贴更紧密。中心孔剪裁须大于造口根部 1~2 mm，中心孔剪裁完毕后，应用手指将底盘中心孔粗糙面捋平	
凸面造口底盘	特舒二件式凸面造口底盘	双螺旋黏胶，安全亲肤。加强型黏胶，抗腐蚀性强，过敏发生率低。可通过凸出的造口底盘在造口周围施加压力，帮助造口突出，减少渗漏	需将尺寸匹配的造口袋组合起来才能使用；适合平齐或凹陷的造口、造口周围皮肤内陷或有深褶皱的患者。使用时须联合造口腹带或造口腰带，注意预防医疗器械相关压力性损伤。中心孔剪裁须大于造口根部 1~2 mm，中心孔剪裁完毕后，应用手指将底盘中心孔粗糙面捋平	
凸面造口底盘	胜舒二件式凸面造口底盘	可通过凸出的造口底盘在造口周围施加压力，帮助造口突出，减少渗漏	适合平齐或回陷的造口、造口周围皮肤内陷或有深褶皱的患者。使用时须联合造口腹带或造口腰带，注意预防医疗器械相关压力性损伤。中心孔剪裁须大于造口根部 1~2 mm，中心孔剪裁完毕后，应用手指将底盘中心孔粗糙面捋平	

续表

类别	商品名称	特性	使用要点	照片
造口袋	特舒二件式造口袋	机械式扣合系统设计，安全且灵活，降低佩戴时对腹部的压力，造口袋可旋转调整到患者最舒适的位置。造口袋薄膜为多层结构设计，有效屏蔽异味，减少噪声，提高造口袋的隐蔽性。无纺布衬里，防水速干。柔软的自带黏性封口条封口	配合特舒平面造口底盘或特舒凸面造口底盘使用。肉色造口袋可遮盖排泄物，但不利于观察造口情况	
造口袋	胜舒二件式造口袋	拥有先进的一体化过滤片，可将胀袋风险降低29%。超柔软的无纺布外袋，防水、速干且无摩擦音。信封式的封口，折叠后即可封住排泄口，不需要夹子，按照其显而易见的压痕折叠，避免错误操作	配合胜舒平面造口底盘或胜舒凸面造口底盘使用。使用时过滤片浸湿后将影响过滤排气功能。安装好后须关闭卡扣	
造口袋	特舒二件式尿路造口袋	造口袋为透明开口袋，袋子没有过滤片，扣合系统为锁扣式，袋子背衬为无纺布衬里，四层结构，具有隔臭层	透明色，可以直接观察排泄物性状。隔除异味，柔软，无声响，增加隐秘性	
一件式造口袋	胜舒一件式开口袋	自带过滤片，有效防止胀袋、异味散出 双层保护：保护层抗腐蚀性强，阻隔造口排泄物；密封性强，防止渗漏。亲肤层吸收汗液保护皮肤，维持皮肤正常 pH 可依造口大小剪裁，容易操作，可剪裁至 66 mm 无纺布背衬，柔软舒适，减低摩擦声，肤色半透明 信封式开口设计，操作简单	适合于操作困难、较肥胖的患者。注意因佩戴时间短，更换较频繁，容易造成皮肤损伤	
剪裁平面造口底盘	舒洁二件式平面剪裁型造口底盘	具有弹性卡环，特软无纺布软边，粘贴后柔软舒适，顺应性强	需将尺寸匹配的造口袋组合起来才能使用；适用于高于皮肤造口，标准造口；因黏胶热塑性，佩戴后用手捂住几分钟，粘贴更紧密。中心孔剪裁须大于造口根部 1 ~ 2 mm，中心孔剪裁完毕后，应用手指将底盘中心孔粗糙面捋平	

续表

类别	商品名称	特性	使用要点	照片
可塑平面造口底盘	舒洁二件式平面可塑造口底盘	独特可塑技术，无需剪裁，操作方便，具有"龟颈"效应，回弹记忆技术。搭配无纺布软边，贴敷顺应性好	手指放在开口边缘向外翻卷，室温过低时可先用手捂热底盘	
可塑凸面造口底盘	舒洁二件式耐用凸面可塑造口底盘	可通过凸出的造口底盘在造口周围施加压力，帮助造口突出，减少渗漏。独特可塑技术，无需剪裁，操作方便，具有"龟颈"效应，回弹记忆技术。搭配无纺布软边，贴敷顺应性好	适合平齐或内陷的造口、造口周围皮肤内陷或有深褶皱的患者。使用时须联合造口腹带或造口腰带，注意预防医疗器械相关压力性损伤	
风琴底盘	风琴可塑性平面底盘	风琴拉环，轻松拉伸。轻松扣合造口袋，减轻疼痛。卡环弹性柔软舒适，不会对造口造成压力。适应各种造口形状，无需剪裁	衔接造口袋时，用拇指和示指将风琴卡环向上提拉，然后沿着卡扣扣合造口袋即可。扣合后，务必将风琴拉环缩放回造口底盘	
造口袋	二件式透明免尾夹造口袋	耐用、可重复使用，袋子透明，便于观察造口、方便护理。创新式魔术贴设计免除塑料硬夹，方便舒适	扣上造口袋，从卡环顶部移动按压卡环，可听到几次"咔哒"声，底端从出口端开始折叠封口条，将互锁封口条按紧	
造口袋	二件式滤片式开口造口袋（透明、不透明袋体）	配有 INVISICLOSE 封口条，内置滤片，可自动排气及过滤气味	扣上造口袋，从卡环顶部移动按压卡环，可听到几次"咔哒"声，底端从出口端开始折叠封口条，将互锁封口条按紧。尽量保持滤片干燥，避免影响排气效果。不透明袋体可保护患者隐私	

造口附件简介

类别	商品名称	特性	使用要点	照片
防漏贴环标准型（2.0 mm 厚度、4.2 mm 厚度）	Brava 造口防漏可塑贴环	可塑性好，通过轻松拉伸灵活塑形，可紧密贴合在不同形状的造口周围，持久耐用，不易被排泄物分解或溶解，塑造平整皮肤表面。可以吸收皮肤及排泄物水分，保持造口周围皮肤干爽	将防漏贴环粘贴于造口周围，将不平坦凹陷部位覆盖住，用湿棉签将其抹平，以使皮肤与防漏贴环形成平面	

续表

类别	商品名称	特性	使用要点	照片
防漏膏	Brava 防漏膏	可长时间吸收排泄物水分,防腐蚀。紧密贴合造口及造口周围皮肤,有效预防渗漏	将防漏膏涂抹在剪裁好的底盘上或造口根部,如有需要可用手指或湿润的棉签将防漏膏抹平	
造口护肤粉	Brava 造口护肤粉	具有良好的吸收能力,能有效吸收造口排泄物,使造口周围皮肤保持干爽,从而减轻排泄物对皮肤的刺激	适用于造口周围皮肤保护、浅表伤口吸收少量渗液及坏死组织促进自溶性清创。使用后须去除未被吸收的粉剂,避免影响造口底盘粘贴	
皮肤保护膜	Brava 造口皮肤保护剂(擦纸型)	可在皮肤表面迅速干燥,形成膜状保护层,具有保护皮肤免受黏胶损害以及渗出物侵蚀的作用	适用于造口周围皮肤保护。根据每片擦纸内保护剂含量可允许涂抹 1～2 遍,第一遍涂抹后充分待干再重复操作,沿同一方向顺时针或逆时针均匀涂抹	
皮肤保护膜	Brava 造口皮肤保护剂(喷剂型)	可在皮肤表面迅速干燥,形成膜状保护层,具有保护皮肤免受黏胶损害以及渗出物侵蚀的作用	适用于造口周围皮肤保护。使用时距离皮肤 10 cm 均匀喷洒	
皮肤保护膜	3M 液体敷料	可在皮肤表面迅速干燥,形成膜状保护层,具有保护皮肤免受黏胶损害以及渗出物侵蚀的作用	适用于造口周围皮肤保护。使用时距离皮肤 10 cm 均匀喷洒	
黏胶祛除剂	Brava 黏胶祛除喷剂、擦纸	去除造口底盘、伤口敷料遗留在皮肤上的黏胶,将底盘边缘微翘起,持喷剂喷在边缘处或用擦纸从边缘处开始擦拭	适用于去除造口底盘、膏药贴、创口贴、医用胶布的残留黏胶。注意避免直接用于伤口、眼睛和黏膜上	
造口腰带	Brava 造口腰带	固定造口底盘,减少身体活动时对底盘的影响,增加造口者的安全感;增加压力,配合凸面底盘使用	根据腰围调整腰带的长度;腰带的卡扣朝外扣于造口底盘上	

续表

类别	商品名称	特性	使用要点	照片
造口腰带	胜舒 Mio 专用造口腰带	造口腰带有 4 个扣环，可以更好地固定造口底盘，减少身体活动时对底盘的影响，增加造口者的安全感，增加压力，配合凸面底盘使用	根据腰围调整腰带的长度；腰带的卡扣朝外扣于造口底盘上	
造口腹带	Brava 腹部造口弹性绷带	为造口旁疝和腹部隆起患者提供舒适支撑，预防或延缓造口旁疝的发生和进展 采用高品质纤维面料：四个方向拉伸，弹性好，压力均匀，贴合紧密，透气可呼吸，佩戴舒适不闷热，特有可剪裁区域：特殊构造纤维面料，支撑性好。可个性化剪裁造口袋专用孔，量身定制成有孔腹带。人性化口袋式设计：方便扣合和打开；方便调节松紧程度。硅胶底纹防滑设计：上下边缘均有硅胶底纹，避免腹带在身体运动时卷边或移位	Brava® 腹部造口弹性绷带提供 7 种尺码，每种尺码有对应的建议腰围。站立位测量最大腰围，根据最大腰围，从尺码表中选择建议的尺码 需卧位佩戴造口腹带	